U0288555

医学精萃系列

Clinics Review Articles
Neurosurgery Clinics of North America

脑血管疾病
血管内诊疗策略

Endovascular
Management of
Cerebrovascular
Disease

（美）R. A. 亨乃尔
（Ricardo A. Hanel）

（美）C. J. 鲍尔斯　编
（Ciarán J. Powers）

（美）E. 索瓦若
（Eric Sauvageau）

（美）R. 朗瑟
（Russell Lonser）

（美）I. 杨　　顾问编辑
（Isaac Yang）

李　侠　王君　主译
费　舟　主审

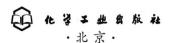

化学工业出版社
·北京·

本书综述了脑血管疾病、脊髓血管疾病的血管内治疗技术，包括治疗的适应证、方法、种类和所用材料，同时介绍了围手术期处理、麻醉等技术以及临床常见各类脑、脊髓血管疾病的治疗与护理知识。

本书适用于神经内科、神经外科、介入放射科医师，也可供相关医学生参考。

ELSEVIER

Elsevier（Singapore）Pte Ltd.
3 Killiney Road，#08-01 Winsland House I，Singapore 239519
Tel：（65）6349-0200；Fax：（65）6733-1817

Neurosurgery Clinics of North America：Endovascular Management of Cerebrovascular Disease
Copyright © 2014 by Elsevier Inc. All rights reserved.
ISBN-13：9780323311663

This translation of Neurosurgery Clinics of North America：Endovascular Management of Cerebrovascular Disease by Ricardo A. Hanel，Ciarán J. Powers，Eric Sauvageau was undertaken by Chemical Industry Press and is published by arrangement with Elsevier（Singapore）Pte Ltd.

Neurosurgery Clinics of North America：Endovascular Management of Cerebrovascular Disease by Ricardo A. Hanel，Ciarán J. Powers，Eric Sauvageau 由化学工业出版社进行翻译，并根据化学工业出版社与爱思唯尔（新加坡）私人有限公司的协议约定出版。

《脑血管疾病血管内诊疗策略》（李侠 王君 主译）
ISBN：978-7-122-34110-5

Copyright © 2019 by Elsevier（Singapore）Pte Ltd. and Chemical Industry Press.
All rights reserved. No part of this publication may be reproduced or transmitted in any form or by any means，electronic or mechanical，including photocopying，recording，or any information storage and retrieval system，without permission in writing from Elsevier（Singapore）Pte Ltd. and Chemical Industry Press.

Printed in China by Chemical Industry Press under special arrangement with Elsevier（Singapore）Pte Ltd. This edition is authorized for sale in the People's Republic of China only，excluding Hong Kong SAR，Macau SAR and Taiwan. Unauthorized export of this edition is a violation of the contract.
北京市版权局著作权合同登记号：01-2018-8001

图书在版编目（CIP）数据

脑血管疾病血管内诊疗策略/（美）R. A. 亨乃尔（Ricardo A. Hanel），（美）C. J. 鲍尔斯（Ciarán J. Powers），（美）E. 索瓦若（Eric Sauvageau）编；李侠，王君主译 . —北京：化学工业出版社，2019.6
（医学精萃系列）
书名原文：Endovascular Management of Cerebrovascular Disease
ISBN 978-7-122-34110-5

Ⅰ. ①脑… Ⅱ. ①R…②C…③E…④李…⑤王… Ⅲ. ①脑血管疾病-诊疗 Ⅳ. ①R743

中国版本图书馆 CIP 数据核字（2019）第 051092 号

责任编辑：杨燕玲　　　　　　　　　　　　装帧设计：史利平
责任校对：王　静

出版发行：化学工业出版社（北京市东城区青年湖南街 13 号　邮政编码 100011）
印　　装：中煤（北京）印务有限公司
710mm×1000mm　1/16　印张 17¼　彩插 2　字数 340 千字　2019 年 9 月北京第 1 版第 1 次印刷

购书咨询：010-64518888　　　　　　　　　　售后服务：010-64518899
网　　址：http://www.cip.com.cn
凡购买本书，如有缺损质量问题，本社销售中心负责调换。

定　　价：98.00 元　　　　　　　　　　　　　　　版权所有　违者必究

翻译人员名单

主　审　费　舟

主　译　李　侠　王　君

副主译　杜志华　吕　超　王　钧

翻译人员（以姓氏拼音为序）

戴淑惠　东潇博　杜志华　韩　峰

黄小军　孔德斌　李　博　李　侠

吕　超　吕　斌　皮成慧　饶　维

苏　慧　童晨光　王　君　王　钧

谢　伟　闫宏建　杨　明　云　强

赵东升

原著编写人员名单

顾问

RUSSELL LONSER, MD
Chair, Department of Neurological Surgery,
The Ohio State University, Columbus, Ohio

ISAAC YANG, MD
Assistant Professor, Department of
Neurosurgery, David Geffen School of
Medicine, Jonsson Comprehensive
Cancer Center, University of California
Los Angeles, Los Angeles, California

编者

RICARDO A. HANEL, MD, PhD
Director of Cerebrovascular and Stroke, Lyerly
Neurosurgery, Baptist Health, Jacksonville, Florida

CIARÁN J. POWERS, MD, PhD
Assistant Professor, Department of
Neurological Surgery, The Ohio State
University Wexner Medical Center,
Columbus, Ohio

ERIC SAUVAGEAU, MD
Director of Stroke and Cerebrovascular
Surgery, Lyerly Neurosurgery, Baptist
Health, Jacksonville, Florida

作者

BEVERLEY AAGAARD-KIENITZ, MD
Associate Professor of Radiology and
Neurological Surgery; Program Director,
Neuroendovascular Fellowship: Endovascular
Neurosurgery/Neurointerventional Surgery;
Co-Director, Neuroendovascular Section,
University of Wisconsin Hospital and Clinics,
Madison, Wisconsin

TODD ABRUZZO, MD
Chief, Pediatric Interventional Neuroradiology,
Department of Radiology; Associate Professor,
Department of Neurosurgery, University of
Cincinnati College of Medicine; Comprehensive
Stroke Center, University of Cincinnati
Neuroscience Institute; Mayfield Clinic,
Cincinnati, Ohio

AZAM AHMED, MD
Assistant Professor, Departments of Radiology
and Neurological Surgery, University of
Wisconsin Hospital and Clinics, Madison,
Wisconsin

FELIPE C. ALBUQUERQUE, MD
Endovascular Neurosurgeon, Division of
Surgery, Barrow Neurological Institute,
St Joseph's Hospital and Medical Center,
Phoenix, Arizona

MICHAEL J. ALEXANDER, MD
Professor and Vice-Chairman, Department of
Neurosurgery, Cedars-Sinai Medical Center,
Los Angeles, California

NORBERTO ANDALUZ, MD
Associate Professor of Neurosurgery; Director,
Division of Neurotrauma; Medical Director,
Neurotrauma Center, Department of
Neurosurgery, University of Cincinnati College
of Medicine; Comprehensive Stroke Center,
University of Cincinnati Neuroscience Institute;
Mayfield Clinic, Cincinnati, Ohio

RAMSEY ASHOUR, MD
Chief Resident, Department of Neurological
Surgery, Lois Pope LIFE Center, University of
Miami Miller School of Medicine, Miami, Florida

KAIZ ASIF, MD
Neurointerventional Fellow, Division of
Neurointervention, Department of Neurology,
SNN (Stroke, Neurocritical Care, and
Neurointerventional) Research Center,
Froedtert Hospital, Medical College of
Wisconsin, Milwaukee, Wisconsin

ALI AZIZ-SULTAN, MD
Section Chief of Cerebrovascular/
Endovascular, Department of Neurosurgery,
Brigham & Women's Hospital, Boston,
Massachusetts

CHRISTOPHER D. BAGGOTT, MD
Neurosurgery Resident, Department of
Neurological Surgery, University of Wisconsin
Hospital and Clinics, Madison, Wisconsin

BERNARD R. BENDOK, MD, MS
Professor of Neurological Surgery, Radiology
and Otolaryngology, Northwestern Memorial
Hospital, Chicago, Illinois

CARLO BORTOLOTTI, MD
Division of Neurosurgery, Istituto delle Scienze
Neurologiche di Bologna, IRCCS Bellaria
Hospital, Bologna, Italy

BENJAMIN BROWN, MD
Cerebrovascular Fellow, Department of
Neurosurgery, Mayo Clinic, Jacksonville, Florida

ALICIA C. CASTONGUAY, PhD
Assistant Professor of Neurology, Division of
Neurointervention, Department of Neurology,
Director of the SNN (Stroke, Neurocritical Care,
and Neurointerventional) Research Center,
Froedtert Hospital, Medical College of
Wisconsin, Milwaukee, Wisconsin

NOHRA CHALOUHI, MD
Department of Neurosurgery, Jefferson
Hospital for Neuroscience, Thomas Jefferson
University, Philadelphia, Pennsylvania

JOHN P. DEVEIKIS, MD
Department of Neurosurgery, University of
Alabama at Birmingham, Birmingham, Alabama

PAULA EBOLI, MD
Department of Neurosurgery, Cedars-Sinai
Medical Center, Los Angeles, California

TAREK Y. EL AHMADIEH, MD
Post-doctoral Research Fellow, Department of
Neurological Surgery, Northwestern Memorial
Hospital, Chicago, Illinois

NAJIB E. EL TECLE, MD
Post-doctoral Research Fellow, Department of
Neurological Surgery, Northwestern Memorial
Hospital, Chicago, Illinois

JORGE L. ELLER, MD
Endovascular Fellow, Department of
Neurosurgery, University at Buffalo, State
University of New York; Department of
Neurosurgery, Gates Vascular Institute,
Kaleida Health, Buffalo, New York; Assistant
Professor, Cerebrovascular Neurosurgery,
PeaceHealth Sacred Heart Medical Center,
Springfield, Oregon

PAUL FOREMAN, MD
Department of Neurosurgery, University of
Alabama at Birmingham, Birmingham,
Alabama

AYMAN GHEITH, MD
Neurointerventional Fellow, Department of
Neurology, SNN (Stroke, Neurocritical Care,
and Neurointerventional) Research Center,
Froedtert Hospital, Medical College of
Wisconsin, Milwaukee, Wisconsin

YAIR M. GOZAL, MD, PhD
Department of Neurosurgery, University of
Cincinnati College of Medicine, Cincinnati, Ohio

CHRISTOPH J. GRIESSENAUER, MD
Department of Neurosurgery, University of
Alabama at Birmingham, Birmingham,
Alabama

AARON W. GROSSMAN, MD, PhD
Department of Neurosurgery, University of
Cincinnati College of Medicine, Cincinnati,
Ohio

YOUSSEF J. HAMADE, MD
Research Assistant, Department of
Neurological Surgery, Northwestern Memorial
Hospital, Chicago, Illinois

RICARDO A. HANEL, MD, PhD
Director of Cerebrovascular and Stroke, Lyerly
Neurosurgery, Baptist Health, Jacksonville,
Florida

MARK R. HARRIGAN, MD
Associate Professor, Department of
Neurosurgery, University of Alabama at
Birmingham, Birmingham, Alabama

DAVID HASAN, MD
Department of Neurosurgery, University of
Iowa, Iowa City, Iowa

L. NELSON HOPKINS, MD
Distinguished Professor of Neurosurgery;
Professor of Radiology, Departments of
Neurosurgery and Radiology, School of
Medicine and Biomedical Sciences, University
at Buffalo, State University of New York; Toshiba
Stroke and Vascular Research Center, School of
Medicine and Biomedical Sciences, University
at Buffalo, State University of New York;
Department of Neurosurgery, Gates Vascular
Institute, Kaleida Health; Chief Executive Officer,
Jacobs Institute, Buffalo, New York

DANIEL S. IKEDA, MD
Department of Neurological Surgery, The Ohio
State University Wexner Medical Center,
Columbus, Ohio

PASCAL JABBOUR, MD
Department of Neurosurgery, Jefferson
Hospital for Neuroscience, Thomas Jefferson
University; Chief, Division of Neurovascular
Surgery and Endovascular Neurosurgery;
Associate Professor, Department of
Neurological Surgery, Thomas Jefferson
University Hospital, Philadelphia, Pennsylvania

GIUSEPPE LANZINO, MD
Professor of Neurosurgery, Department of
Neurologic Surgery, College of Medicine, Mayo
Clinic, Rochester Minnesota

ELAD I. LEVY, MD, MBA, FACS, FAHA
Chairman of the Department of Neurosurgery;
Professor, Departments of Neurosurgery and
Radiology, School of Medicine and Biomedical
Sciences, University at Buffalo, State
University of New York; Toshiba Stroke and
Vascular Research Center, School of Medicine
and Biomedical Sciences, University at
Buffalo, State University of New York;
Department of Neurosurgery, Gates Vascular
Institute, Kaleida Health, Buffalo, New York

JOHN R. LYNCH, MD
Associate Professor of Neurology,
Departments of Neurology, Radiology, and
Neurosurgery, SNN (Stroke, Neurocritical
Care, and Neurointerventional) Research
Center, Froedtert Hospital, Medical College
of Wisconsin, Milwaukee, Wisconsin

EVAN S. MARLIN, MD
Department of Neurological Surgery, The
Ohio State University Wexner Medical Center,
Columbus, Ohio

CAMERON G. MCDOUGALL, MD
Chief, Endovascular Neurosurgery, Division of
Neurological Surgery, Barrow Neurological
Institute, St Joseph's Hospital and Medical
Center, Phoenix, Arizona

MAXIM MOKIN, MD, PhD
Endovascular Neurosurgery Fellow,
Department of Neurosurgery, School of
Medicine and Biomedical Sciences,
University at Buffalo, State University of
New York; Department of Neurosurgery,
Gates Vascular Institute, Kaleida Health,
Buffalo, New York

DAVID NIEMANN, MD
Associate Professor, Departments of
Radiology and Neurological Surgery,
University of Wisconsin Hospital and Clinics,
Madison, Wisconsin

MIN S. PARK, MD
Division of Neurological Surgery, Barrow
Neurological Institute, St Joseph's Hospital
and Medical Center, Phoenix, Arizona

BIRAJ M. PATEL, MD
Clinical Instructor, Departments of Radiology
and Neurological Surgery, University of
Wisconsin Hospital and Clinics, Madison,
Wisconsin

GLEN POLLOCK, MD
Assistant Professor of Neurosurgery,
Departments of Neurology and Neurosurgery,
SNN (Stroke, Neurocritical Care, and
Neurointerventional) Research Center,
Froedtert Hospital, Medical College of
Wisconsin, Milwaukee, Wisconsin

CIARÁN J. POWERS, MD, PhD
Assistant Professor, Department of
Neurological Surgery, The Ohio State
University Wexner Medical Center,
Columbus, Ohio

STYLIANOS RAMMOS, MD
Arkansas Neuroscience Institute, Little Rock,
Arkansas

ANDREW RINGER, MD
Professor of Neurosurgery and Radiology;
Director, Division of Cerebrovascular Surgery,
Department of Neurosurgery, University of
Cincinnati College of Medicine;
Comprehensive Stroke Center, University of
Cincinnati Neuroscience Institute; Mayfield
Clinic, Clncinnati, Ohio

ROBERT H. ROSENWASSER, MD
Department of Neurosurgery, Jefferson
Hospital for Neuroscience, Thomas Jefferson
University, Philadelphia, Pennsylvania

ROBERT W. RYAN, MD
University Neurosurgery Associates,
University of California, San Francisco-Fresno,
Fresno, California

MATTHEW R. SANBORN, MD
Division of Neurological Surgery, Barrow
Neurological Institute, St Joseph's Hospital
and Medical Center, Phoenix, Arizona

ERIC SAUVAGEAU, MD
Director of Stroke and Cerebrovascular
Surgery, Lyerly Neurosurgery, Baptist Health,
Jacksonville, Florida

JOSEPH C. SERRONE, MD
Department of Neurosurgery, University of
Cincinnati College of Medicine, Cincinnati, Ohio

ANDREW SHAW, MD
Department of Neurological Surgery,
The Ohio State University Wexner Medical
Center, Columbus, Ohio

ADNAN H. SIDDIQUI, MD, PhD
Associate Professor, Departments of
Neurosurgery and Radiology, School of
Medicine and Biomedical Sciences, University
at Buffalo, State University of New York;
Toshiba Stroke and Vascular Research Center,
School of Medicine and Biomedical Sciences,
University at Buffalo, State University of New
York; Department of Neurosurgery, Gates
Vascular Institute, Kaleida Health; Jacobs
Institute, Buffalo, New York

KENNETH V. SNYDER, MD, PhD
Assistant Professor, Departments of
Neurosurgery, Neurology, and Radiology,
School of Medicine and Biomedical Sciences,
University at Buffalo, State University of New

York; Toshiba Stroke and Vascular Research
Center, School of Medicine and Biomedical
Sciences, University at Buffalo, State
University of New York; Department of
Neurosurgery, Gates Vascular Institute,
Kaleida Health, Buffalo, New York

CHRIS SOUTHWOOD, MD
Neurology Resident, Department of
Neurology, SNN (Stroke, Neurocritical Care,
and Neurointerventional) Research Center,
Froedtert Hospital, Medical College of
Wisconsin, Milwaukee, Wisconsin

MOHAMED S. TELEB, MD
Neurointerventional Fellow, Division of
Neurointervention, Department of Neurology,
SNN (Stroke, Neurocritical Care, and
Neurointerventional) Research Center,
Froedtert Hospital, Medical College of
Wisconsin, Milwaukee, Wisconsin

STAVROPAULA I. TJOUMAKARIS, MD
Department of Neurosurgery, Jefferson
Hospital for Neuroscience, Thomas Jefferson
University, Philadelphia, Pennsylvania

OSAMA O. ZAIDAT, MD, MS
Professor of Neurology, Neurosurgery, and
Radiology; Co-Director, Comprehensive
Stroke Center; Chief, Neurointerventional
Division, Departments of Neurology,
Neurosurgery, and Radiology, SNN (Stroke,
Neurocritical Care, and Neurointerventional)
Research Center, Froedtert Hospital, Medical
College of Wisconsin, Milwaukee, Wisconsin

SAMER G. ZAMMAR, MD
Post-doctoral Research Fellow, Department of
Neurological Surgery, Northwestern Memorial
Hospital, Chicago, Illinois

MARIO ZANATY, MD
Department of Neurosurgery, Jefferson
Hospital for Neuroscience, Thomas Jefferson
University, Philadelphia, Pennsylvania

MARIO ZUCCARELLO, MD
Frank H. Mayfield Professor & Chairman,
Department of Neurosurgery, University of
Cincinnati College of Medicine; Director,
Neurovascular Division; Co-Medical Director,
Comprehensive Stroke Center, University of
Cincinnati Neuroscience Institute; Mayfield
Clinic, Cincinnati, Ohio

前　言

在这个激动人心的时代，我们有幸在神经外科践行血管内治疗。1991 年，首例弹簧圈栓塞治疗脑动脉瘤的成功，标志着脑血管疾病血管内治疗时代的开启[1]，此后，这一领域的发展极其迅速。

当前，脑动脉瘤的血管内治疗应用相当广泛，已经超过了曾经的脑动脉瘤治疗金标准——开颅夹闭术[2]。血管内治疗相较于显微外科手术的主要优势在于其显著降低了手术相关残死率。即便对于最优秀的神经外科医生，开颅手术相关的残死率也显著高于血管内治疗的。而以往认为血管内治疗的缺陷，包括手术场所可控性差、长期治疗效果存疑等，由于支撑导管、球囊、支架/线圈技术的不断创新，正被逐渐克服。近期，血流导向装置的出现，较之于以往的瘤囊内装置的破坏性技术而言，正改变着动脉瘤治疗的模式，这一技术对非常规动脉瘤尤其具有良好的效果，显著降低了复发率。在不远的将来，更好的神经介入工具一定会帮助我们最好地救治患者，而这始终是我们最关心的核心问题。

以此为由，我们必须审慎地放眼迎接未来。尽管血管内神经外科技术的优势是如此明显，但是对于某些疾病的治疗指征仍然并不明确，这在大血管闭塞（LVO）引起的急性缺血性卒中的治疗中尤为明显。随着取栓和吸栓装置的出现，血管再通率已经普遍超过 80%[3]。但近期的前瞻性随机研究表明，取栓技术对于患者的预后并没有显著的改善[4,5]。尽管对于这些前瞻性研究也存在诸多批评，譬如研究中使用目前的先进技术较少，核心问题还是患者选择的偏倚。简单来讲，就某个大血管闭塞患者而言，我们还无法准确判断其是否会因取栓术而受益。对于可完成高质量血管内治疗的优秀神经血管外科医师而言，为患者选择最合适的治疗方式，我们义不容辞。

颅内动静脉畸形的治疗方式选择对于患者预后的改善也至关重要。血管内治疗无疑是一种非常好的治疗或辅助治疗手段，但是如果术者经验不足或应用在不恰当的患者身上，则可能预后非常差。

总而言之，对于神经血管外科医生而言，准确地评估现在和将来非常重要，而不是仅仅做一名技术型的手术匠。我们希望本书成为一本高水准的论文汇编，助力于读者把握神经介入技术目前和未来的方向。

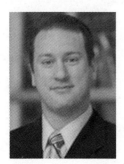 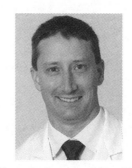 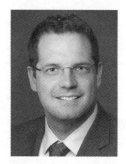

Ricardo A. Hanel，MD，PhD　　　Ciarán J. Powers，MD，PhD　　　Eric Sauvageau，MD

Editors

Ricardo A. Hanel，MD，PhD

Lyerly Neurosurgery Baptist Health

800 Prudential Drive，Tower B，11th Floor Jacksonville，FL 33227，USA

Ciarán J. Powers，MD，PhD

Department of Neurological Surgery

The Ohio State University，Wexner Medical Center 410 West 10th Avenue

Columbus，OH 43210，USA

Eric Sauvageau，MD

Director of Stroke and Cerebrovascular Surgery

Baptist Health，Jacksonville，Florida

Lyerly Neurosurgery

800 Prudential Drive Tower B 11th Floor

Jacksonville，FL 32207，USA

E-mail addresses：

rhanel@hotmail.com（R. A. Hanel）

Ciaran. Powers@osumc.edu（C. J. Powers）

esauvageau@lyerlyneuro.com（E. Sauvageau）

参考文献

1. Guglielmi G, Vinuela F, Dion J, et al. Electrothrombosis of saccular aneurysms via endovascular approach. Part 2: preliminary clinical experience. J Neurosurg 1991;75:8–14.
2. Brinjikji W, Rabinstein A, Nasr DM, et al. Better outcomes with treatment by coiling relative to clipping of unruptured intracranial aneurysms in the United States, 2001-2008. AJNR Am J Neuroradiol 2011; 32:1071–5.
3. Nogueira RG, Lutsep HL, Gupta R, et al. Trevo versus Merci retrievers for thrombectomy revascularisation of large vessel occlusions in acute ischaemic stroke (TREVO 2): a randomised trial. Lancet 2012;380:1231–40.
4. Broderick JP, Palesch YY, Demchuk AM, et al. Endovascular therapy after intravenous t-PA versus t-PA alone for stroke. N Engl J Med 2013;368:893–903.
5. Ciccone A, Valvassori L, Nichelatti M, et al. Endovascular treatment for acute ischemic stroke. N Engl J Med 2013;368:904–13.

目　录

　　本文介绍了在美国批准使用的基本神经介入治疗工具，包括导管、导丝、线圈、血流导向装置、球囊、支架和机械取栓及碎栓装置。这些装置是几十年神经介入技术发展的成果；本文将对这些装置的发展做一简要追溯，侧重于其中最有影响力的技术发展。

　　脑动脉瘤破裂后造成致命性蛛网膜下腔出血，严重威胁患者健康，其治疗目标是将动脉瘤体隔绝于循环之外，以防止动脉瘤再出血或破裂出血（对于未破裂动脉瘤）。本文分析了脑动脉瘤血管内治疗的通用技术；并讨论经动脉入路，动脉瘤影像、形态学，据局部解剖结构制定治疗方案等关键问题；同时介绍了血管内治疗所需主要装置的使用技术，以及围手术期治疗问题，以减少潜在的并发症。

　　本文回顾颅内动脉瘤血管内治疗的并发症，重点关注其相关危险因素，以及如何识别、预防和处理这些并发症。这些并发症可能是灾难性的，包括神经系统和非神经系统并发症。某些患者因素或治疗因素可能增加并发症发生率。合理的患者筛选，精心的治疗计划和手术准备，对于可能发生的并发症有效预测并做好治疗准备，有助于降低并发症发生率。跟踪随访病例，全面分析病案、病例及并发症讨论可进一步提升预后。医护队伍的教育和团队协作精神有助于提升对于并发症预防的关注。

本文介绍了颈内动脉海绵窦段和床突段的相关解剖，介绍了此区域常见动脉瘤的临床表现和诊断，最后讨论了如何制定这类动脉瘤的治疗方法，以及如何选择可行的血管内治疗技术。

5　颈动脉床突上段动脉瘤的血管内治疗 / 46

Biraj M. Patel，Azam Ahmed，David Niemann

过去二十多年，颅内动脉瘤血管内治疗技术取得显著进步，治疗的范围包括：颈内动脉床突上段动脉瘤（眼动脉、垂体上动脉、后交通动脉、脉络膜前动脉，背侧血管壁/血泡样、以及颈内动脉末端动脉瘤）。

6　前交通动脉瘤的血管内治疗 / 58

Daniel S. Ikeda，Evan S. Marlin，Andrew Shaw，Eric Sauvageau，Ciarán J. Powers

过去二十余年，颅内动脉瘤治疗取得巨大进步。前交通动脉瘤（AComAAs）属于多发病，其治疗对于医生和患者而言都是一种挑战。随着血管内治疗经验和技术的发展，动脉瘤血管内治疗指征得到扩展。球囊导管和颅内支架是两种巨大的技术进步，使得以前不适合于弹簧圈栓塞的动脉瘤可以血管内技术得以完善治疗。对于所有颅内动脉瘤而言，影像学上的完全闭塞仍是治疗的目标。脑血管病医生在治疗时必须平衡血栓和栓塞的风险，特别是对于急性破裂的动脉瘤。

7　大脑中动脉动脉瘤血管内及手术治疗：文献综述及经验分享 / 78

Osama O. Zaidat，Alicia C. Castonguay，Mohamed S. Teleb，Kaiz Asif，Ayman Gheith，Chris Southwood，Glen Pollock，John R. Lynch

大脑中动脉是颅内动脉瘤最好发的部位，与前交通或后交通动脉瘤相比，其破裂风险相对较低。在大脑中动脉瘤（MCAA）治疗上，目前尚无确切证据支持夹闭治疗优于弹簧圈栓塞；反之亦然。目前证据及文献综述表明，在非选择性动脉瘤的队列研究中，以血管内治疗作为 MCAA 首选治疗方案的超过90％。比较两种治疗方法的长期随访随机对照临床试验或有助于揭示患者更适于何种治疗方法。

8　椎基底梭形动脉瘤 / 96

Joseph C. Serrone，Yair M. Gozal，Aaron W. Grossman，Norberto Andaluz，Todd Abruzzo，Mario Zuccarello，Andrew Ringer

与囊状和颅内小动脉瘤不同的是，梭形动脉瘤并不常引起蛛网膜下腔出血，多表现为缺血性卒中和占位效应。椎基底梭形动脉瘤长期治疗效果较好的方法包括降低血流和逆转血流。近期，血流导向装置已经尝试用于后循环，但结果不一。由于药物疗法可能改变梭形动脉瘤的病理生理过程，未来的研究可能聚焦于药物治疗，特别是对于外科治疗效果不佳的患者。

9　基底动脉瘤的血管内治疗 / 112

Evan S. Marlin，Daniel S. Ikeda，Andrew Shaw，Ciarán J. Powers，Eric Sauvageau

基底动脉瘤在全部颅内动脉瘤中占比很小；然而，其表型复杂多样，对于破裂动脉瘤和非破裂动脉瘤需要不同技术治疗。

多数基底动脉尖动脉瘤是宽颈动脉瘤，需支架或球囊辅助线圈栓塞。在急性破裂宽颈动脉瘤的治疗中，其他技术逐步取代了支架。对于使用支架的患者，使用双联抗血小板治疗对于预防迟发性血栓栓塞是至关重要的。治疗后的基底动脉瘤需要密切随访以确保动脉瘤完全闭塞。基底动脉尖动脉瘤常需后期再处理，尤其是破裂动脉瘤。

10　脑血管痉挛 / 125

Christopher D. Baggott，Beverley Aagaard-Kienitz

动脉瘤性蛛网膜下腔出血后的血管痉挛，可造成迟发梗死性的神经功能缺损，与患者的残死密切相关。相关的病理生理机制非常复杂，尚未完全明晰。文献中报道的迟发性神经功能恶化包括：大血管痉挛、血管自身调节功能紊乱、炎症、基因易患性、微循环衰竭和皮质去极化扩散等。本文对脑血管痉挛进行前瞻性报道，重点探讨脑血管痉挛的机制、诊断和治疗。

11　血管内治疗软脑膜动静脉畸形 / 164

Matthew R. Sanborn，Min S. Park，Cameron G. McDougall，Felipe C. Albuquerque

对于复杂的脑动静脉畸形（AVMs）而言，血管内入路有助于明确诊断和治疗。血管造影可为外科手术和放射治疗提供重要信息。现代血管内栓塞技术使得AVMs的外科切除更加安全和容易。液体栓塞剂的出现显著增加了AVMs血管内治疗的可能性。

12　颅内硬脑膜动静脉瘘血管内治疗和管理 / 174

Stylianos Rammos，Carlo Bortolotti，Giuseppe Lanzino

血管内栓塞是颅内硬脑膜动静脉瘘（DAVF）的主要治疗方式。根据入路不同，DAVF的血管内治疗可分为：经动脉入路、经静脉入路、联合入路和直接经皮入路。选择何种入路取决于动静脉瘘的血管构筑特点、静脉引流模式、患者的临床表现和病变位置。个体化的血管内治疗方案有助于患者改善预后，降低并发症发生。

1 脑血管病血管内治疗工具

Christoph J. Griessenauer，Paul Foreman，
John P. Deveikis，Mark R. Harrigan

关键词：血管内；神经介入；血管成像

关键点：

- 指引管是指放置于颈内动脉或椎动脉的管路，可以容纳微导管或其他装置通过。
- 自从 1991 年 Guglielmi 发明可解脱弹簧圈以来，弹簧圈栓塞已经成为动脉瘤血管内治疗的主要手段。
- 置于载瘤动脉的血流导向装置本质是一种密网支架，通过有效覆盖瘤颈，可以在保护载瘤动脉和穿支血流的前提下促进动脉瘤内血栓形成。
- 球囊在神经介入中广泛应用，包括颅内外血管球囊成形术，球囊封堵实验和球囊扩张支架成形术。
- 现今，多种自膨式支架应用于颈动脉血管成形术中，分开环和闭环两种设计，有的是直头，有的有尾端。

导管和导丝

诊断用导管和导丝

适用于诊断性脑脊髓血管造影的管子有多种（图 1.1）。成角的单弯和椎动脉造影管是多用途的诊断性管子。SIM 1～3 管子更适合于脊髓造影、左侧颈总动脉，或迂曲的或牛型主动脉弓。CK 1 或 HN 5 管子适合于左侧颈总动脉、右侧椎动脉，而 H1 或猎人头管子适合于右侧锁骨下或右侧椎动脉。Newton 管子是另一种适合于老年人迂曲血管的。不同直径的亲水涂层导丝（例如，泰尔茂的成角导丝）可以导引微管。

指引管

指引管是放置于颈内动脉和椎动脉，能够容纳微导管和其他装置的管路，通常

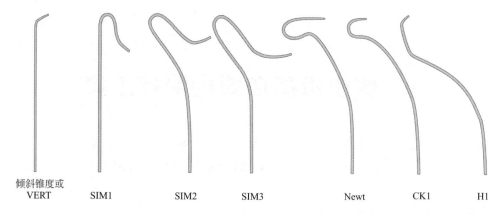

图 1.1   推荐的诊断性导管末端

口径是 6F，可以是直头的，也可以是弯头的。直头导管通常适用于相对平直的血管，但是需要导丝交换，弯头导管较容易在弯曲成角的血管走行。

常用的指引管包括：Neuron（Penumbra，San Leandro，CA，USA），Guider Softip XF（Stryker Neurovascular，Fremont，CA，USA），Envoy（Codman，Raynham，MA，USA），Cook Shuttle 和 Northstar Lumax（Cook，Bloomington，IN，USA），Merci Balloon Guide（Concentric Medical，Mountain View，CA，USA），ReFlex（Reverse Medical，Irvine，CA，USA），Berenstein（Boston Scientific，Natick，MA，USA）和 Pinnacle Destination（Terumo Medical，Somerset，NJ，USA）。6F 的 Neuron 柔软易弯曲，可以到达颈内动脉或椎动脉的远端，但稳定性较其他指引管差。Guider Softip XF 有柔软的无创头端，在狭窄、迂曲的血管内导致血管痉挛和夹层的风险最小，但是支撑力较差，后座易掉入主动脉弓中。Envoy 相对较硬、大腔，对于迂曲血管，提供了较好的工作平台，但是头端较为尖锐，增加了血管损伤的风险。Cook 长鞘腔大，提供了相对稳定的工作平台。

球囊指引管

Merci 球囊指引管可以在颈动脉或椎动脉取栓时暂时阻断血流，但是有掉进主动脉弓的倾向。Berenstein 和 Cello（eV3 Neurovascular，Irvine，CA，USA）球囊指引管可以控制近端血流，防止血栓或栓子向远端移位。

微导管

微导管是血管病变血管内治疗的通路，有不同的尺寸和形状。预塑形的微导管倾向于用来进入以锐角从载瘤动脉发出的动脉瘤。如果没有合适的预塑形微导管，可以采用蒸汽熏蒸的办法。微导管均有亲水涂层，以降低血栓产生[1]。小的微导管进入后，指引管仍能做出高质量的清晰路图；而大的、较硬的微导管却可以提供稳定的工作通路。微导管有单头端 marker 和双头端 marker 两种，后者适用于动脉瘤栓塞，双 marker 之间的距离总是 3cm，便于测量和校准。通常使用的微导管包括：SL-10 和 Excelsior 1018（Stryker Neurovascular，Fremont，CA，USA），Echelon 10，Ultraflow 和 Marksman（all ev3，Irvine，CA，USA），Magic（AIT-Balt，Miami，FA，USA），以及 Prowler Select Plus（Codman，Raynham，MA，USA）。Excelsior SL-10 微导管可以输送 10-和 18-系列弹簧圈，Echelon 10 和 Ultraflow 兼容 onyx 和 NBCA，Marksman 相对较粗、较硬，可用于输送 Neuroform EZ 支架（Stryker Neurovascular，Fremont，CA，USA）。Excelsior 1018 兼容 10-和 18-系列弹簧圈，也可用于 PVA 颗粒栓塞。Prowler Select Plus 也是 Enterprise 支架（Codman，Raynham，MA，USA）的专用输送导管。

微导丝

不同的微导丝在直径、硬度、射线下可视性，以及塑形、操控、跟管和钮孔的能力方面均有很大差别。通常使用的微导丝包括：Synchro-14，Transend EX 软头，或者白金导丝（all Stryker Neurovascular，Fremont，CA，USA）；Neuroscout 14 可控导丝（Codman，Raynham，MA，USA）和 Headliner J 形头导丝（Terumo Medical，Somerset，NJ，USA）。Synchro-14 弯曲性好，易于通过复杂解剖的血管，进入小型动脉瘤。Neuroscout 14 可控性导丝能够较好地保持形状，操控性好。Headliner J 形头导丝适合于解剖结构相对简单的血管，因为 J 形头是无创的，易于沿着平直的血管走行。

中间导管

中间导管［例如，远端入路导管（Stryker Neurovascular，Fremont，CA，USA），Revive 中间导管（Codman，Raynham，MA，USA）和 Fargo and Fargo（Balt Extrusion，Montmorency，France）］是指尺寸介于指引管和微导管之间的管路，作为二者之间的桥梁（通常是三轴系统，包括微导丝和微导管、中间导管、指引管），提供稳定的治疗通路。最早用于 Merci（Stryker Neurovascular，Fremont，CA，USA）取栓手术，特别是对于迂曲的血管、远端到位困难时，中间导管的应用非常有帮助[2,3]。

弹簧圈

自从 1991 年，Guglielmi 首先发明可解脱弹簧圈，弹簧圈栓塞已经成为动脉瘤血管内治疗的主要工具[4]。随后的 20 年，弹簧圈技术发生了突飞猛进的革命性变化，大多数血管性疾病都可以通过血管内方法获得有效治疗。

白金弹簧圈

　　不同白金弹簧圈，规格、形状、设计、硬度和解脱系统各不相同；尽管可选弹簧圈多种多样，但是并没有一种弹簧圈在动脉瘤治疗上明显优于其他弹簧圈。弹簧圈由白金丝围绕粗的白金核心形成弹簧圈丝，然后再盘绕成不同规格的环状结构，连接推送杆，连接点也就是解脱点。弹簧圈的基本形状有三种（图 1.2）。成篮弹簧圈可以形成一个 3D 结构，在温和的外力作用下弹簧圈丝可以随机转角，在动脉瘤内形成一个立体结构。理想状态下，成篮圈可以保护瘤颈，减小瘤颈的有效面积。目前的 3D 弹簧圈包括：Micrusphere（Micrus，Mountainview，CA，USA），Target 360（Stryker Neurovascular，Fremont，CA，USA）和 Orbit Galaxy（Codman，Raynham，MA，USA）等。填充弹簧圈是螺旋状的，具有钻缝的功能，容易占据动脉瘤的空间，包括：Helipaq（Micrus，Mountain-view，CA，USA），Target 360 soft（Stryker Neuro-vascular，Fremont，CA，USA）和 Orbit Galaxy（Codman，Raynham，MA，USA）。收尾弹簧圈是最软的圈，设计用来最后填塞动脉瘤残余部分，包括 Deltapaq（Micrus，Mountainview，CA，USA），Del-taplush（Micrus，Mountainview，CA，USA），Target Ultra（Stryker Neu-rovascular，Fremont，CA，USA），Orbit Galaxy Xtrasoft（Codman，Raynham，MA，USA）和 Microplex HyperSoft（Terumo Medi-cal，Somerset，NJ，USA）等圈。弹簧圈规格传统上分为 10 系和 18 系两种，这种系统命名源于最早用来输送 GDC 弹簧圈的微导管，Tracker-10 和 Tracker-18（以前是 Target Therapeutics，现在是 Stryker Neurovascular，Fremont，CA，USA）。10 系和 18 系弹簧圈的直

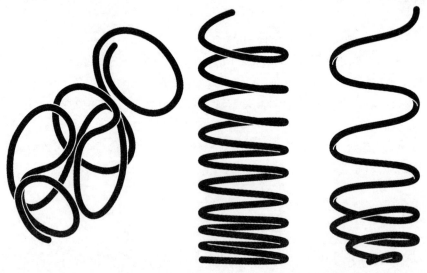

图 1.2　基本线圈模型，3D 成篮弹簧圈（左），螺旋填充弹簧圈（中），2-直径收尾弹簧圈（右）

径实际上分别是 0.008in 和 0.016in。尽管 10 系的弹簧圈可以满足大多数动脉瘤的治疗需求，但是 18 系弹簧圈对于更大的、未破裂动脉瘤的成篮作用具有更好的效果。目前，市场上还有更大直径的弹簧圈［Orbit Galaxy（Codman，Raynham，MA，USA），Cashmere（Micrus，Mountainview，CA，USA）和 Penumbra Coil 400（Penumbra，San Leandro，CA，USA）］和 10 系的弹簧圈保持同样的柔软度。

改良的弹簧圈

通过将白金弹簧圈与生物材料［聚乳酸-聚羟基乙酸（PGLA）］偶联后研发的新型弹簧圈有效地降低了动脉瘤再通率。2 项前瞻性、随机对照试验［Cerecyte and Matrix And Platinum Science（MAPS）］并不能证实 PGLA 弹簧圈明显优于裸白金弹簧圈[5,6]。另外发现，水凝胶弹簧圈似乎可以降低动脉瘤再通率，至少在短期内[7]。目前，这样的弹簧圈包括 Matrix2（Stryker Neurovascular，Fremont，CA，USA），Cerecyte（Codman，Raynham，MA，USA），Nexus（ev3 Neurovascular，Irvine，CA，USA），HydroCoil（Terumo Medical，Somerset，NJ，USA）。为了增加填塞率，降低动脉瘤再通率，已经设计研发了多种新型弹簧圈。

可推送弹簧圈

可推送弹簧圈包括带有致栓纤毛的白金弹簧圈［例如，Trufill（Codman，Raynham，MA，USA）Hilal and Tornado Micorcoils（Cook，Bloo-mington，IN，USA）and Fibered Platinum and Vortx（Boston Scientific，Natick，MA，USA）］，也包括短直或者螺旋状弹簧圈，通过微管内快速注入盐水，将弹簧圈送入需要闭塞的小口径血管。颅外血管栓塞较少使用可解脱弹簧圈，因为解脱慢、更昂贵、致栓性差；然而，可以使用可解脱的纤毛弹簧圈［例如，Sapphire NXT（ev3 Neurovascular，Irvine，CA，USA）］。

血流导向

血流导向功能通过在载瘤动脉内放置金属丝编制的密网支架实现，支架横跨动脉瘤，在保证载瘤动脉和穿支血流通畅的条件下促进动脉瘤内血栓形成。目前，唯一美国食品药品管理局（FDA）同意的血流导向装置是 Pipeline 栓塞装置（PED，ev3 Neurovascular，Irvine，CA，USA），2011 年起授权使用。PED 的金属覆盖率大约 30%，超过现在其他支架[8]。PED 支架有不同规格，最大的直径和长度分别是 5mm 和 35mm。支架的直径选择应该接近载瘤动脉，长度至少大于动脉瘤颈 6mm，如果动脉瘤近端和远端直径差距较大，支架直径以较大直径为准，或者多支架，支架直径应分别适合近端和远端动脉。

尽管血流导向装置的应用经验还在初期，但是资料显示血流导向装置治疗动脉瘤是有效的，动脉瘤闭塞率高。然而，操作相关的残死率也并不是可以忽略的[9]。

球囊

球囊在神经介入中有广泛的应用，包括颅外和颅内的球囊血管成形术、球囊辅助的取栓术和溶栓术、球囊辅助的弹簧圈栓塞、球囊闭塞实验，以及球囊扩张支架的植入。

颅外球囊血管成形术

球囊成形术是颈动脉血管成形和支架植入手术的一部分，用于扩张动脉粥样硬化狭窄，便于支架释放。更小的、直径 2.0～2.5mm、长度足以覆盖狭窄部分的血管成形球囊，也完全可以满足临床需求[10]。当前，颈动脉血管成形术中所用支架多数为自膨式支架，不再依赖球囊扩张。

球囊扩张的冠脉药物涂层支架也开始应用于颈动脉或椎动脉狭窄[11]。

颅内的球囊血管成形术

顺应性和非顺应性球囊均用于颅内球囊血管成形术。二者的代表，包括 Hyperglide和 Hyperform（ev3 Neurovascular，Irvine，CA，USA）；Maverick2 单通道球囊导管和 NC Ranger 球囊导管（Boston Scientific，Natick，MA，USA）；以及 NC Raptor（Cordis，Miami，FL，USA）。顺应性球囊通常更柔软，在小的、迂曲的血管更容易到位。可以反复充盈，通过多次低压扩张，温和地扩张血管管径。然而，随着充盈量增加，球囊直径可能剧烈变化，血管过度扩张甚至破裂都可能发生。非顺应性球囊较硬，更适合于近端的、较大口径的血管。过度充盈的可能性较小，因为达到命名尺寸以后就会停止充盈。非顺应性球囊只能充盈单次。

两种球囊对于蛛网膜下腔出血后血管痉挛的治疗具有相当的效果[12]。小的非顺应性球囊［Maverick2 Monorail Balloon Catheter（Boston Scientific，Natick，MA，USA）］也用在动脉粥样硬化性病变的溶栓治疗中。在对于急性闭塞血管的抢救性再通、血管成形术中，球囊也具有明确的作用，优于其他取栓的方法，但是也存在蛛网膜下腔出血的风险[13]。

球囊辅助弹簧圈栓塞

球囊辅助弹簧圈栓塞是宽颈动脉瘤治疗的有效手段。其原理是动脉瘤内放置成篮圈，形成稳定的适合栓塞的结构，球囊放置于载瘤动脉内充盈辅助栓塞。

Hyperglide和 Hyperform 球囊均可用于这种栓塞治疗。合适直径的微导丝穿过球囊导管头端封闭腔内侧孔后可以充盈球囊。Ascent（Codman，Raynham，MA，USA）球囊导管具有双腔结构，可以在球囊充盈的同时输送弹簧圈。

球囊闭塞实验

多种球囊可以用于球囊闭塞实验。双腔球囊导管其中 1 腔用于充盈球囊，另一腔非常柔软避免导致血管损伤。带导丝球囊（例如，Hyperglide 和 Hyperform）是最常用于球囊闭塞实验的球囊，因为其柔软，易于到位。尽管由于其单腔设计，不能测压，但是可以通过简单的回撤导丝而迅速排空球囊。GuardWire（Medtronic，Santa Rosa，CA，USA）球囊是一种带着小口径导丝的、具有内腔的可充盈球囊。它并不支持测压，泄球囊较为缓慢，比前述球囊稍硬，因此不能用于颅内血管。

支架

颅外支架

当前，可用于颈动脉血管成形术的自膨式支架有多种，包括锥形的（渐进性变细）的和直形的，分开环和闭环设计两种。开环设计的支架包含连接的和非连接梁结构，突入到血管腔内，形成防止栓子的结构。闭环支架是由包裹的或完全连接的梁状结构组成，并不突入到血管腔中。然而，闭环支架在弯曲血管中并不能贴合得非常好。选择支架的规格应该比正常血管的管径大 1～2mm，利用支架的径向支撑力对狭窄血管起到有效的支撑，支架长度应该覆盖整个病变。2004 年，FDA 同意了 Acculink 支架（Abbott Laboratories，Santa Clara，CA，USA），一种开环支架，用于颈动脉内膜切除术（CEA）与存在高危风险的患者的颈动脉支架成形术（图 1.3A）。2011 年，在 CREST 实验[14] 以后，对于 CEA 高危，有多种不良事件可能性的患者，颈动脉支架成形术的适应证扩大了。其他适用于 CEA 高危患者的开环和闭环支架包括 Precise（Cordis，Miami Lakes，FL，USA），NexStent（Boston Scientific，Natick，MA，USA），Protege（ev3 Neurovascular，Irvine，CA，USA）and Xact（Abbott Laboratories，Santa Clara，CA，USA）和Wallstent（Boston Scientific，Natick，MA，USA）(图 1.3B)。

颅内支架

多种支架适用于症状性颅内动脉粥样硬化性狭窄的血管成形治疗。其他系统也用于颅内动脉瘤的治疗。

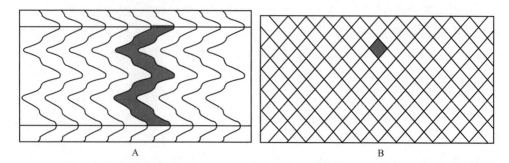

图 1.3　开环［Acculink stent（Abbott Laboratories，Santa Clara，CA，USA）(A)］和
闭环［Wallstent（Boston Scientific，Natick，MA，USA）(B)］支架示意图

球囊扩张支架

PHAROS Vitesse 支架（Codman，Raynham，MA，USA）和球扩的冠脉支架是动脉粥样硬化性狭窄适用的球扩支架的代表。对于急性缺血性卒中，球扩支架有助于防止血管再通以后的再狭窄。在脑血管专用支架发明之前，球扩的冠脉支架用于颅内动脉病变，由于较硬，且难以通过迂曲的颅内血管，所以并发症发生率较高[10]。

自膨式支架

Wingspan 支架系统是自膨式支架，专门为颅内动脉粥样硬化性狭窄设计。Neuroform3（Stryker Neurovascular，Fremont，CA，USA）和 Enterprise 支架（Codman，Raynham，MA，USA）是目前自膨式支架的代表，用于支架辅助弹簧圈栓塞宽颈颅内动脉瘤，也用于急性缺血性卒中成功再通后预防血栓形成。这种自膨式支架的成分为镍钛合金，在载瘤动脉沿动脉瘤颈铺设后自膨。Neuroform 支架在 2002 年以后就获批准使用，早于 Enterprise 支架。然而，Enterprise 支架更容易弯曲，易于通过，当释放长度不到 80％时可以回收支架再次释放。Enterprise 支架是闭环支架，在血管急转弯时可能形成纽结；相反，Neuroform 支架是开环设计，更适合用于血管急转弯处。Enterprise 支架的尺寸选择是有限制的，不能用于＜2.5mm 的血管。

2 种自膨式的，用于急性缺血性卒中治疗的闭环支架样装置是 Solitaire（ev3 Neurovascular，Irvine，CA，USA）和 Trevo（Stryker Neurovascular，Fremont，CA，USA）。这 2 种装置的工作原理类似，都是可回收支架，释放于血栓中，可以捕获并取出血栓。Solitaire 与 Trevo 不同的是尾端开放的结构。在欧洲 Solitaire 也有可解脱版本，用于支架辅助弹簧圈栓塞。

栓塞保护装置

2000 年以后，颈动脉支架成形术中常规使用栓塞保护装置（EPD），以避免栓子脱落造成的栓塞。最早的 EPD 在 1990 年引入，在微管末端安装乳胶球囊，球囊充盈以后可以阻断颈内动脉血流，有效防止支架释放时脱落的栓子逃逸到远端血管[15]。当前，在北美市场上使用的类似球囊装置包括［Guardwire 临时阻断和抽吸系统（Medtronic，Santa Rosa，California）和 MOMA（Invatec，Roncadelle，Italy）］。血流逆向装置（Parodi 抗栓系统）（W. L. Gore & Associates，Flagstaff，Arizona）在颈外和颈总动脉放置球囊，使颈内动脉血流逆转可预防栓塞[16]。滤网是最常用的 EPD，在放置支架时可以保护颈内动脉，包括 Accunet 和 Emboshield（both Abbott Laboratories，Santa Clara，CA，USA），FilterWire EZ（Boston Scientific，Natick，MA，USA），Angioguard（Cordis，Miami Lakes，CA，USA），SpiderFX（ev3 Neurovascular，Irvine，CA，USA），Interceptor PLUS（Medtronic，Santa Rosa，CA，USA）和 Rubicon（Rubicon Medical，Salt Lake City，Utah）等产品。

血栓切除和溶解

目前，用于急性缺血性卒中机械取栓的装置有多种。

Microsnares

Microsnares［eg，Amplatz Goose Neck microsnare（ev3 Neurovascular，Irvine，CA，USA）］可用于血栓抽吸和浸软（maceration），可优先与溶栓药物联用[17]。最常用于基底动脉闭塞的治疗中[18]。

Alligator 吸栓装置

Alligator Retriever device（ev3 Neurovascular，Irvine，CA，USA）装配有爪型的显微镊，可以通过微导管输送，用于取栓。装置的规格应该和血栓所在位置的血管尺寸吻合。

Merci 吸栓装置

Merci 吸栓系统（Stryker Neurovascular，Fremont，CA，USA），在 Merci 试验之后，于 2004 年获得 FDA 批准，是第一个获批准用于急性缺血性卒中的神经介入产品[19]。该装置依赖镍钛合金丝来确保其从微管远端伸出到达血栓时保持螺旋形状，与球囊导管配合使用，在回收血栓的过程中暂时阻断血流。

Penumbra 系统

Penumbra 系统（Penumbra，San Leandro，CA，USA），是 FDA 批准的第二个用于急性缺血性卒中的神经介入产品，微导管连接一个电动抽吸泵用于血栓抽吸。一根独立的软导丝通过微管插入血栓行物理碎栓，且可以防止栓子块堵塞微管。不像 Merci 吸栓系统，Penumbra 系统在血栓近侧工作，无需将装置导引至血栓远端。

支架取栓

如前所述，支架取栓装置，如 Solitaire（ev3 Neurovascular，Irvine，CA，USA）和 Trevo（Stryker Neurovascular，Fremont，CA，USA）用于取栓并使得该领域发生革命性变化。这些取栓支架比以往的类似装置更有效。

机械取栓的辅助装置

在美国，几种急性缺血性卒中的辅助治疗装置得到积极评价。EKOS 系统（EKOS，Bothell，Washington）由头端装有压电超声原件的微管组成，可以穿入血栓内部并注射 tPA。EN Snare（Merit Medical，South Jordan，Utah）设计成 3 个交错的环，可以用于取出异物。Angiojet（Possis Medical，Minneapolis，Minnesota）是一个双腔装置，通过配有的多个高速、高压盐水注射装置建立的局部低压区同时发挥吸栓和机械碎栓的作用（Bernoulli principle）[20]。

NeuroFlo

NeuroFlo 系统（CoAxia，Maple Grove，Minnesota）可以通过暂时或部分阻断腹主动脉血流来改善脑血流。该系统 2005 年被 FDA 批准用于治疗动脉瘤性蛛网膜下腔出血后的脑血管痉挛[21]，对于部分急性缺血性卒中患者也有明显治疗作用[22]。

封堵装置

封堵装置用于封堵股动脉穿刺点。有利于患者早期活动，特别适用于服用抗栓药物的患者。然而，相比较机械压迫而言，血管封堵可能带来轻微的并发症增加的风险[23]。当前，有三种常用的血管封堵装置，其工作机理各不相同。Perclose ProGlideTM（Abbott Vascular，Abbott Park，Illinois）的工作原理是穿刺口的缝合，而 AngioSeal（St. Jude Medical，St. Paul，Minnesota）的工作原理是锚定一块明胶海绵在动脉穿刺位点。Mynx Cadence（AccessClosure，Mountain View，CA，USA）是利用大块儿的乙醇密封胶覆盖穿刺点。目前证明，似乎雅培的 Perclose 要优于其他装置，但具体使用哪种封堵装置还要根据术者的喜好和熟练程度。

参考文献

1. Kallmes DF, McGraw JK, Evans AJ, et al. Thrombogenicity of hydrophilic and nonhydrophilic microcatheters and guiding catheters. AJNR Am J Neuroradiol 1997;18(7):1243–51.
2. Spiotta AM, Hussain MS, Sivapatham T, et al. The versatile distal access catheter: the Cleveland Clinic experience. Neurosurgery 2011;68(6):1677–86.
3. Binning MJ, Yashar P, Orion D, et al. Use of the Outreach Distal Access Catheter for microcatheter stabilization during intracranial arteriovenous malformation embolization. AJNR Am J Neuroradiol 2012; 33(9):E117–9.
4. Dovey Z, Misra M, Thornton J, et al. Guglielmi detachable coiling for intracranial aneurysms: the story so far. Arch Neurol 2001;58(4):559–64.
5. Molyneux AJ, Clarke A, Sneade M, et al. Cerecyte coil trial: angiographic outcomes of a prospective randomized trial comparing endovascular coiling of cerebral aneurysms with either cerecyte or bare platinum coils. Stroke 2012;43(10):2544–50.
6. Harrigan MR, Deveikis JP. Intracranial aneurysm treatment. In: Harrigan MR, Deveikis JP, editors. Handbook of cerebrovascular disease and neurointerventional technique. 2nd edition. New York: Humana Press; 2013. p. 196.
7. White PM, Lewis SC, Gholkar A, et al. Hydrogel-coated coils versus bare platinum coils for the endovascular treatment of intracranial aneurysms (HELPS): a randomised controlled trial. Lancet 2011;377(9778):1655–62.
8. Kallmes DF, Ding YH, Dai D, et al. A new endoluminal, flow-disrupting device for treatment of saccular aneurysms. Stroke 2007;38(8):2346–52.
9. Brinjikji W, Murad MH, Lanzino G, et al. Endovascular treatment of intracranial aneurysms with flow diverters: a meta-analysis. Stroke 2013;44(2):442–7.
10. Kessler IM, Mounayer C, Piotin M, et al. The use of balloon-expandable stents in the management of intracranial arterial diseases: a 5-year single-center experience. AJNR Am J Neuroradiol 2005;26(9): 2342–8.
11. Stayman AN, Nogueira RG, Gupta R. A systematic review of stenting and angioplasty of symptomatic extracranial vertebral artery stenosis. Stroke 2011; 42(8):2212–6.
12. Terry A, Zipfel G, Milner E, et al. Safety and technical efficacy of over-the-wire balloons for the treatment of subarachnoid hemorrhage-induced cerebral vasospasm. Neurosurg Focus 2006;21(3):E14.
13. Ringer AJ, Qureshi AI, Fessler RD, et al. Angioplasty of intracranial occlusion resistant to thrombolysis in acute ischemic stroke. Neurosurgery 2001;48(6): 1282–8 [discussion: 1288–90].
14. Brott TG, Hobson RW 2nd, Howard G, et al. Stenting versus endarterectomy for treatment of carotid-artery stenosis. N Engl J Med 2010;363(1):11–23.
15. Theron J, Courtheoux P, Alachkar F, et al. New triple coaxial catheter system for carotid angioplasty with cerebral protection. AJNR Am J Neuroradiol 1990; 11(5):869–74 [discussion: 875–7].
16. Parodi JC, Schonholz C, Ferreira LM, et al. "Seat belt and air bag" technique for cerebral protection during carotid stenting. J Endovasc Ther 2002;9(1):20–4.
17. Harrigan MR, Deveikis JP. Treatment of acute ischaemic stroke. In: Harrigan MR, Deveikis JP, editors. Handbook of cerebrovascular disease and neurointerventional technique. 2nd edition. New York: Humana Press; 2013. p. 196.
18. Nesbit GM, Luh G, Tien R, et al. New and future endovascular treatment strategies for acute ischemic stroke. J Vasc Interv Radiol 2004;15(1 Pt 2): . S103–10.
19. Smith WS, Sung G, Starkman S, et al. Safety and efficacy of mechanical embolectomy in acute ischemic stroke: results of the MERCI trial. Stroke 2005;36(7):1432–8.
20. Lee MS, Singh V, Wilentz JR, et al. AngioJet thrombectomy. J Invasive Cardiol 2004;16(10):587–91.
21. Lylyk P, Vila JF, Miranda C, et al. Partial aortic obstruction improves cerebral perfusion and clinical symptoms in patients with symptomatic vasospasm. Neurol Res 2005;27(Suppl 1):S129–35.
22. Shuaib A, Bornstein NM, Diener HC, et al. Partial aortic occlusion for cerebral perfusion augmentation: safety and efficacy of NeuroFlo in Acute Ischemic Stroke trial. Stroke 2011;42(6):1680–90.
23. Nikolsky E, Mehran R, Halkin A, et al. Vascular complications associated with arteriotomy closure devices in patients undergoing percutaneous coronary procedures: a meta-analysis. J Am Coll Cardiol 2004;44(6):1200–9.

2 脑动脉瘤血管内治疗的通用技术及思考

Paula Eboli，Robert W. Ryan，Michael J. Alexander

关键词：脑动脉瘤；血管内治疗技术；弹簧圈栓塞技术；支架辅助技术；血流导向技术

关键点：
- 对于体颈比为 1.6 或以上的动脉瘤，经血管内途径单纯弹簧圈栓塞通常可以实现。
- 宽颈动脉瘤血管内治疗常需要球囊或支架辅助技术。
- 动脉瘤首次栓塞程度与术后复查影像学上动脉瘤长期闭塞密切相关。
- 血流导向装置更适用于宽颈的大动脉瘤，与弹簧圈栓塞治疗相比，血流导向装置治疗大动脉瘤及巨大动脉瘤可获得更好的长期栓塞率。
- 如有明确的颅内血肿伴占位效应，或者考虑接受抗凝治疗对于宽颈动脉瘤患者风险较大时，破裂动脉瘤患者接受开颅手术治疗更为合适。

引言:问题的本质

脑动脉瘤对患者构成的威胁在于其破裂会导致蛛网膜下腔出血（SAH），治疗的目标是将动脉瘤隔绝于循环外以预防其出血（未破裂动脉瘤病例中）或再次出血（破裂动脉瘤病例中）。尽管不同动脉瘤的类型和大小相异，会发生于脑血管不同部位和几乎所有年龄段的患者中，血管内治疗处理这些病变有基本相同的步骤：①确诊动脉瘤并评估其是否适合血管内治疗；②寻找动脉瘤治疗的血管路径；③将动脉瘤隔绝于循环外；④避免治疗相关并发症；⑤随访及观察治疗的可靠性。这篇文章探讨关于颅内动脉瘤血管内治疗通用技术的相关思考。

相关解剖及病理生理学

血管内治疗路径

开颅手术治疗颅内动脉瘤通常关注术野局域脑血管解剖，与之相比，动脉瘤血管内治疗中除了应考虑颅脑血管解剖外，还应一并考虑外周血管、主动脉弓及弓上大血管的解剖结构。脑动脉血管内治疗首先要经股动脉穿刺（经肱动脉或桡动脉途径亦可使用）[1]，引导至主动脉弓，并超选目标颈动脉或椎动脉。在高龄患者及主动脉弓血管变异的患者中，大血管迂曲可能使导管通过困难或治疗中导管稳定性降低。

颈动脉或椎动脉颈段部分的走行、方向及病变程度也是治疗中需要考虑的因素。在血管内治疗过程中，病变责任血管颈段的重度狭窄或过度迂曲，可能导致导管无法到达病变区域或增加手术并发症风险。应根据术前影像资料分析，提前制定策略定位或处理这些治疗障碍。血管内治疗的最后一个步骤是超选颅内血管，由于颅内血管个体变异性较大，术前影像学复习同样非常重要。颅内动脉瘤的标准治疗中使双平面血管造影和双平面路图。在导管到位及弹簧圈栓塞过程中，从两个独立视角观察局部动脉解剖和动脉瘤形态可以降低载瘤动脉或动脉瘤破裂风险，从而提高治疗安全性。

动脉瘤治疗一般选择最直接的路径进行，通常经同侧颈动脉或椎动脉。然而在紧急情况下，如治疗过程中无法经同侧通路到达，根据动脉瘤形态及朝向，评估willis 环的通畅程度并选择备用途径也很重要。

动脉瘤与载瘤动脉解剖

如 Rhoton 所描述[2]，动脉瘤倾向于发生在动脉血管分叉部位，通常在有血管转折的分叉部位，以及在血流冲击的没有血管分支及转折部位。近80％的动脉瘤发生在前循环血管，其余的20％在后循环血管。动脉瘤发生的部位和方向对经血管内途径到达病变内的策略选择有重要影响。例如，动脉瘤发生于大血管分叉部位，如 carotid T 或 basilar Y，通常选用直头或45°角的微导管，而对那些发生在远端血管分叉部位的动脉瘤，如后交通动脉或眼动脉，可能需要一个90°角或 J 形头微导管操作。对于前循环动脉瘤，应注意颈动脉虹吸段是否开放或封闭，因为后者的曲折度增加可使导管跟踪更加困难。

作为颅内动脉瘤最常见的类型，囊状动脉瘤的形态学及几何学的描述方法较多。动脉瘤大小，即动脉瘤囊腔的最大直径，是重要的参考依据，因为根据国际未破裂颅内动脉瘤研究（ISUIA）的研究结果显示[3]，动脉瘤尺寸增加与动脉瘤破裂风险呈相关性。动脉瘤的形状也很重要，因为根据日本未破裂脑动脉瘤研究（UCAS）显示[4]，不规则外形或带有子瘤的动脉瘤破裂风险增加。其他几何学评估方法，如体颈比（顶深比颈宽）以及尺寸比（动脉瘤大小比载瘤动脉管径）也与破裂风险呈正相关[5,6]。

对于宽颈动脉瘤而言，除了评估是否适合进行血管内治疗外，考虑单纯栓塞或辅助栓塞进行血管内治疗也较重要。宽颈动脉瘤的传统定义是瘤颈宽度＞4mm[7]或体颈比＜2[8]，该定义基于填塞初始弹簧圈能够顺利于瘤内成篮。随着复杂线圈及 3D 线圈的出现，目前认为体颈比＞1.5 的动脉瘤都可通过单纯弹簧圈栓塞方式治疗[9]。在现代血管内治疗辅助技术，特别是球囊重建和支架辅助技术，形态学评估可以帮助确定何时进行动脉瘤辅助栓塞。一项回顾性研究发现，体颈比＞1.6 或宽高比＞1.6 的动脉瘤，很少需要动脉瘤辅助栓塞，而体颈比或宽高比＜1.2 的动脉瘤通常需要技术辅助下进行动脉瘤栓塞。体颈比或宽高比介于 1.2～1.6 的动脉瘤，需要或不需要辅助栓塞的各占一半[10]。日本近期一项国家级大型注册研究发现，在未破裂动脉瘤血管内治疗过程中，54.8％的病例应用了辅助栓塞技术，并强调辅助栓塞技术可应用于此前无法进行血管内治疗的病变的处理之中[11]。

　　另一个需要着重考虑的解剖因素是动脉瘤附近的分支血管。较常见的分支血管包括眼动脉、后交通动脉、脉络膜前动脉、小脑后下动脉，豆纹动脉以及 Heubner 回返动脉。传统成像技术难以精确显示这些小动脉的起源部位，但三维血管成像技术可以精确显示一些细节，诸如小动脉与动脉瘤颈的关系。如果小动脉起源于载瘤动脉，用常规技术和辅助栓塞动脉瘤通常是安全的。如果小动脉起源于动脉瘤颈，动脉瘤弹簧圈栓塞仍是可行的，但必须注意保护小动脉起始部，由此常造成瘤颈残留。如果小动脉起源于瘤颈以上或动脉瘤顶部，动脉瘤弹簧圈栓塞则有较高风险，可能造成血管闭塞及缺血性并发症，或者可能导致动脉瘤残余过大。

临床表现与诊断

　　脑动脉瘤临床表现分为两大类：破裂型与未破裂型。由于动脉瘤破裂导致的病残率和病死率较高，早期确诊极为重要。破裂动脉瘤的典型表现是患者突发剧烈头痛，强烈提示动脉瘤破裂及蛛网膜下腔出血（SAH）的发生。然而并不是所有破裂动脉瘤患者都有典型的临床表现，最近一项辅助决策工具已经在急救中心使用以确定还有哪些症状需要进一步观察。该研究工具纳入了发病 1h 内的非外伤性头痛、意识清楚、格拉斯哥昏迷量表（GCS）评分为 15 分的患者，以及以下 6 条中的任何一项：年龄＞40 岁，颈部疼痛或僵硬，发生意识丧失，剧烈活动时发病，突然发病，以及颈部活动受限[12]。对于所有纳入的蛛网膜下腔出血患者，该算法的敏感性为 100％，特异性达 15％，减少了不必要的观察。GCS 评分＜15 分，有新发神经功能缺损，或既往有动脉瘤或 SAH 病史的患者，随访是必要的。

　　对于 SAH，头颅 CT 平扫是首要的检查方式，因为现代 CT 扫描对于首发症状出现在 3 日内的 SAH 检出敏感率接近 100％[13]。出血急性期后，由于血液会被从脑脊液（CSF）中逐渐清除，有临床症状出现但 CT 扫描无蛛网膜下腔出血表现的患者，应当进行腰椎穿刺术并检查有无黄变的脑脊液，如果有黄变的脑脊液，则需要进行专门的血管成像检查[14]。对于 SAH 患者 CT 血管造影（CTA）是首选的脑血管检查方式，它降低了侵入性血管造影检查的风险，同时可以显示包括动脉瘤的形态、位置、分支血管以及载瘤动脉解剖形态，为决定进行动脉瘤血管内栓塞治疗或开颅夹闭提供足够的决策信息。此外主动脉弓及颈部血管 CTA 可以显示血管内治疗路径上的困难血管，并帮助术者选择合适的导管。

与破裂动脉瘤相比，未破裂动脉瘤很少有临床症状，通常因其他症状进行脑血管检查或系统筛查时偶然发现。逐渐增大或变化的动脉瘤可能因压迫邻近神经结构导致局灶性神经功能缺损，如后交通动脉瘤导致的动眼神经麻痹，或基底动脉瘤导致的复视，需要及时观察及处理。磁共振血管成像（MRA）对于未破裂动脉瘤是一种较好的血管影像检查，它避免了 CTA 和数字减影血管造影相关的辐射暴露和血栓栓塞并发症风险，在许多病例中可以提供足够的解剖信息以供决策治疗方式，尤其是包括主动脉弓及颈部血管成像时。与破裂的动脉瘤一样，诊断性影像学评估中的重要技术考虑是治疗通路（股动脉/主动脉弓/颈部血管/颅内血管），以及根据病变形态评估动脉瘤栓塞是否需要辅助技术支持。

血管内治疗的思考

背景和历史观点

虽然介入神经外科是一门年轻的学科，但影像学和材料学的进步促使其快速发展，新的挑战也导致技术持续创新。神经介入设备也从单臂，阴极射线管耦合图像增强器，发展到双臂，具有增强的分辨功能和放大功能的平板探测器，以及附带三维旋转血管成像和 3D 路图、动脉瘤测量、虚拟支架的功能（图 2.1）。利用现代图像分析软件获得脑血管的解剖细节，扩大了血管内治疗技术的应用范围。Serbinenko[15] 最早尝试，利用可脱球囊闭塞动脉瘤腔，颈动脉介入治疗动脉瘤。Guglielmi 及其同事[16] 改进的可解脱铂金弹簧圈彻底改变了血管内治疗，并根据不同的大小、形状和材料制定了弹簧圈制造标准。

以前血管内治疗主要受限于导丝和微导管的硬度，以及致栓性较强的弹簧圈。伴随材料学的进步，已经出现了顺应性更好的导管，可以送至更远端血管，还有可以套叠使用的微导管，由此可以组成血管内治疗支持系统，包括有柔韧性的长血管鞘、远端导引导管及微导管。具有亲水外涂层的弹簧圈可降低血栓形成风险，新型结构可以塑造柔软但具有良好支撑力及导向力的产品。以期通过血管内途径治疗更多复杂颅内病变，众多的辅助工具被用于弹簧圈栓塞中，最突出的是球囊和支架辅助重建动脉瘤颈。用于首例脑血管病治疗的支架柔顺性较差，来源于心脏介入科材料，通常需要球囊扩张释放，应用于颅内血管有一定难度。柔顺性更好的可自膨式镍钛合金支架，较容易通过脑动脉输送，使得此前无法完成栓塞的宽颈动脉瘤得到治疗可能[17]，也促进了其他类型支架发展，如可同时用于动脉瘤栓塞及孤立动脉瘤血流导向装置治疗的支架。

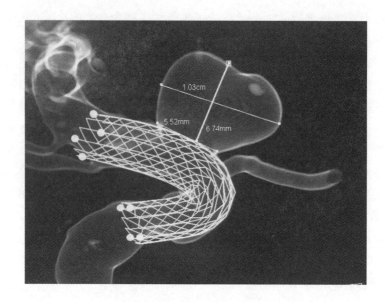

图 2.1   宽颈动脉瘤治疗中带有虚拟支架置入的三维血管
重建技术及动脉瘤形态测量分析

可用的技术

对于动脉瘤的血管内治疗大致可分为有或无血运改建的非血管结构重建策略（载瘤动脉闭塞），以及血管结构重建策略（保护载瘤动脉下的动脉瘤栓塞）。血管结构重建策略包括单纯弹簧圈栓塞，球囊或支架辅助栓塞，血管内液态多聚物栓塞，低孔隙率颅内血流导向支架，以及介入血流导向装置。

非血管结构重建策略栓塞动脉瘤通过瘤颈处载瘤动脉管腔闭塞，直接阻断动脉瘤血流流入道；或者通过栓塞瘤颈近端载瘤动脉管腔闭塞诱导血栓形成；或者对瘤颈近远端载瘤动脉管腔同时进行闭塞。载瘤动脉闭塞最初的方式是到位及充盈可解脱球囊，其优点是可以在目标位置实现载瘤动脉即刻血流阻断，但可解脱球囊到位存在一定困难，并且存在提前解脱的风险，这种治疗方式仍在一些地区应用。

其他经血管内途径的载瘤动脉闭塞技术（目前仅在美国使用）是使用可解脱弹簧圈栓塞血管腔。与球囊栓塞相比，这种的优点是栓塞血管节段较短，能降低动脉破裂风险，但需要更多的血管内治疗工具以及较长的弹簧圈输送时间。载瘤动脉闭塞前的最重要的参考因素是侧支循环的情况，应从解剖学角度评估存在的交通吻合支，同时从功能性角度，如进行球囊闭塞试验，以尽量降低载瘤动脉闭塞后缺血性并发症发生的风险。伴随血管结构重建策略不断拓展和完善，非血管结构重建策略已开始减少应用，但仍可应用于夹层动脉，逐步扩大的梭形动脉瘤如椎基底动脉系统梭形动脉瘤，和巨大海绵窦段动脉瘤的病例中。

血管结构重建策略是将动脉瘤隔绝于循环外，并保护正常的血管。在大多数病例中可解脱弹簧圈单纯栓塞进行血管结构重建是优选方式。需要根据动脉瘤形态，选尺寸与形态合适的首个弹簧圈于瘤内形成一个稳定的篮圈，以便后续弹簧圈填塞并逐渐闭塞动脉瘤腔。大多数弹簧圈制造商提供了一系列不同尺寸、形状和硬度，专为不同类型动脉瘤设计和填塞不同阶段的弹簧圈。首个弹簧圈通常选择硬度稍高的复杂 3D 形态，以保证成篮稳定性并保证线圈盘曲于动脉瘤腔内。随后的填充弹簧圈一般质地较软，尺寸较小，并有复杂或螺旋的形状，以填补瘤腔内部的剩余空间并促使血栓形成。尽管线圈形态技术有所进步，但动脉瘤形态不良（宽颈，低体颈比和长径比）存在弹簧圈疝入载瘤动脉的风险，而术者往往因此难于实现弹簧圈高密度填塞，会导致较低的动脉瘤完全栓塞率，增加瘤颈残留，以及后期复发率增加。为了解决这些问题，已发展出球囊和支架辅助下瘤颈重塑技术。

　　首先应用于宽颈动脉瘤弹簧圈栓塞的辅助技术是使用不可解脱球囊血管内临时充盈进行瘤颈重塑[18,19]。使用这种方法，首先需要将弹簧圈栓塞微导管头端置于动脉瘤腔内，然后在载瘤动脉跨越瘤颈处充盈球囊，以达到稳定栓塞导管，避免填塞过程中弹簧圈疝入载瘤动脉管腔内。栓塞完成后球囊泄压，如果栓塞弹簧圈仍旧位于动脉瘤腔内，则撤除球囊。近期一些研究者倾向于在球囊充盈过程中填塞数个弹簧圈，以增加整体填塞线圈的复杂性和稳定性[20]。宽颈动脉瘤球囊辅助栓塞的优点是无须植入物或抗凝治疗的前提下实现动脉瘤致密栓塞，避免抗凝治疗对于减少破裂动脉瘤治疗期间出血并发症尤其重要。球囊辅助栓塞的风险在于球囊充盈过程中载瘤动脉损伤或破裂，此外还有动脉瘤破裂。球囊辅助栓塞时血栓和栓塞发生风险较高，但可通过合适的围手术期抗凝治疗降低该风险。如果侧支循环不良，球囊充盈导致血流临时阻断导致缺血的风险；慢圈解脱系统会增加面临缺血的时间，快速弹簧圈解脱系统会争取更短的球囊充盈时间。此外，球囊泄压过程中栓塞弹簧圈可能出现脱出、疝出或逃逸问题，尤其是数个弹簧圈被同时解脱的情况下[21]。

　　在宽颈动脉瘤的血管内介入治疗中，支架辅助栓塞是另一种血管结构重建策略。目前辅助动脉瘤栓塞最常用的 2 种支架是开环的 Neuroform 支架（Stryker Neurovascular，Fremont，CA）以及闭环的 Enterprise 支架（Codman and shurtleff，Raynham，MA），虽然在其他地区也有其他品种的支架用于动脉瘤辅助栓塞，但在美国都处于临床试验阶段。闭环设计的支架，所有支架网眼交叉点是固定的，以整体性方式移动，支架网眼是固定的；开环设计的支架，仅有约半数网眼交叉点是固定的，允许部分支架网眼开放。这些特性可能影响支架对血管壁的贴附程度以及支撑力，开环支架通常应用于更曲折的动脉血管。

　　使用支架的目的是覆盖动脉瘤颈，提供结构支撑以保证弹簧圈盘曲于动脉瘤腔内。支架还有额外的血流动力学优势，将血流导向正常血管腔内（虽然作用显著弱于血流导向装置），并可以作为血管内皮化的基础支撑。支架辅助的弹簧圈栓塞可以通过多种方式进行。

　　支架可以先行释放，随后将微导管穿过支架网眼实施弹簧圈栓塞动脉瘤，过程只使用1根微导管。另外，可使用2根微导管，第1根头端置于动脉瘤腔内，第2根用于释放支架，并将栓塞微导管固定于适于栓塞的稳妥位置，避免了穿越支架网眼的问题（图2.2）。对于瘤颈邻近分支动脉起始部位的动脉瘤，例如眼动脉或后交通动脉，通常需要单一支架辅助，栓塞过程中必须注意保护正常分支动脉。对于分叉部位动脉瘤，例如基底动脉顶端，颈动脉分叉部，或大脑中动脉分叉部，需要使用Y形支架技术，即在分叉双侧血管均置入血管支架，以在栓塞过程中充分保护载瘤动脉[22]。

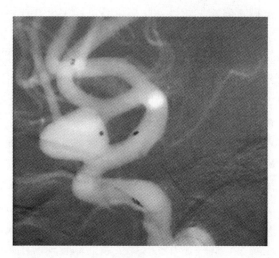

图2.2   侧位路途血管显影显示导管固定技术，第一个导管头端位于动脉
瘤腔内，第二个支架微导管跨越动脉瘤颈并准备释放支架

对于Y形支架技术，第一个支架通常选用开环设计型，这样第二个支架无论是开环设计型还是闭环设计型，均可顺利穿过首个支架网眼，以规避狭窄的风险。第一个支架需放置于更难通过的血管内，因为支架网眼间隙会导致超选另一分支更为困难，所以此时第二个支架应选择较为容易的血管放置。在双侧分支均妥善保护后，通过穿支架网眼的方式进行弹簧圈填塞，此外微导管固定技术也可以应用。为避免栓塞并发症或支架内血栓形成，治疗前患者需要接受双重抗凝治疗。一些研究者提倡术前评估抗凝药物治疗作用，并在必要时更改抗凝方案[23]。

亚治疗剂量抗凝会增加血管栓塞并发症的风险，超剂量抗凝会增加出血并发症的风险。对于未破裂动脉瘤而言，抗凝药物增加其出血并发症的风险较低，但对于破裂动脉瘤而言这种风险显著增加。尤其是既往经接受过其他神经外科手术，如脑室造瘘术或脑室腹腔分流术的患者。近期一项关于支架辅助动脉瘤栓塞的回顾性分析发现破裂动脉瘤并发症发生概率是未破裂动脉瘤的2倍（13% vs 6%～7%）[24]。支架使用的另一个潜在风险是阻塞穿支血管或小动脉分支。虽然常用的支架孔隙率较高，网眼之间仍有少量金属覆盖，因此仍有可能因支架覆盖穿支血管开口导致其急性闭塞，或者在支架血管内皮化过程中出现慢性闭塞。此外，见于冠状动脉和体内其他血管，颅内血管支架也有支架内再狭窄的风险，该情况多发生于小血管，尽管临床症状较少，仍需确保合理的随访，与治疗动脉粥样硬化性疾病相比，动脉瘤支架辅助的支架内再狭窄发生概率较低。另一种经血管内途径治疗动脉瘤的血管结构重建技术是使用具有血流有利于重塑管腔内血流，减缓动脉瘤腔内血流速度并诱导动脉瘤内血栓形成，但允许血流持续进入被覆盖的分支血管及穿支动脉内（图 2.3）。目前临床使用经验较丰富的有两种，一种是 Pipeline 血流导向装置（Covidien，Irvien，CA），现已由美国食品药品管理局批准应用于前循环系统中直径 10mm 以上的动脉瘤以及邻近垂体上动脉的动脉瘤，另一种是 Silk 血流导向装置（Balt Extrusion，Montmorency，France），主要应用于欧洲地区。Pipeline 装置用于颅内动脉瘤治疗的临床试验（PITA）[25]纳入了 31 例使用 Pipeline 血流导向装置治疗颅内未破裂动脉瘤的患者。随访中血管造影发现约 93％的动脉瘤完全栓塞率。Pipeline 装置用无法进行常规弹簧圈栓塞或栓塞失败的动脉瘤治疗研究（PUFS）[26]中纳入了 107 例大或绝大宽颈动脉瘤患者使用血流导向装置也需要进行双重抗血小板治疗，治疗风险与前述类似。

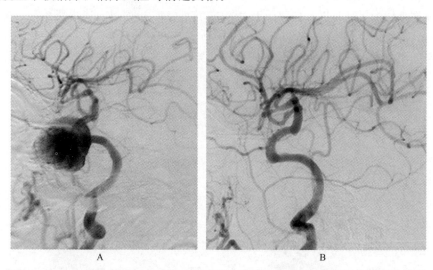

图 2.3　（A）侧位血管造影显示的有临床症状的颈内动脉海绵窦段巨大宽颈动脉瘤；（B）单一使用 Pipeline 血流导向装置治疗 12 个月后随访血管造影侧位所见，无腔内弹簧圈栓塞情况下动脉瘤腔完全闭塞，眼动脉显影良好

适应证和禁忌证

破裂动脉瘤患者需要接受治疗以防止再出血，基于最新的动脉瘤性蛛网膜下腔出血处理指南，对于血管内介入治疗及外科手术均能处理的动脉瘤，应首选血管内治疗方式[27]。虽然依据术者的手术经验以及手术舒适度，决定动脉瘤适合哪种治疗方式可能因人而异，但在许多病例中现代的血管内治疗器械发展水平已能达到首选弹簧圈填塞方式的要求。血管内治疗的禁忌证包括存在危及生命的颅内出血，需

要开颅手术清除，如果可行，清除血肿同时可进行动脉瘤夹闭。其他存在血管内治疗禁忌的解剖表现，包括动脉瘤体部发出重要的分支动脉，或动脉瘤近端血管迂曲造成治疗导管无法到位。此外，破裂的宽颈动脉瘤，需要支架辅助弹簧圈栓塞和双重抗血小板药物治疗，特别是那些已行脑室造瘘术的患者，更适于接受外科手术治疗，因为这些患者因接受血管内介入治疗导致出血性并发症的风险较高。治疗方案决策需基于治疗团队的治疗水平和患者的临床状况决定。

对于未破裂动脉瘤患者，治疗适应证取决于动脉瘤大小、形状、位置和患者自身因素。一项纳入了从 2001～2008 年全国住院病例的回顾分析发现，与接受开颅动脉瘤夹闭的患者相比，弹簧圈栓塞治疗有较低的残死率，并且随着时间推移弹簧圈栓塞治疗动脉瘤比例逐渐增高，从 2001 年的 20％增加到 2008 的 63％[28]。在没有血管内治疗禁忌的患者中，现代血管内介入技术及辅助工具的应用，包括正规的双重抗血小板治疗，已促使介入治疗变成合理的首选方案。其他血管内治疗禁忌包括动脉瘤上发出重要的动脉分支因而无法进行血管内治疗，以及血管内途径难于到达的动脉瘤。研究人员指出的其他适宜开颅动脉瘤夹闭的指征包括低龄（因为夹闭的可靠性被认为更高）以及位起源于大脑中动脉（MCA），但上述指征在其他文献中也有一定的争议性。由 Alexander 及其同事[29]在近期发表的关于 184 例大脑中动脉瘤病例系列研究中指出 38％的大脑中动脉瘤栓塞需要支架辅助进行，围手术期并发症发生率约 3.8％，提示起源于大脑中动脉并非弹簧圈栓塞的治疗禁忌（图 2.4）。

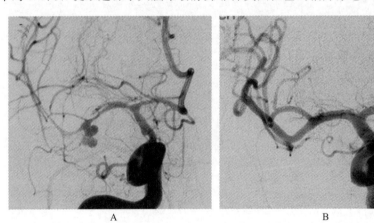

A　　　　　　　　　　　　B

图 2.4 （A）一例接受治疗 6d 的大脑中动脉瘤破裂后蛛网膜下腔出血合并血管痉挛的患者治疗前血管造影；（B）6 个月后随访血管造影显示大脑中动脉瘤完全闭塞以及此前血管痉挛缓解

贝海拾遗（Pearls and Pitfalls）

后临床预

破裂动脉瘤患者的临床预后，通常与临床分级相关，此外还包括患者本身及临床相关因素；总的来说，两个大型随机对照试验的结果显示蛛网膜下腔出血进行血管内介入栓塞治疗的患者 1 年后死亡及残疾率约 23％，夹闭组则达到 30％～33％[30,31]。对于未破裂动脉瘤，2001～2008 年美国全国住院病例研究显示约 4.9％进行弹簧圈栓塞的患者出院后需长期依赖医疗设备，即意味着预后残疾，该组死亡率约 0.6％，与之相比夹闭组患者残疾率约 14％，死亡率约 1.2％[28]。

评估动脉瘤血管内栓塞治疗的另一个结果是手术结束时动脉瘤栓塞程度，因为治疗不完全会增加动脉瘤复发、再生长和破裂的风险。Raymond 分级量表是常用的动脉瘤栓塞程度评估量表，分为 3 个等级，1 级为完全栓塞，2 级为部分瘤颈残留，3 级为瘤腔内残留[32]。血管造影随访结果显示初始治疗后没有分级为 1 级的动脉瘤进展至 3 级或需要进一步治疗的情况，但 12％的初始治疗后分级为 2 级的动脉瘤进展至 3 级。

另一种评估动脉瘤栓塞程度的方式则是基于栓塞密度，这种评估方式中动脉瘤体积由血管造影测量数据计算，填塞体积以线圈填充区域的测量长度及宽度计算，由此可以计算动脉瘤的栓塞密度。一些研究已证实随访病例的血管造影显示动脉瘤高密度填塞与低复发率相关，但某一种类型动脉瘤的最佳填塞密度尚无明确报道，其他血流动力学因素例如瘤颈部血流情况，也比较重要[33,34]。总体而言，普遍认为 Raymond 1 级填塞以及栓塞密度高于 20％的治疗可有效减少复发风险。

后续思考

大多数研究显示，对于弹簧圈栓塞，较大的动脉瘤中发生弹簧圈压缩导致动脉瘤复发或再生长。因此，术后进行颅内血管成像检查评估动脉瘤栓塞后的稳定性是必要的。术后影像学随访具有一定的争议性，部分学者倾向于有创的血管造影，而另一部患者倾向于高分辨率 MRA 影像。推荐影像随访时间在初次栓塞后的 3～6 个月之内，再次随访建议在栓塞后 1～2 年间，一些学者则建议更长时间的术后随访。

总结

脑动脉瘤血管内治疗的安全性取决于适当的围术期治疗计划，及基于动脉瘤大小、形状、瘤颈形态载瘤动脉近端解剖和相关临床因素的逐步分析和处理。基于多中心随机临床研究和国家级临床研究结果，拥有弹簧线圈、支架、液晶栓塞高聚物、血流导向装置和先进的成像技术等全面的治疗工具支持，破裂及未破裂动脉瘤血管介入治疗可以达到与传统开颅手术治疗相同或更好的治疗结果。可以预见到伴随设备和技术革新，该治疗领域会持续发展。

参考文献

1. Zaidat OO, Szeder V, Alexander MJ. Transbrachial stent-assisted coil embolization of right posterior inferior cerebellar artery aneurysm: technical case report. J Neuroimaging 2007;17(4):344–7.
2. Rhoton AL Jr. Aneurysms. Neurosurgery 2002; 51(Suppl 4):S121–58.
3. Wiebers DO, Whisnant JP, Huston J 3rd, et al, International Study of Unruptured Intracranial Aneurysms Investigators. Unruptured intracranial aneurysms: natural history, clinical outcome, and risks of surgical and endovascular treatment. Lancet 2003; 362(9378):103–10.
4. UCAS Japan Investigators, Morita A, Kirino T, et al. The natural course of unruptured cerebral aneurysms in a Japanese cohort. N Engl J Med 2012; 366(26):2474–82.
5. Weir B, Amidei C, Kongable G, et al. The aspect ratio (dome/neck) of ruptured and unruptured aneurysms. J Neurosurg 2003;99(3):447–51.
6. Rahman M, Smietana J, Hauck E, et al. Size ratio correlates with intracranial aneurysm rupture status: a prospective study. Stroke 2010;41(5): 916–20.
7. Guglielmi G, Vinuela F, Duckwiler G, et al. Endovascular treatment of posterior circulation aneurysms by electrothrombosis using electrically detachable coils. J Neurosurg 1992;77(4):515–24.
8. Debrun GM, Aletich VA, Kehrli P, et al. Selection of cerebral aneurysms for treatment using Guglielmi detachable coils: the preliminary University of Illinois at Chicago experience. Neurosurgery 1998;43(6): 1281–95.
9. Cloft HJ, Joseph GJ, Tong FC, et al. Use of three-dimensional Guglielmi coils in the treatment of wide-necked cerebral aneurysms. AJNR Am J Neuroradiol 2000;21(7):1312–4.
10. Brinjikji W, Cloft HJ, Kallmes DF. Difficult aneurysms for endovascular treatment: overwide or undertall? AJNR Am J Neuroradiol 2009;30(8):1513–7.
11. Shigematsu T, Fujinaka T, Yoshimine T, et al, JR-NET Investigators. Endovascular therapy for asymptomatic unruptured intracranial aneurysms: JR-NET and JR-NET2 findings. Stroke 2013;44(10):2735–42.
12. Perry JJ, Stiell IG, Sivilotti ML, et al. Clinical decision rules to rule out subarachnoid hemorrhage for acute headache. JAMA 2013;310(12):1248–55.
13. Cortnum S, Sorensen P, Jorgensen J. Determining the sensitivity of computed tomography scanning in early detection of subarachnoid hemorrhage. Neurosurgery 2010;66(5):900–2.
14. Horstman P, Linn FH, Voorbij HA, et al. Chance of aneurysm in patients suspected of SAH who have a "negative" CT scan but a "positive" lumbar punc-ture. J Neurol 2012;259(4):649–52.
15. Serbinenko FA. Balloon catheterization and occlusion of major cerebral vessels. J Neurosurg 1974; 41(2):125–45.
16. Guglielmi G, Vinuela F, Sepetka I, et al. Electrothrombosis of saccular aneurysms via endovascular approach. Part 1: electrochemical basis, technique, and experimental results. J Neurosurg 1991;75(1): 1–7.
17. Wanke I, Doerfler A, Schoch B, et al. Treatment of wide-necked intracranial aneurysms with a self-expanding stent system: initial clinical experience. AJNR Am J Neuroradiol 2003;24(6):1192–9.
18. Moret J, Cognard C, Weill A, et al. The "remodeling technique" in the treatment of wide neck intracranial aneurysms. Angiographic results and clinical follow up in 56 cases. Interv Neuroradiol 1997;3(1):21–35.
19. Lefkowitz MA, Gobin YP, Akiba Y, et al. Balloon-assisted Guglielmi detachable coiling of wide-necked aneurysms: part II – clinical results. Neurosurgery 1999;45(3):531–7.
20. Fiorella D, Woo HH. Balloon assisted treatment of intracranial aneurysms: the conglomerate coil mass technique. J Neurointerv Surg 2009;1(2):121–31.
21. Fiorella D, Kelly ME, Moskowitz S, et al. Delayed symptomatic coil migration after initially successful balloon-assisted aneurysm coiling: technical case report. Neurosurgery 2009;64(2):E391–2.
22. Chow MM, Woo HH, Masaryk TJ, et al. A novel endovascular treatment of a wide-necked basilar apex aneurysm by using a Y-configuration, double stent technique. AJNR Am J Neuroradiol 2004;25(3): 509–12.
23. Drazin D, Choulakian A, Nuno M, et al. Body weight: a risk factor for subtherapeutic antithrombotic therapy in neurovascular stenting. J Neurointerv Surg 2011;3(2):177–81.
24. Bodily KD, Cloft HJ, Lanzino G, et al. Stent-assisted coiling in acutely ruptured intracranial aneurysms: a qualitative, systematic review of the literature. AJNR Am J Neuroradiol 2011;32(7):1232–6.
25. Nelson PK, Lylyk P, Szikora I, et al. The pipeline embolization device for the intracranial treatment of aneurysms trial. AJNR Am J Neuroradiol 2011; 32(1):34–40.
26. Becske T, Kallmes DF, Saatci I, et al. Pipeline for uncoilable or failed aneurysms: results from a multicenter clinical trial. Radiology 2013;267(3):858–68.
27. Connolly ES Jr, Rabinstein AA, Carhuapoma JR, et al. Guidelines for the management of aneurysmal subarachnoid hemorrhage: a guideline for healthcare professionals from the American Heart Association/American Stroke Association. Stroke 2012;

43(6):1711–37.

28. Brinjikji W, Rabinstein AA, Nasr DM, et al. Better outcomes with treatment by coiling relative to clipping of unruptured intracranial aneurysms in the United States, 2001-2008. AJNR Am J Neuroradiol 2011; 32(6):1071–5.

29. Eboli P, Ryan RW, Alexander JE, et al. Evolving role of endovascular treatment for MCA bifurcation aneurysms: case series of 184 aneurysms and review of the literature. Neurol Res 2014;36(4):332–8.

30. Molyneux AJ, Kerr RS, Yu LM, et al, International Subarachnoid Aneurysm Trial (ISAT) Collaborative Group. International Subarachnoid Aneurysm Trial (ISAT) of neurosurgical clipping versus endovascular coiling in 2143 patients with ruptured intracranial aneurysms: a randomised comparison of effects on survival, dependency, seizures, rebleeding, subgroups, and aneurysm occlusion. Lancet 2005;366(9488):809–17.

31. Spetzler RF, McDougall CG, Albuquerque FC, et al. The barrow ruptured aneurysm trial: 3-year results. J Neurosurg 2013;119(1):146–57.

32. Roy D, Milot G, Raymond J. Endovascular treatment of unruptured aneurysms. Stroke 2001;32(9): 1998–2004.

33. Kawanabe Y, Sadato A, Taki W, et al. Endovascular occlusion of intracranial aneurysms with Guglielmi detachable coils: correlation between coil packing density and coil compaction. Acta Neurochir (Wien) 2001;143(5):451–5.

34. Sluzewski M, van Rooij WJ, Slob MJ, et al. Relation between aneurysm volume, packing, and compaction in 145 cerebral aneurysms treated with coils. Radiology 2004;231(3):653–8.

3 动脉瘤血管内治疗要点及并发症处理

Samer G. Zammar，Youssef J. Hamade，Tarek Y. El Ahmadieh，Najib E. El Tecle，Bernard R. Bendok

关键词：颅内动脉瘤；血管内；并发症；预后评价

关键点：

- 认识和了解颅内动脉瘤血管内治疗的潜在并发症是非常重要的。
- 了解颅内动脉瘤血管内治疗的相关并发症，有利于医者在治疗中采取相应措施来预防并发症、提高疗效。
- 就血管内治疗而言，如果能够进一步完善患者筛选，精心地计划和准备手术，预测可能发生的并发症并做好治疗准备，建立包括患者预后评估在内的数据库，并且允许同行就手术技术进行评价和反馈，将非常有助于并发症的预防。
- 在预防和有效处理并发症方面，无论怎样强调操作者专业知识的重要性，都不为过。
- 当前的仿真模拟、3D打印和全息血管成像技术，对于培训医生颅内动脉瘤血管内治疗技术，提高操作熟练程度，降低并发症发生等方面具有至关重要的作用。

引言

颅内动脉瘤血管内治疗的相关并发症可能是灾难性的[1-4]。成功的治疗要求能够有效预防、识别、治疗各种并发症，包括神经系统和非神经系统并发症。某些患者相关或治疗相关因素可能会增加并发症发生率。如果能够完善患者筛选，精心的计划和准备手术，预测可能发生的并发症并做好治疗准备，有助于降低并发症发生。跟踪随访病例，全面的病案分析会、病例及并发症讨论可进一步提升预后。

医护队伍的教育和协作团队精神有助于提升对于并发症预防的关注。本文系统性回顾分析颅内动脉瘤血管内治疗的相关并发症，重点关注相关危险因素，以及如何识别、预防和处理这些并发症。

危险因素

与患者有关的危险因素

年龄

应用全国住院患者样本（NIS）数据库，Lawson 等[5]检索 14050 例住院患者资料后得出结论：对于年龄超过 80 岁的颅内动脉瘤患者，血管内操作可能带来的风险比动脉瘤破裂的风险更高。相反，对于年龄＜70 岁的患者，血管内弹簧圈栓塞治疗的获益可能更大。同样的，Brinjikji 等[6]也利用 NIS 数据库检索了 2001～2008 年全美接受夹闭或栓塞手术的未破裂颅内动脉瘤患者资料，分析年龄因素对临床预后的影响。结果显示：两个治疗组的残疾率和死亡率均随年龄增长而增加，且这种趋势在夹闭组中更明显；而且，80 岁以上年龄组两种治疗组间预后差异最显著，夹闭组和栓塞组的残疾率分别是 33.5％和 9.8％（$P<0.0001$），而死亡率分别是 21.4％和 2.4％（$P<0.0001$）。另一方面，弹簧圈栓塞组中的发病率和死亡率也存在随年龄增长而增加的趋势，＜50 岁、50～64 岁、65～79 岁、80 岁以上年龄组的残疾率和死亡率分别是：3.5％和 0.6％，4％和 0.5％，6.9％和 0.8％，以及 9.8％和 2.4％。Fifi 等[7]的单中心回顾性研究分析了 3636 例全脑血管造影术证实的动脉瘤患者的并发症预测指标。在包括患者年龄、性别、住院和门诊情况以及血管造影指征等多个因素中，只有年龄＞65 岁这一指标与患者并发症发生显著相关。这个年龄组患者手术相关并发症的发生率是年轻患者的 4 倍（95％可信区间为 1.268～13.859)[7]。类似结果也见于 Willinsky 等[8]的研究，该研究分析了 2899 例全脑血管造影术，以明确脑血管造影术相关的神经系统并发症危险因素。年龄≥55 岁的患者比年轻患者更容易出现神经系统并发症（发生率分别为 1.8％和 0.9％，$P<0.035$）。虽然年龄是一个必须顾及的重要危险因素，但因为不同研究中对年龄的分组不同，目前很难界定一个导致血管内手术风险显著增加的年龄值。

脑血管危险因素

多种脑血管危险因素可显著增加脑血管造影术后神经系统并发症的发生率[2,8-16]。在这些危险因素中，卒中和短暂性脑缺血发作（TIA）最容易诱发并发症[13]。Cloft 等[17]的荟萃分析评估了蛛网膜下腔出血、脑动静脉畸形和动脉瘤患者行脑血管造影术后发生临时和永久性神经系统并发症的风险，证实有卒中和短暂性脑缺血发作病史的患者造影术后并发症生率为 3.7％，蛛网膜下腔出血患者并发症发生率为 1.8％，而动脉瘤和动静脉畸形患者为 0.3％。

心血管危险因素

心血管的危险因素，例如高血压、糖尿病和心力衰竭等，也会增加手术并发症的发生。收缩压＞160mmHg 似乎与手术并发症的发生显著相关[8,11]。Earnest 等[11]的前瞻性研究显示，收缩压＞160mmHg 时术后出现脑内小血肿和神经系统并发症的概率会明显增加。类似结果也被 Willinsky 等[8]报道，他们指出有心血管病史的患者造影术后出现并发症的风险为 2.3％。糖尿病患者脑血管造影术后 24～72h 内神经系统并发症的风险也明显增加[2]。

肾脏疾病状态

造影剂肾病（CIN）是大家较为熟悉的一种血管造影相关并发症，可能导致非常严重的后果，非离子型造影剂的应用显著降低了 CIN 的发生。在排除其他可能的肾损害原因之外，血管内注射造影剂 24h 内出现血清肌酐水平上升 25％以上可确诊 CIN[18-21]。除非在血管造影前水化治疗，合并糖尿病和心衰的患者造影后 CIN 风险增高[5,19]。

Earnest 等[11]发现，血清肌酐水平升高和围术期整体肾功不良者术后出现神经系统并发症的风险更高。有关冠脉介入治疗的文献中有大量 CIN 相关的报道，发生 CIN 的风险高达 14％[15,19]，目前大家的共识认为患者术前水化治疗是防止 CIN 的有效方法。然而，其他有关的经验性预防措施，例如应用 N-乙酰半胱氨酸（NAC）或碳酸氢钠，则仍然存在争议。一些有关冠脉造影的报告显示，术前使用 NAC 可使得术中使用中到高剂量造影剂的患者获益[19,22]。当然，另一些研究结果相反，认为与单用生理盐水相比，NAC 的使用并不能使患者有任何获益[23-25]。最近，这一发现也被乙酰半胱氨酸治疗造影剂肾病临床试验（ACT）所证实，结果显示 NAC 在预防血管或冠脉造影术后 CIN 中并无优势[26]。至于碳酸氢钠是否可以作为保护剂使用，目前仍然存在很大争议。一项梅奥中心入组 7977 名患者的回顾性研究甚至显示，与单用生理盐水相比，碳酸氢钠的应用可能带来不良影响[22]。

操作相关危险因素

造影剂类型

多项研究比较了血管内治疗中离子型和非离子型造影剂，就并发症比率而言，结果千差万别。Mclvor 等[23]的一项前瞻性研究，230 例患者行颈动脉造影，98 例使用离子型造影剂，132 例使用非离子型造影剂，两组预后无显著差异。相反地，Skalpe[24]比较了 1509 例使用离子型造影剂和 1000 例使用非离子型造影剂的脑血管造影患者，结果发现前者术后神经系统并发症的发生率（2％）高于后者（1.3％）。另外一些研究也认为使用离子型造影剂的肾损害和脑血管意外风险较高，而非离子型造影剂的结果仍存在争议[2,23-25]。

造影剂使用剂量

术中造影剂使用量似乎与手术并发症风险升高相关。Dion 等人[2]发现，脑血管造影术大量使用造影剂后第一个 24h（$P = 0.03$）内和 24～72h 间（$P = 0.001$）神经系统并发症风险升高；而且，非神经系统并发症风险也增加，特别是直径<5cm 的创口血肿（$P < 0.00001$）[2]。

手术时间

手术时间延长会增加并发症风险，导致整体不良预后率增加。Mani 和 Eisenberg[27]统计了连续 4795 例脑血管造影患者的手术时间，结果显示手术时间超过 80min 时，并发症风险明显增加（$P < 0.01$）。Heiserman 等[9]分析了 1000 例脑血管造影患者，结论类似。尽管如此，许多研究者认为血管介入手术中的曝光时间是手术难易程度的重要指标；Willinsky 等[8]发现术中曝光时间超过 10min 的患者神经系统并发症发生率明显增加。

导管交换

血管内治疗中频繁交换导管或许提示手术难度大（如血管迂曲特别）或术者经验不足。多项研究显示，随着术中使用导管数量的增加，术后神经系统并发症的发生率升高[2,11,28]。Dion 等[2]注意到，术中使用 3 根或更多的导管时（$P = 0.08$），术后第一个 24h 内神经系统并发症发生率呈上升趋势；非神经系统并发症，特别是穿刺部位小血肿发生率也增加（$P < 0.00001$）。即使术后 24h 以后的神经系统并发症发生率也与术中频繁的导管应用有关，甚至可作为患者预后判断的指征之一[11]。

术者经验

尽管有些研究并没有揭示术者经验和神经系统并发症之间的相关性[9]，但也有很多研究显示术者经验欠缺会导致更高的手术并发症发生率[8,13,23,25,29]。Mani 等[25]回顾性分析了 5000 例脑血管造影术，发现教学医院的手术相关并发症发生率高于非教学医院（3.9% vs 0.9%），但两组的远期并发症发生率相近（均为 0.1%）。

与之相反，Willinsky 等[8]比较了主治医生和专陪医生单独进行脑血管造影术后的神经系统并发症发生率，两者间无明显统计学差异。

手术技巧

尽管对于动脉瘤弹簧圈栓塞技术文献的回顾或许超出了本文范畴，但其中的一些细节处理有必要提及，因为确实有助于避免某些并发症的发生[30]。股动脉入路时仔细观察解剖标志，合理利用 X 线透视，可以有效避免血管创伤，将相关并发症降到最低。对于股动脉入路不可行或者高风险的超选病例，可以改行桡动脉入路[31]。导引导管置入颈部目标血管时必须格外小心以避免血管痉挛和栓子脱落等并发症。新型导引导管[32]在稳定性和安全性等方面已经获得巨大进展。已经证实，3D 血管造影是极其有用的辅助工具，可以使术者获得最优的工作角度，并且对病变的复杂解剖结构充分了解。微导管置入动脉瘤腔时需要小心谨慎，并且在高放大倍数的路图下进行。应该有次序的合理选择弹簧圈规格，并且仔细监控每个袢的位置。特别重要的是尽量避免在瘤颈处放置非常小的弹簧圈，因为他们并不能和前置的弹簧圈相互缠绕，可能逃逸造成载瘤动脉远端栓塞。当可能需要支架辅助时，作者通常先将 1 根导管置入动脉瘤内，可以避免微导管穿支架网眼的操作，这种操作往往是十分困难的。术中何时停止弹簧圈栓塞是非常讲究的，也必须是个体化的，虽然彻底栓塞动脉瘤是最理想的，但某些情况下瘤颈处适当残留待二期处理可能是一种更安全的选择。最后的脑血管造影应该排除夹层和血栓栓塞，穿刺点应该小心地封闭，以避免出血性和缺血性并发症。由于动脉瘤栓塞术后存在复发可能性，必须制定清晰的术后随访计划并对患者做出充分解释和说明。

并发症

血栓栓塞

尽管发生率很低，但颅内血管疾病血管内治疗相关的缺血性事件有时却是非常致命的[1,2,33]。诊断性脑血管造影术的永久性神经功能障碍发生率在 0.14%～0.5%。此外，随着弥散加权核磁共振（DW-MRI）技术的出现，脑血管造影相关的缺血性事件的检出率上升，达到 10%～40%[5,8,9,33-35]，但多数为无临床症状的静止性缺血性事件。Park 团队[33]进行了一项研究，72 例患者脑血管造影前后均进行 DW-MRI，其中 37 例发现缺血病灶，病灶数量在 1～23 个之间，大多数<5mm，本质上属于缺血半暗区。有趣的是，这些病变的责任血管与进行血管内治疗的血管并无直接关系，主要分布于大脑皮质边界区和小脑半球，而不是深部穿动脉供血区。尽管这些缺血病灶[36]在临床上并不导致明显症状，但有可能诱发认知功能障碍[36,37]。动脉瘤血管内治疗中出现的微栓塞，可能是气栓，也可以是微栓子血栓。在注入造影剂后快速回抽注射器、微导管冲洗、交换导丝时均有可能发生气栓[35,38,39]。血栓栓塞可能因血管内导管操作时斑块脱落，或导管头端血栓形成有关。为降低血栓栓塞事件的发生，Bendszus 等[35]进行了一项前瞻性研究，150 例脑血管造影，随机分为 3 组，每组 50 例，1 组行传统的血管造影术，1 组术中全程肝素化，另外 1 组术中在导管和造影剂注射枪之间放置空气过滤器。术前和术后的 DW-MRI 检测显示，对照组 11 例出现 18 处病灶，另外 2 组每组中 3 例出现 4 处病灶。研究结论：空气过滤器和肝素化可降低静默性卒中的发生率（$P=0.002$），降低症状性缺血事件的发生率。

与动脉瘤血管内治疗相关的血栓栓塞并发症

脑动脉瘤血管内介入治疗诱发的血栓栓塞事件发生率估计占 8.2%[28,40]。可能的机制包括：弹簧圈脱出至血管腔内并向血管远端移动，动脉瘤腔内血栓脱落移位，动脉瘤填塞不完全后残腔血栓形成，以及血管内皮损伤等[28,40]。这些情况大部分在术前出现；因此，尽管在诊断性脑血管造影术中并不常规应用肝素，但仍推荐对于未破裂颅内动脉瘤血管内栓塞治疗时早期给予抗凝。尽管对于破裂动脉瘤而言风险较大，但一些研究倡导在未破裂动脉瘤栓塞治疗术后继续使用肝素以进一步降低血栓栓塞事件的发生率[28,40-43]。一项荟萃分析研究，Qureshi[28]等认为紧紧对于术中弹簧圈发生迁移和术后出现脑缺血的患者使用肝素才可以明显获益。目前，尚缺乏破裂动脉瘤栓塞治疗时抗凝治疗的精确指南；一种可供选择的方案是，在手术开始时给予半量肝素，在第一枚弹簧圈放置时给予另一半肝素[30,44]。

许多抗血小板治疗的经验来自冠脉造影或冠脉治疗[45]。目前，多数采用阿司匹林和氯吡格雷联用来防治颅内动脉瘤血管内治疗时血栓栓塞事件的发生[46]。通常，动脉瘤弹簧圈栓塞的同时需要使用阿司匹林和氯吡格雷，特别是对于需要支架辅助栓塞的病例[47]。一项回顾性研究中，Hwang 等[47]回顾性分析了 328 例弹簧圈栓塞的动脉瘤，共分为 3 组：第 1 组（95 例）：无抗血小板治疗；第二组（61例）：单用阿司匹林或氯吡格雷；第三组（172 例）：阿司匹林和氯吡格雷联用。结果显示：对于简单型动脉瘤，接受抗血小板治疗组（1.8%）与未接受抗血小板治疗组（2.2%）间血栓栓塞事件的发生率无明显统计学差异（$P=1.00$）。然而，对于动脉瘤构型复杂，需要使用多微管的病例，接受抗血小板治疗（2.1%）的血栓栓塞事件发生率显著低于未接受抗血小板治疗的患者（12.8%）（$P=0.023$）。总体来说，血栓栓塞事件的发生率下降 85.2%（$P=0.171$），而且未破裂动脉瘤组抗血小板治疗后出血性事件的发生率并无增加。研究人员认为，复杂型动脉瘤应在栓塞术前及时行抗血小板治疗（术前至少 5d，阿司匹林 100mg/d，氯吡格雷 75mg/d）以降低血栓栓塞事件风险，该项研究与其他研究[48,49]结果一致。血管内介入治疗开始前的肝素化应该使活化凝血时间（ACT）达到 250~300s。通常来说，对于大多数破裂动脉瘤患者而言，医生更倾向于选择避免抗血小板治疗，因为毕竟可能导致出血风险增加。

术中动脉瘤破裂或再破裂

颅内动脉瘤血管内治疗时破裂出血会带来灾难性后果，动脉瘤破裂可以表现为造影剂从瘤顶溢出、血管内血流淤滞，当患者生命体征发生突变或颅内压（ICP）突然增加时，应该高度怀疑动脉瘤破裂出血。Pierot 等[4]的一项前瞻性研究，739例未破裂动脉瘤行血管内栓塞治疗，其中单纯弹簧圈栓塞（50.4%），球囊辅助栓塞（37.3%），支架辅助栓塞（7.8%）；术中动脉瘤破裂风险 2.6%，其中 27.8%遗留永久性神经功能障碍，16.7%死亡。破裂动脉瘤介入栓塞术中再破裂概率3%~5%，一旦破裂死亡率极高（30%~100%）。术中动脉瘤破裂或再次破裂，应紧急处理，尽可能控制出血量，在瘤颈近端或瘤颈处充盈球囊，一旦动脉瘤出血得到控制，应该考虑行脑室外引流术[50,51]。在某些情况下，患者需转入常规手术室接受紧急手术，清除血肿、夹闭破裂动脉瘤[50,51]，这时往往需要监测颅内压（ICP）。

血管夹层

医源性夹层是血管内介入治疗中的常见并发症，多数能够自愈，良性进展，发生率在 0.14%～0.4%之间[17,52,53]。血管夹层的临床表现因累及血管和闭塞程度的不同而大相径庭，绝大多数非完全闭塞性血管夹层可以治愈，特别是初始症状并未表现为缺血症状时[17,54]。研究显示，医源性动脉夹层更常见于血管内介入治疗中，而非诊断性脑血管造影中[7,39,52,53,55]。然而，Cloft 等[17]回顾性分析了 2437例造影病例和 675 例治疗病例，共发现 12 例动脉夹层（病灶＜3cm），其中 0.3%出现在造影中，0.7%出现在治疗手术中，两组间无统计学差异（P＞0.1）。研究显示，虽然有 1 例出现动脉夹层累及血管供血区的无症状性小梗死灶，但其余病例均未出现明显的脑缺血症状。12 名患者中，随访发现 9 例在药物治疗后明显改善，3 例无明显变化；随访 9 个月，2 例发现无症状的假性动脉瘤。值得注意的是，大部分血管夹层发生在注射造影剂时，造影剂从导管头端射入动脉时会造成血管壁损伤；此外，也可能发生在使用导管或导丝时。研究人员认为，高压枪注射造影剂时应特别注意预防动脉夹层的发生[17]。此外，术者在导管到位后可适当回撤导管以释放张力，减轻对血管内膜的损伤。作者推荐全身肝素化治疗，然后桥接华法林或其他抗血小板治疗。若药物保守治疗无效或缺血症状进行性加重时，可以采用手术或其他介入治疗[17,54]。

穿刺部位血肿

穿刺部位血肿是血管内手术的常见并发症[2,3,7,25,27]。其发生并不仅仅局限于穿刺点，也可能沿动脉或动脉分支放射状走形[1,2]。Kaufmann 等[3]回顾性分析了19826 例诊断性脑血管造影，发现穿刺部位血肿是最常见的并发症，发生率 4.2%。Dion 等[2]的 1002 例脑血管造影前瞻性分析也发现穿刺部位血肿是最常见并发症，发病率为 6.9%。高龄是血肿的危险因素，50%出现血肿的患者年龄超过 60 岁，三分之一超过 70 岁，需要外科手术治疗。其他的危险因素包括：造影剂量、导丝使用数量、使用 3 根以上导管、使用直径＞6.5F 的导管、高血压、手术时间超过60min，以及术中出现 TIAs 发作等。Earnest 等[11]的 1500 例脑血管造影前瞻性研究发现 4.4%的血肿形成与高龄相关。Fifi 等[7]的 3636 例脑血管造影发现，穿刺部位血肿占全部并发症的 50%，占全部病例的 0.15%。

动脉闭合装置（ACDS）可以有效封闭动脉穿刺口，即使对于接受抗血小板或抗凝治疗的患者也是安全有效的[56-58]。Allen 等[59]的多中心研究比较了 1162 例ACDs 和 1162 例徒手压迫止血的患者，结果显示采用 ACDs 者的大出血发生率较压迫止血法显著减少（2.4%和 5.2%，P＜0.001）。此外，使用 ACDs 也可显著减少假性动脉瘤形成（0.3%和 1.1%，P＝0.028）和住院时间［(1.9±1.9)d 和

$(2.3\pm5.3)d$，$P=0.007$]。尽管多项研究均证实了 ACDs 的有效性[56-59]，Das 等[60]的荟萃分析（包括 24 项研究、入组 3600 例）显示，使用 ACDs 相对于徒手按压止血，在血肿发生率及出血量上并无统计学差异（OR 值 0.87；95% CI，$0.52\sim1.58$；$P=0.13$）；但是，其中多项研究方法学存在瑕疵，仍需要进行随机对照研究以进一步评估 ACDs 的优劣。

并发症防治要点

深思熟虑的护理和治疗方案有助于减少并发症，值得强调的有以下 5 个方面：①患者选择；②精心的治疗计划和准备；③对潜在并发症的预期和准备；④细致的手术操作；⑤对结果的回顾分析。

1. 全面了解颅内动脉瘤的自然史、治疗策略，仔细评估患者的相关危险因素，结合患者的生物-心理-社会背景进行全面评估，是预防并发症的最重要步骤。就每一个患者而言，其他可选的治疗方案也应该仔细考虑（例如：开放手术或观察）。宽颈动脉瘤、不好的体颈比、微导管到位困难等都会增加手术风险[61]。

2. 在做出血管内治疗决策后，应全面评估并优化患者身体状况。

3. 医生应为可能发生的最坏情况做好应急预案，预见并发症是减少甚至避免它们的有效方法。

4. 虽然本文并未提及，但患者量和高质量的培训对于术者避免并发症具有重要的影响。术中对于细节的关注无疑是非常重要的。术中需要平衡效率和谨慎，这是一种艺术，值得拥有。

5. 仔细评估治疗结果有助于将并发症最小化。Birkmeyer 等[62]的一项研究由 20 位减重外科医生参与，这些医生将自己的腹腔镜胃旁路手术录像提交至同行评议，按 $1\sim5$ 分评分（5 分代表最高水平）。结果显示，全部 20 位医生的平均得分为 $2.6\sim4.8$ 分，相比较于得分前 1/4 的医生，得分后 1/4 的医生具有更高的手术并发症（14.5% 和 5.2%，$P<0.001$），更高的死亡率（0.26% 和 0.05%，$P=0.01$），更长的手术时间（137min 和 98min，$P<0.001$），更高的再手术率（3.4% 和 1.6%，$P=0.01$）及再住院率（6.3% 和 2.7%，$P<0.001$）[62]。

总结

认识和了解颅内动脉瘤血管内治疗的潜在并发症是至关重要的，这有助于医者采取多种措施尽可能避免相关并发症，提供更为有效的医疗服务。对于血管内治疗而言，如果能够进一步优化患者筛选，精心的计划和准备手术，预测可能发生的并发症并做好治疗准备，建立包括患者预后评估在内的数据库，并且允许同行就手术技术进行评价和反馈，将非常有助于并发症的预防。当然，术者的经验对于并发症预防的作用不宜被过分强调。在预防和有效处理这些并发症方面，无论怎样强调操作者专业知识的重要性，都不为过。当前的仿真模拟、3D 打印和全息血管成像技术，对于培训医生颅内动脉瘤血管内治疗技术，提高操作熟练程度，降低并发症发生等方面具有至关重要的作用。

参考文献

1. Dion J, Gates P, Fox AJ, et al. Clinical events following neuroangiography. A prospective study. Acta Radiol Suppl 1986;369:29–33.

2. Dion JE, Gates PC, Fox AJ, et al. Clinical events following neuroangiography: a prospective study. Stroke 1987;18(6):997–1004.

3. Kaufmann TJ, Huston J 3rd, Mandrekar JN, et al. Complications of diagnostic cerebral angiography: evaluation of 19,826 consecutive patients. Radiology 2007;243(3):812–9.

4. Pierot L, Spelle L, Vitry F, et al. Immediate clinical outcome of patients harboring unruptured intracranial aneurysms treated by endovascular approach: results of the ATENA study. Stroke 2008;39(9):2497–504.

5. Lawson MF, Velat GJ, Fargen KM, et al. Interventional neurovascular disease: avoidance and management of complications and review of the current literature. J Neurosurg Sci 2011;55(3):233–42.

6. Brinjikji W, Rabinstein AA, Lanzino G, et al. Effect of age on outcomes of treatment of unruptured cerebral aneurysms: a study of the National Inpatient Sample 2001-2008. Stroke 2011;42(5):1320–4.

7. Fifi JT, Meyers PM, Lavine SD, et al. Complications of modern diagnostic cerebral angiography in an academic medical center. J Vasc Interv Radiol 2009;20(4):442–7.

8. Willinsky RA, Taylor SM, TerBrugge K, et al. Neurologic complications of cerebral angiography: prospective analysis of 2,899 procedures and review of the literature. Radiology 2003;227(2):522–8.

9. Heiserman JE, Dean BL, Hodak JA, et al. Neurologic complications of cerebral angiography. AJNR Am J Neuroradiol 1994;15(8):1401–7 [discussion: 1408–11].

10. Theodotou BC, Whaley R, Mahaley MS. Complications following transfemoral cerebral angiography for cerebral ischemia. Report of 159 angiograms and correlation with surgical risk. Surg Neurol 1987;28(2):90–2.

11. Earnest FT, Forbes G, Sandok BA, et al. Complications of cerebral angiography: prospective assessment of risk. AJR Am J Roentgenol 1984;142(2):247–53.

12. Eisenberg RL, Bank WO, Hedgcock MW. Neurologic complications of angiography in patients with critical stenosis of the carotid artery. Neurology 1980;30(8):892–5.

13. Faught E, Trader SD, Hanna GR. Cerebral complications of angiography for transient ischemia and stroke: prediction of risk. Neurology 1979;29(1):4–15.

14. Komiyama M, Yamanaka K, Nishikawa M, et al. Prospective analysis of complications of catheter cerebral angiography in the digital subtraction angiography and magnetic resonance era. Neurol Med Chir 1998;38(9):534–9 [discussion: 539–40].

15. Leffers AM, Wagner A. Neurologic complications of cerebral angiography. A retrospective study of complication rate and patient risk factors. Acta Radiol 2000;41(3):204–10.

16. Leow K, Murie JA. Cerebral angiography for cerebrovascular disease: the risks. Br J Surg 1988;75(5):428–30.

17. Cloft HJ, Jensen ME, Kallmes DF, et al. Arterial dissections complicating cerebral angiography and cerebrovascular interventions. AJNR Am J Neuroradiol 2000;21(3):541–5.

18. Kay J, Chow WH, Chan TM, et al. Acetylcysteine for prevention of acute deterioration of renal function following elective coronary angiography and intervention: a randomized controlled trial. JAMA 2003;289(5):553–8.

19. McCullough PA, Wolyn R, Rocher LL, et al. Acute renal failure after coronary intervention: incidence, risk factors, and relationship to mortality. Am J Med 1997;103(5):368–75.

20. Weisberg LS, Kurnik PB, Kurnik BR. Risk of radiocontrast nephropathy in patients with and without diabetes mellitus. Kidney Int 1994;45(1):259–65.

21. Porter GA. Contrast medium-associated nephropathy. Recognition and management. Invest Radiol 1993;28(Suppl 4):S11–8.

22. From AM, Bartholmai BJ, Williams AW, et al. Sodium bicarbonate is associated with an increased incidence of contrast nephropathy: a retrospective cohort study of 7977 patients at mayo clinic. Clin J Am Soc Nephrol 2008;3(1):10–8.

23. McIvor J, Steiner TJ, Perkin GD, et al. Neurological

morbidity of arch and carotid arteriography in cerebrovascular disease. The influence of contrast medium and radiologist. Br J Radiol 1987;60(710):117–22.

24. Skalpe IO. Complications in cerebral angiography with iohexol (Omnipaque) and meglumine metrizoate (Isopaque cerebral). Neuroradiology 1988;30(1):69–72.

25. Mani RL, Eisenberg RL, McDonald EJ Jr, et al. Complications of catheter cerebral arteriography: analysis of 5,000 procedures. I. Criteria and incidence. AJR Am J Roentgenol 1978;131(5):861–5.

26. ACT Investigators. Acetylcysteine for prevention of renal outcomes in patients undergoing coronary and peripheral vascular angiography: main results from the randomized Acetylcysteine for Contrast-induced nephropathy Trial (ACT). Circulation 2011;124(11):1250–9.

27. Mani RL, Eisenberg RL. Complications of catheter cerebral arteriography: analysis of 5,000 procedures. III. Assessment of arteries injected, contrast medium used, duration of procedure, and age of patient. AJR Am J Roentgenol 1978;131(5):871–4.

28. Qureshi AI, Luft AR, Sharma M, et al. Prevention and treatment of thromboembolic and ischemic complications associated with endovascular procedures: part II–clinical aspects and recommendations. Neurosurgery 2000;46(6):1360–75 [discussion: 1375–6].

29. Davies KN, Humphrey PR. Complications of cerebral angiography in patients with symptomatic carotid territory ischaemia screened by carotid ultrasound. J Neurol Neurosurg Psychiatry 1993;56(9):967–72.

30. Bendok BR, Hanel RA, Hopkins LN. Coil embolization of intracranial aneurysms. Neurosurgery 2003;52(5):1125–30 [discussion: 1130].

31. Levy EI, Boulos AS, Fessler RD, et al. Transradial cerebral angiography: an alternative route. Neurosurgery 2002;51(2):335–40 [discussion: 340–2].

32. Hurley MC, Sherma AK, Surdell D, et al. A novel guide catheter enabling intracranial placement. Catheter Cardiovasc Interv 2009;74(6):920–4.

33. Park KY, Chung PW, Kim YB, et al. Post-interventional microembolism: cortical border zone is a preferential site for ischemia. Cerebrovasc Dis 2011;32(3):269–75.

34. Waugh JR, Sacharias N. Arteriographic complications in the DSA era. Radiology 1992;182(1):243–6.

35. Bendszus M, Koltzenburg M, Bartsch AJ, et al. Heparin and air filters reduce embolic events caused by intra-arterial cerebral angiography: a prospective, randomized trial. Circulation 2004;110(15):2210–5.

36. Pugsley W, Klinger L, Paschalis C, et al. The impact of microemboli during cardiopulmonary bypass on neuropsychological functioning. Stroke 1994;25(7):1393–9.

37. Braekken SK, Reinvang I, Russell D, et al. Association between intraoperative cerebral microembolic signals and postoperative neuropsychological deficit: comparison between patients with cardiac valve replacement and patients with coronary artery bypass grafting. J Neurol Neurosurg Psychiatry 1998;65(4):573–6.

38. Mamourian AC, Weglarz M, Dunn J, et al. Injection of air bubbles during flushing of angiocatheters: an in vitro trial of conventional hardware and techniques. AJNR Am J Neuroradiol 2001;22(4):709–12.

39. Omran H, Schmidt H, Hackenbroch M, et al. Silent and apparent cerebral embolism after retrograde catheterisation of the aortic valve in valvular stenosis: a prospective, randomised study. Lancet 2003;361(9365):1241–6.

40. Qureshi AI, Luft AR, Sharma M, et al. Prevention and treatment of thromboembolic and ischemic complications associated with endovascular procedures: part I–pathophysiological and pharmacological features. Neurosurgery 2000;46(6):1344–59.

41. Rowe JG, Molyneux AJ, Byrne JV, et al. Endovascular treatment of intracranial aneurysms: a minimally invasive approach with advantages for elderly patients. Age Ageing 1996;25(5):372–6.

42. Tournade A, Courtheoux P, Sengel C, et al. Saccular intracranial aneurysms: endovascular treatment with mechanical detachable spiral coils. Radiology 1997;202(2):481–6.

43. Vinuela F, Duckwiler G, Mawad M. Guglielmi detachable coil embolization of acute intracranial aneurysm: perioperative anatomical and clinical outcome in 403 patients. J Neurosurg 1997;86(3):475–82.

44. Rahme RJ, Zammar SG, El Ahmadieh TY, et al. The role of antiplatelet therapy in aneurysm coiling. Neurol Res 2014;36(4):383–8.

45. Willard JE, Lange RA, Hillis LD. The use of aspirin in ischemic heart disease. N Engl J Med 1992;327(3):175–81.

46. Fiehler J, Ries T. Prevention and treatment of thromboembolism during endovascular aneurysm therapy. Klin Neuroradiol 2009;19(1):73–81.

47. Hwang G, Jung C, Park SQ, et al. Thromboembolic complications of elective coil embolization of unruptured aneurysms: the effect of oral antiplatelet preparation on periprocedural thromboembolic complication. Neurosurgery 2010;67(3):743–8 [discussion: 748].

48. Ries T, Buhk JH, Kucinski T, et al. Intravenous administration of acetylsalicylic acid during endovascular treatment of cerebral aneurysms reduces the rate of thromboembolic events. Stroke 2006;37(7):1816–21.

49. Yamada NK, Cross DT 3rd, Pilgram TK, et al. Effect of antiplatelet therapy on thromboembolic complications of elective coil embolization of cerebral aneurysms. AJNR Am J Neuroradiol 2007;28(9):1778–82.

50. Vlak MH, Algra A, Brandenburg R, et al. Prevalence of unruptured intracranial aneurysms, with emphasis on sex, age, comorbidity, country, and time period: a systematic review and meta-analysis. Lancet Neurol 2011;10(7):626–36.

51. Piche SL, Haw CS, Redekop GJ, et al. Rare intracanalicular ophthalmic aneurysm: endovascular treatment and review of the literature. AJNR Am J Neuroradiol 2005;26(8):1929–31.

52. Lang EK. A survey of the complications of percutaneous retrograde arteriography: Seldinger technic. Radiology 1963;81:257–63.

53. Gilbert GJ, Melnick GS. Pathophysiology of subintimal hematoma formation during retrograde arteriography. Radiology 1965;85:306–19.

54. Anson J, Crowell RM. Cervicocranial arterial dissection. Neurosurgery 1991;29(1):89–96.

55. Pham MH, Rahme RJ, Arnaout O, et al. Endovascular stenting of extracranial carotid and vertebral artery dissections: a systematic review of the literature. Neurosurgery 2011;68(4):856–66 [discussion: 866].

56. Fargen KM, Hoh BL, Mocco J. A prospective randomized single-blind trial of patient comfort following vessel closure: extravascular synthetic sealant closure provides less pain than a self-tightening suture vascular compression device. J Neurointerv Surg 2011;3(3):219–23.

57. Fields JD, Liu KC, Lee DS, et al. Femoral artery complications associated with the Mynx closure device. AJNR Am J Neuroradiol 2010;31(9):1737–40.

58. Kim HY, Choo SW, Roh HG, et al. Efficacy of femoral vascular closure devices in patients treated with anticoagulant, abciximab or thrombolytics during percutaneous endovascular procedures. Korean J Radiol 2006;7(1):35–40.

59. Allen DS, Marso SP, Lindsey JB, et al. Comparison of bleeding complications using arterial closure device versus manual compression by propensity matching in patients undergoing percutaneous coronary intervention. Am J Cardiol 2011;107(11):1619–23.

60. Das R, Ahmed K, Athanasiou T, et al. Arterial closure devices versus manual compression for femoral haemostasis in interventional radiological procedures: a systematic review and meta-analysis. Cardiovasc Intervent Radiol 2011;34(4):723–38.

61. Zammar SG, El Ahmadieh TY, El Tecle NE, et al. Thoughtful selection of low risk aneurysms for observation does not eliminate rupture risk. Neurosurgery 2013;73(6):N18–9.

62. Birkmeyer JD, Finks JF, O'Reilly A, et al. Surgical skill and complication rates after bariatric surgery. N Engl J Med 2013;369(15):1434–42.

4 海绵窦段及床突段
动脉瘤的血管内治疗

Benjamin Brown，Ricardo A. Hanel

关键词：血管内治疗；海绵窦；床突旁；动脉瘤；血流导向；弹簧圈；支架

关键点：

- 由于解剖复杂，海绵窦段和床突段动脉瘤或许是最具有挑战性的显微神经外科领域病变。
- 过去 20 年间，随着弹簧圈、液体栓塞材料、支架辅助弹簧圈栓塞、血流导向技术的应用，血管内治疗取得巨大进步。
- 血流导向技术的概念是通过放置支架跨越动脉瘤颈，导向血流越过动脉瘤，进而诱导动脉瘤内血栓形成和动脉瘤闭塞。
- 支架经过新生内膜覆盖，可以重建载瘤血管。血流导向技术的应用越来越广泛，相关问题包括：双抗治疗的有效性、迟发动脉瘤破裂、颅内出血以及载瘤动脉长期通畅率等。

引言

本文介绍了从破裂孔区到后交通动脉发出点之间这一段颈内动脉动脉瘤的血管内治疗。因为海绵窦及前床突解剖复杂，这个部位动脉瘤的显微外科治疗充满挑战。床突段动脉瘤往往需要广泛磨除骨质才能充分暴露瘤颈且能够控制颈动脉近端。需要仔细分离并解剖视神经才能获得满意的手术入路。位于海绵窦近段的动脉瘤，往往难以手术，有时需要在搭桥或非搭桥的条件下牺牲颈内动脉。这些挑战鼓励临床医生寻找可有效降低残死率的解决方法，由此引入了微创技术。

现代血管内治疗开始于 1974 年球囊技术的应用，Serbinenko 报道了 82 例用可解脱球囊闭塞颈内动脉虹吸段。1991 年，Guglielmi 电解式可解脱弹簧圈的应用使得神经外科医生对于颅内动脉瘤的认识和治疗产生了革命性的变化[1,2]。从那时起，血管内治疗开始进入支架或球囊辅助弹簧圈栓塞时代，以及最近常血流导向技术。在本文中，关于海绵窦段、床突段动脉瘤的解剖、临床表现、并发症以及治疗新技术将统一综述。

相关解剖和病理生理学

本文聚焦于颈内动脉从进入海绵窦段到发出后交通动脉这一段的动脉瘤，按照 Bouthillier 分级，即 C4～C6 段[3]。

海绵窦段动脉瘤

海绵窦段动脉瘤起始于 C4/C5 段。C4 段，或称海绵窦段，从岩床韧带延伸至近侧硬膜环，该段颈内动脉与海绵窦关系紧密，并有Ⅲ、Ⅳ、Ⅵ、Ⅴ1、Ⅴ2 颅神经穿行。因此，这段动脉瘤可表现为上述任一颅神经症状。颈内动脉入海绵窦段的节后交感神经纤维受损，也可能引发 Horner 综合征[4]。

C5 段颈内动脉，或称为床突段，位于远近硬膜环之间。硬膜环远端完全环绕颈内动脉，此处出血不大可能导致蛛网膜下腔出血。

床突旁动脉瘤

床突旁动脉瘤发生于颈内动脉 C6 段，或称眼段起始于远端硬膜环，终止于后交通动脉起始点。眼段包含两条主要动脉分支，眼动脉起始于背内侧，相邻发出的是颈内动脉腹侧面起源的垂体上动脉。眼段动脉瘤通常朝向内上方，而垂体上动脉动脉瘤通常指向内侧[3,5]。对于这些动脉瘤有很多分类方法，但他们总体可归纳为三类：

- 颈眼动脉瘤——这些动脉瘤起源于眼动脉基底部或其稍远处的颈内动脉背侧。
- 腹侧床突旁动脉瘤——动脉瘤起源于 C6 段腹侧，并与颈内动脉分支无关。
- 垂体上动脉动脉瘤——动脉瘤起源于 C6 段内侧面，与垂体上动脉相关[6]。

大约 33%～59% 的床突旁动脉瘤与眼动脉相关 27%～47% 的动脉瘤与垂体上动脉有关，14%～20% 的动脉瘤与任何分支均无关[7,8]。

临床表现和诊断

临床表现

海绵窦段动脉瘤

真正的海绵窦动脉瘤位于近侧硬膜环的近心段，占全部颅内动脉瘤的 4%。女性占大多数，平均起病年龄 60 岁。由于位于硬膜外，几乎不会导致蛛网膜下腔出血[9-13]。大多数情况下因无关检查时偶然发现，或因出现颅神经症状（Ⅲ、Ⅳ、Ⅴ1、Ⅴ2、Ⅵ）而被发现。在某些破裂病例，常表现为颈内动脉海绵窦漏的症状和体征，而非 SAH。Higa 报告，87 例海绵窦动脉瘤中 9％表现为 CCF[1]。

约 65％患者表现为复视，59％表现为眶后疼痛或头痛，18％～20％的患者为非症状性，16％患者视敏度下降[12,14]。表 4.1 归纳了各种视觉相关症状。鼻衄也偶有报道[12,14]。

表 4.1　206 例海绵窦段动脉瘤的神经眼科症状

临床表现	治疗的($n=74$)	未治疗的($n=132$)
Ⅲ、Ⅳ、Ⅵ颅神经轻麻痹(8 例累及三叉神经)	26	12
Ⅲ和Ⅵ颅神经麻痹(2 例合并Ⅵ受累)	12	9
Ⅲ和Ⅳ颅神经麻痹(4 例合并Ⅵ受累)	3	4
单独动眼神经麻痹	11	14
第Ⅳ颅神经麻痹	0	0
外展神经瘫麻痹	16	18
角膜反射减弱或缺失	15	1
第Ⅴ颅神经感觉丧失	11	5
Horner 瞳孔	3	0
视神经受压	8	7

引自 Stiebel-Kalish H，Kalish Y，Bar-On RH，et al. Presentation，natural history，and management of carotidcavernous aneurysms. Neurosurgery 2005；57（5）：850-7.

可能与分类方法不同相关，动脉瘤是否位于海绵窦内或完全位于硬膜内，报道的 SAH 发生率变化较大，0～5％[2,12,14-16]。动脉瘤年破裂率介于 0～1.6％[2,17]，确认动脉瘤是否真正来源于海绵窦对于判断是否存在 SAH 风险非常重要。在影像学上，视柱可作为估计硬膜环远环的有用标记。CTA 可帮助界定动脉瘤位于硬膜下还是硬膜外[18]。对于大型动脉瘤，骨质结构可能破坏，判断较为困难。还有一种替代方法就是在血管造影时明确"腰部"，腰部是动脉瘤受远环压迫造成的位于背内侧的压痕，位于腰部远心端的动脉瘤可能造成 SAH[11]。

床突旁动脉瘤

床突旁动脉瘤定义为起源于硬膜环以远到后交通起始段之间的动脉瘤，约31％为双侧病变[7]。平均发病年龄 53～55 岁，女性占 87％～92％[6,7]。床突旁动脉瘤起病可表现为 SAH，头痛，视力障碍，或没有症状偶然发现。在未破裂动脉瘤中，约80％是偶然发现，10％头痛，10％视力障碍[6,7]。视力障碍是由于动脉瘤占位效应压迫视神经导致视野缺损或视力减弱，而破裂风险相对较低。破裂的床突旁动脉瘤占全部破裂动脉瘤的 1.4％～9.1％[19,20]。

诊断

动脉瘤诊断最常使用的是 CTA 或 DSA，虽然 CTA 分辨率不断提高，但 DSA

仍然是可以获得动脉瘤细节和动态资料的诊断金标准，比如血流情况及流入道、流出道等。在动脉瘤破裂的病例中，CT 扫描可明确基底池弥散性蛛网膜下腔出血的模式，CT 阴性的 SAH 患者可通过腰穿检测发现脑脊液黄变来确诊。

血管内治疗考量

从以往资料来看，由于海绵窦和颅底骨质复杂的解剖关系很难以最短距离到达手术部位，所以开颅治疗海绵窦和床突旁动脉瘤的风险远远高于前循环动脉瘤[21-26]，这些都促使血管内治疗广泛应用的趋势。先讨论两者的适应证和手术技巧的共同之处，再讨论各自的差异之处。

适应证

为治疗需要，将海绵窦和床突旁动脉瘤分为破裂和未破裂两大类。破裂动脉瘤或者表现为 SAH，或者表现为 CCF，均需要治疗；前者主要的治疗目的是避免再次破裂出血，后者治疗目标是保护颅神经功能，降低颅内压和改善静脉回流。未破裂动脉瘤可细分为有症状型和无症状型。

未破裂无症状性动脉瘤

对于未破裂无症状性动脉瘤，关于其自然病程最大的研究数据来源于国际未破裂颅内动脉瘤研究（ISUIA）。

这项研究包括 4060 例，来自美国、欧洲、加拿大的患者，平均随访 4.1 年，分为 2 组，组 1 无 SAH，组 2 为 SAH。根据动脉瘤大小评估动脉瘤破裂风险，组 1 和组 2 间动脉瘤破裂率无明显差异（<7mm 的除外），ISUIA 具体数据见表 4.2 和表 4.3[17]。

表 4.2   动脉瘤栓塞 Raymond 分级

分级	描述
1 级	完全闭塞
2 级	瘤颈残留
3 级	瘤囊内残留

摘自 Raymond J，Guiilbert F，Weill A，et al. Long term angiographic recurrences after selective endovascular treatment of aneurysms with detachable coils. Stroke 2003；34（6）；1398-403.

表 4.3   ISUIA 数据海绵窦和床旁动脉瘤 5 年危险率

名称	<7mm	7~12mm	13~24mm	>24mm
海绵窦动脉瘤	0	0	3	6.4
床旁动脉瘤	0/1.5①	2.6	14.5	40

① 既往是否发生 SAH。

　　尽管这些数据非常有用，每个患者均应该个体化评估，充分考虑年龄、吸烟状况、合并疾病，系列动态影像中动脉瘤增大变化，以及拟采用治疗方案的风险。实际上，并不推荐治疗＜13mm的无症状性海绵窦段动脉瘤，对于＞13mm的无症状性动脉瘤是否治疗需要具体情况具体分析。

　　最后，如本文前述，辨别动脉瘤是否真正完全位于海绵窦内至关重要。ISUIA表明，海绵窦内＜13mm的病变无出血风险，而过渡区域的动脉瘤的临床表现可能与颈内动脉其他部位动脉瘤类似（后交通动脉瘤除外）。有学者们利用CTA和DSA的双容积重建技术了解动脉瘤和视柱的关系，单纯位于海绵窦内的动脉瘤位于视柱水平以下，而过渡型动脉瘤会超越视柱水平。

未破裂症状性动脉瘤

　　与海绵窦及床突旁动脉瘤相关的颅神经症状并不容易界定，病程发展往往十分复杂[13,27]。随着时间推移，这些颅神经症状可能继续加重，提示需要及时手术处理动脉瘤，以逆转颅神经病损加重。由于海绵窦动脉瘤有硬膜包绕且预后相对良好，所以对于该部位动脉瘤的任何治疗应当十分慎重。开颅手术曾经争议很大，但由于其较高的残死率，所以现在已经不再使用[28-30]。

技术、结果和预后

　　海绵窦和床突旁动脉瘤的血管内治疗技术类似，但由于各自不同分段和部位，其适应证和技术有细微差别。

可脱球囊治疗海绵窦段动脉瘤

　　如果瘤颈合适，以往曾将可脱球囊置于海绵窦动脉瘤内，闭塞动脉瘤同时保护载瘤动脉。这项技术要求动脉瘤囊足够大，可以保证球囊进入，球囊在瘤囊内由自膨式液体聚合材料充盈（图4.1、图4.2）[1]。在美国，可脱球囊已经不允许再使用。

颈内动脉闭塞

　　早在1930年，Barney Brooks率先采用血管内途径治疗脑血管畸形，通过以肌肉填塞颈内动脉来治疗颈动脉海绵窦瘘。1974年，Serbinenko发表了82例可脱球囊闭塞颈内动脉的治疗病例[31]。颈内动脉闭塞术一直到现在仍然是一种可供选择的海绵窦段动脉瘤的治疗方法。颈动脉闭塞时需要将动脉瘤部分弹簧圈填塞，再加上颈动脉填塞[32]。颈内动脉闭塞可以使动脉瘤几乎100％血栓形成[1,2,33]。颅神经损害症状的改善率几乎100％[1]。颈内动脉闭塞后永久性神经功能缺陷率大约2％～4.4％[1,2,33]。

　　当然，颈内动脉血管内闭塞也有部分缺陷。如早期提到的，海绵窦和床突旁动脉瘤常不是单发的，牺牲一侧颈内动脉可能会限制对侧病变的治疗选择。也有病例报道在颈动脉闭塞后会在远隔部位形成新生动脉瘤，可能与血流动力学改变有关[34-36]。

　　闭塞颈内动脉前需要先实施球囊闭塞实验，如果患者不耐受，在牺牲颈内动脉

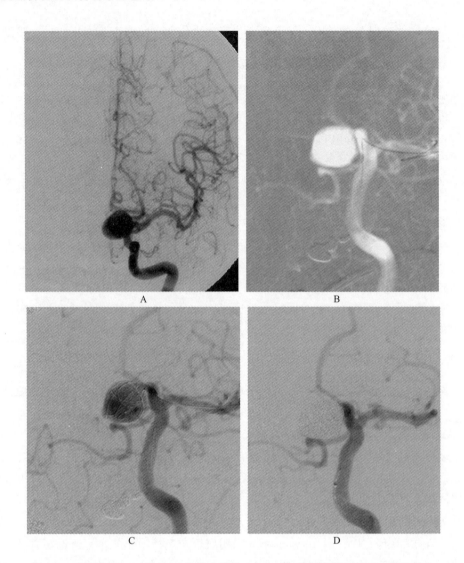

图 4.1   病例介绍：一例 40 岁女性表现为 SAH，脑血管造影显示巨大的垂体上
动脉动脉瘤（A）；路途影像（B）；使用微线圈——最初的线圈位置（C）；
最终结果（D）显示动脉瘤完全填塞

前建议先实施颅内外高流量的血管搭桥术（EC-IC）。当然，这样的治疗可能会增
加额外的费用和风险[37]。

球囊闭塞实验

球囊闭塞实验是在关注侧的颈内动脉放一枚球囊阻断血流，而通过对侧颈动脉
或椎动脉造影的方法。球囊放置 30min，并进行神经功能的连续评估。另外，一次持
续 10min 的低血压作为额外的安全性测评。患者在球囊闭塞过程中如果出现任何神经
功能症状，或者闭塞侧静脉充盈延迟＞0.5s，则认为患者未通过球囊闭塞实验[38]。

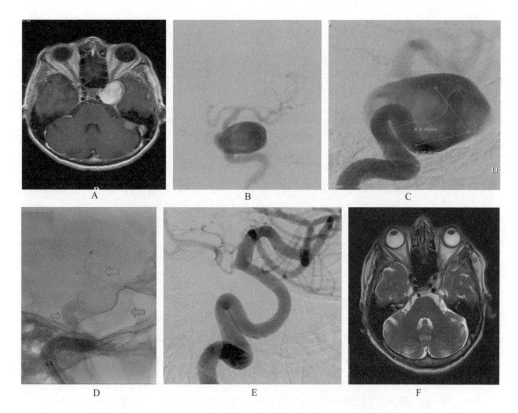

图 4.2 病例展示：60 岁女性表现为眼睑下垂。头部 MRI 增强现实左侧颈内动脉动脉瘤（A）；脑血管造影证实为宽颈、巨大、海绵窦区动脉瘤（B，AP；C，侧面）；使用单支血流导向仪（箭头所指）（D）；6 个月后血管造影现实动脉瘤完全闭塞（E）；12 个月后 MRI 现实动脉瘤的占位效应消失（F）

弹簧圈栓塞

1995 年，美国 FDA 批准 Guglielmi 可脱离弹簧圈在美国使用。从此，弹簧圈的应用极大地改善了颅内动脉瘤的治疗水平。弹簧圈栓塞比牺牲血管有利，它可以解剖上保留载瘤动脉，将动脉瘤隔离于循环之外。

弹簧圈技术是通过将微导管置于动脉瘤囊内后将弹簧圈填塞入动脉瘤内实现的。随着技术的发展，弹簧圈栓塞从仅仅适用于体颈比合适的动脉瘤，逐渐发展到体颈比并非非常合适，但在球囊或支架辅助下也可治疗的动脉瘤。另外，在不使用支架的情况下双微导管技术也可治疗宽颈动脉瘤[39]。Raymond 分级是定义栓塞程度的常用分级（见表 4.2）[40]。Raymond 1 级为完全闭塞，占全部栓塞病例的 19%～66%[40-43]。总体上讲，弹簧圈栓塞的操作相关残死率大约 5%[44]。

• **海绵窦动脉瘤**。由于海绵窦动脉瘤 SAH 发生率极低，海绵窦区动脉瘤的治疗主要基于是否有临床症状。通常的治疗指征包括：骨质破坏、头痛，以及动脉瘤相关的颜面部疼痛、复视、视力减退、颈动脉海绵窦瘘，或由于动脉瘤血栓脱落导致的脑梗死[12]。

通常来讲，弹簧圈栓塞海绵窦区动脉瘤是很好接受的。Van Rooij[33]报道了31例弹簧圈栓塞海绵窦动脉瘤，术后无并发症。动脉瘤完全闭塞率为32%，近全闭塞率55%，不全闭塞率13%。海绵窦段动脉瘤不全闭塞和复发率高，可能是因为多数均为宽颈动脉瘤。

• **床突旁动脉瘤**。不同级别床突旁动脉瘤病例的闭塞率差异很大。Raymond 1级占40%～72%，近全闭塞占8.2%～39%，部分闭塞占5%～19.2%。小动脉瘤和支架辅助栓塞动脉瘤的完全闭塞率更高[6,7,43,45]。

永久致残率和致死率分别为0～8.3%和0～2.2%，在弹簧圈栓塞的床突旁动脉瘤中，4%～7%的患者早期并发血栓性并发症，导致短暂性残疾[6,7,45-47]。弹簧圈栓塞的病例有14%～17%的复发率这就导致趋向于使用支架辅助弹簧圈技术[7,46]，可能降低复发率[7,43]。

血流导流技术

2011年4月，美国FDA批准Pipeline栓塞材料（PED）（Chestnut Medical Technologies，Menlo Park，CA，USA）应用于临床，标志着血流导向技术应用于动脉瘤治疗的开始。血流导向装置旨在减少动脉瘤内血流，从而增加瘤内血栓形成趋势。随着动脉瘤内血栓形成，血流导向装置可作为血管内皮细胞生长的支架，最终将动脉瘤隔绝于循环之外。

血流导向装置6个月时动脉瘤闭塞率约为69%～94%，1年时约为86.8%～95%[48-53]。血流导向装置的残疾率和死亡率的风险分别是0和19%[48-51,53,54]；然而，所报道的残死率差异较大，主要原因在于对动脉瘤治疗方法和残疾率标准的不同。相对于传统的弹簧圈栓塞，血流导向装置理论上具有很多优势。首先，不需要直接将微管置于动脉瘤内，这样就减少了术中破裂的风险。其次，血流导向装置覆盖了包括动脉瘤在内的整个病变血管，促进血管内皮生长，从而修复整条责任血管。最后，因为动脉瘤囊内无填塞物，所以随着时间推移，动脉瘤囊会逐渐萎缩，这样就减弱了其占位效应。

• **Pipeline治疗无法用弹簧圈栓塞的动脉瘤或栓塞失败的动脉瘤**。该研究是多中心、前瞻性、介入、单臂设计的Pipeline治疗无法栓塞或栓塞失败的颈内动脉动脉瘤的研究入组108例近期发现的未破裂大型或巨大宽颈动脉瘤。主要治疗终点是6个月时血管造影评估证实动脉瘤完全闭塞或主干狭窄最主要的安全终点是180天内再次出现同侧严重的中风或神经功能丧失。

最终有106例合适的动脉瘤患者适合用于评估主要治疗终点平均使用3根Pipeline（范围是1～15根），106个动脉瘤，73.6%的患者在180d内达到了完全闭塞而无重大血管狭窄的终点事件标准。1年时完全闭塞率为86.8%，就主要安全终点而言，107例达标，5.6%出现同侧的严重中风或神经功能丧失。这个大型、前瞻性、多中心研究结果为PED治疗富有挑战性的颈内动脉近端病变提供了坚实的证据基础。

　　• **海绵窦动脉瘤**。由于缺乏大的颈动脉分支代偿，且外科手段难以到达，血流导向技术对于海绵窦段动脉瘤的治疗具有优势。2013 年，Puffer[37] 报告了一个 44 例海绵窦段动脉瘤的前瞻性研究。这是至今唯一一项聚焦血流导向装置治疗海绵窦动脉瘤的研究，每位患者平均植入血流导向装置 2.2 枚。35 例患者纳入最终分析，动脉瘤完全闭塞率为 71%。

　　关于症状改善，有 90% 的患者症状完全消失或明显改善，23% 的患者在植入血流导向装置后 2～5d 内出现一过性的症状。这些症状包括新发的头痛、颅神经功能障碍等，通常 1 个月后症状可逐渐好转但是有 1 例患者留有迟发性颅神经功能障碍，出现固定性斜视。

　　技术相关性并发症的发生率为 36%，包括导管导致的血管痉挛，支架不能充分打开需要血管成形术，导管无法越过动脉瘤，血管刺破，以及穹隆部出血等。1 例患者出现迟发性支架内狭窄。随访中未发现这些患者遗留任何后遗症[37]。

总结

　　海绵窦段和床突旁动脉瘤的治疗是富有挑战性的，其外科治疗的死亡率很高。随着血管内治疗技术的发展，治疗的死亡率显著下降。血流导向技术辅助弹簧圈栓塞可以导致动脉瘤有更高的闭塞率，且治疗效果更持久，更不易复发。相对于微创外科技术，血管内治疗技术正处于起步阶段，但是未来，对于海绵窦段和床突旁段动脉瘤，它有望成为一种更加安全有效的治疗方法。

参考文献

1. Higashida RT, Halbach VV, Dowd C, et al. Endo-vascular detachable balloon embolization therapy of cavernous carotid artery aneurysms: results in 87 cases. J Neurosurg 2009;72(6):857–63. Available at: http://thejns.org/doi/abs/10.3171/jns.1990.72.6.0857. Accessed December 10, 2013.

2. van der Schaaf IC, Brilstra EH, Buskens E, et al. Endovascular treatment of aneurysms in the cavernous sinus a systematic review on balloon occlusion of the parent vessel and embolization with coils. Stroke 2002;33(1):313–8. http://dx.doi.org/10.1161/hs0102.101479.

3. Bouthillier A, van Loveren HR, Keller JT. Segments of the internal carotid artery: a new classification. Neurosurgery 1996;38(3):425–32 [discussion: 432–3].

4. Silva MN, Saeki N, Hirai S, et al. Unusual cranial nerve palsy caused by cavernous sinus aneu-rysms. Clinical and anatomical considerations reviewed. Surg Neurol 1999;52(2):143–8 [discussion: 148–9].

5. Day AL. Aneurysms of the ophthalmic segment. A clinical and anatomical analysis. J Neurosurg 1990;72(5):677–91. http://dx.doi.org/10.3171/jns.1990.72.5.0677.

6. Park HK, Horowitz M, Jungreis C, et al. Endovascu-lar treatment of paraclinoid aneurysms: experience with 73 patients. Neurosurgery 2003;53(1):14–23 [discussion: 24].

7. D'Urso PI, Karadeli HH, Kallmes DF, et al. Coiling for paraclinoid aneurysms: time to make way for flow diverters? AJNR Am J Neuroradiol 2012; 33(8):1470–4. http://dx.doi.org/10.3174/ajnr.A3009.

8. Tanaka Y, Hongo K, Tada T, et al. Radiometric anal-ysis of paraclinoid carotid artery aneurysms. J Neurosurg 2002;96(4):649–53. http://dx.doi.org/10.3171/jns.2002.96.4.0649.

9. Harrigan MR, Ardelt A, Deveikis JP. Handbook of cerebrovascular disease and neurointerventional technique. Springer; 2009.

10. Nonaka T, Haraguchi K, Baba T, et al. Clinical manifestations and surgical results for paraclinoid cerebral aneurysms presenting with visual symptoms. Surg Neurol 2007;67(6):612–9. http://dx.doi.org/10.1016/j.surneu.2006.08.074 [discussion: 619].

11. White JA, Horowitz MB, Samson D. Dural waisting as a sign of subarachnoid extension of cavernous carotid aneurysms: a follow-up case report. Surg Neurol 1999;52(6):607–9 [discussion: 609–10].

12. Stiebel-Kalish H, Kalish Y, Bar-On RH, et al. Presentation, natural history, and management of carotid cavernous aneurysms. Neurosurgery 2005;57(5):850–7 [discussion: 850–7].

13. Kupersmith MJ, Hurst R, Berenstein A, et al. The benign course of cavernous carotid artery aneurysms. J Neurosurg 1992;77(5):690–3. http://dx.doi.org/10.3171/jns.1992.77.5.0690.

14. Van Rooij WJ, Sluzewski M, Beute GN. Ruptured cavernous sinus aneurysms causing carotid cavernous fistula: incidence, clinical presentation, treatment, and outcome. AJNR Am J Neuroradiol 2006;27(1):185–9.

15. Lee AG, Mawad ME, Baskin DS. Fatal subarachnoid hemorrhage from the rupture of a totally intracavernous carotid artery aneurysm: case report. Neurosurgery 1996;38(3):596–8 [discussion: 598–9].

16. Hamada H, Endo S, Fukuda O, et al. Giant aneurysm in the cavernous sinus causing subarachnoid hemorrhage 13 years after detection: a case report. Surg Neurol 1996;45(2):143–6.

17. Wiebers DO, Whisnant JP, Huston J 3rd, et al. Unruptured intracranial aneurysms: natural history, clinical outcome, and risks of surgical and endovascular treatment. Lancet 2003;362(9378):103–10.

18. Gonzalez LF, Walker MT, Zabramski JM, et al. Distinction between paraclinoid and cavernous sinus aneurysms with computed tomographic angiography. Neurosurgery 2003;52(5):1131–7 [discussion: 1138–9].

19. Nguyen TN, Raymond J, Guilbert F, et al. Association of endovascular therapy of very small ruptured aneurysms with higher rates of procedure-related rupture. J Neurosurg 2008;108(6):1088–92. http://dx.doi.org/10.3171/JNS/2008/108/6/1088.

20. Park HK, Horowitz M, Jungreis C, et al. Periprocedural morbidity and mortality associated with endovascular treatment of intracranial aneurysms. AJNR Am J Neuroradiol 2005;26(3):506–14.

21. Kobayashi S, Kyoshima K, Gibo H, et al. Carotid cave aneurysms of the internal carotid artery. J Neurosurg 1989;70(2):216–21. http://dx.doi.org/10.3171/jns.1989.70.2.0216.

22. Almeida GM, Shibata MK, Bianco E. Carotid-ophthalmic aneurysms. Surg Neurol 1976;5(1):41–5.

23. Drake CG, Vanderlinden RG, Amacher AL. Carotid-ophthalmic aneurysms. J Neurosurg 1968;29(1):24–31. http://dx.doi.org/10.3171/jns.1968.29.1.0024.

24. Ferguson GG, Drake CG. Carotid-ophthalmic aneurysms: visual abnormalities in 32 patients and the results of treatment. Surg Neurol 1981;16(1):1–8.

25. Fox JL. Microsurgical treatment of ventral (paraclinoid) internal carotid artery aneurysms. Neurosurgery 1988;22(1 Pt 1):32–9.

26. Javalkar V, Banerjee AD, Nanda A. Paraclinoid carotid aneurysms. J Clin Neurosci 2011;18(1):13–22. http://dx.doi.org/10.1016/j.jocn.2010.06.020.

27. Linskey ME, Sekhar LN, Hirsch WL Jr, et al. Aneurysms of the intracavernous carotid artery: natural history and indications for treatment. Neurosurgery 1990;26(6):933–7 [discussion: 937–8].

28. Dolenc V. Direct microsurgical repair of intracavernous vascular lesions. J Neurosurg 1983;58(6):824–31. http://dx.doi.org/10.3171/jns.1983.58.6.0824.

29. Dolenc VV. Extradural approach to intracavernous ICA aneurysms. Acta Neurochir Suppl 1999;72:99–106.

30. Galbraith JG, Clark RM. Role of carotid ligation in the management of intracranial carotid aneurysms. Clin Neurosurg 1974;21:171–81.

31. Serbinenko FA. Balloon catheterization and occlusion of major cerebral vessels. J Neurosurg 1974;41(2):125–45. http://dx.doi.org/10.3171/jns.1974.41.2.0125.

32. Elhammady MS, Wolfe SQ, Farhat H, et al. Carotid artery sacrifice for unclippable and uncoilable aneurysms: endovascular occlusion vs common carotid artery ligation. Neurosurgery 2010;67(5):1431–7. http://dx.doi.org/10.1227/NEU.0b013e3181f076ac.

33. van Rooij WJ. Endovascular treatment of cavernous sinus aneurysms. AJNR Am J Neuroradiol 2012;33(2):323–6. http://dx.doi.org/10.3174/ajnr.A2759.

34. Arambepola PK, McEvoy SD, Bulsara KR. De novo aneurysm formation after carotid artery occlusion for cerebral aneurysms. Skull Base 2010;20(6):405–8. http://dx.doi.org/10.1055/s-0030-1253578.

35. Dyste GN, Beck DW. De novo aneurysm formation following carotid ligation: case report and review of the literature. Neurosurgery 1989;24(1):88–92.

36. Arnaout OM, Rahme RJ, Aoun SG, et al. De novo large fusiform posterior circulation intracranial aneurysm presenting with subarachnoid hemorrhage 7 years after therapeutic internal carotid artery occlusion: case report and review of the liter-

ature. Neurosurgery 2012;71(3):E764–71. http://dx.doi.org/10.1227/NEU.0b013e31825fd169.

37. Puffer RC, Piano M, Lanzino G, et al. Treatment of cavernous sinus aneurysms with flow diversion: results in 44 patients. AJNR Am J Neuroradiol 2013. http://dx.doi.org/10.3174/ajnr.A3826.

38. Van Rooij WJ, Sluzewski M, Slob MJ, et al. Predictive value of angiographic testing for tolerance to therapeutic occlusion of the carotid artery. AJNR Am J Neuroradiol 2005;26(1):175–8.

39. Baxter BW, Rosso D, Lownie SP. Double microcatheter technique for detachable coil treatment of large, wide-necked intracranial aneurysms. AJNR Am J Neuroradiol 1998;19(6):1176–8.

40. Raymond J, Guilbert F, Weill A, et al. Long-term angiographic recurrences after selective endovascular treatment of aneurysms with detachable coils. Stroke 2003;34(6):1398–403. http://dx.doi.org/10.1161/01.STR.0000073841.88563.E9.

41. Kole MK, Pelz DM, Kalapos P, et al. Endovascular coil embolization of intracranial aneurysms: important factors related to rates and outcomes of incomplete occlusion. J Neurosurg 2005;102(4):607–15. http://dx.doi.org/10.3171/jns.2005.102.4.0607.

42. Molyneux A, Kerr R, International Subarachnoid Aneurysm Trial (ISAT) Collaborative Group, et al. International Subarachnoid Aneurysm Trial (ISAT) of neurosurgical clipping versus endovascular coiling in 2143 patients with ruptured intracranial aneurysms: a randomized trial. J Stroke Cerebrovasc Dis 2002;11(6):304–14. http://dx.doi.org/10.1053/jscd.2002.130390.

43. Fargen KM, Hoh BL, Welch BG, et al. Long-term results of enterprise stent-assisted coiling of cerebral aneurysms. Neurosurgery 2012;71(2):239–44. http://dx.doi.org/10.1227/NEU.0b013e3182571953 [discussion: 244].

44. Murayama Y, Nien YL, Duckwiler G, et al. Guglielmi detachable coil embolization of cerebral aneurysms: 11 years' experience. J Neurosurg 2003;98(5):959–66. http://dx.doi.org/10.3171/jns.2003.98.5.0959.

45. Roy D, Raymond J, Bouthillier A, et al. Endovascular treatment of ophthalmic segment aneurysms with Guglielmi detachable coils. AJNR Am J Neuro-radiol 1997;18(7):1207–15.

46. Gurian JH, Viñuela F, Guglielmi G, et al. Endovascular embolization of superior hypophyseal artery aneurysms. Neurosurgery 1996;39(6):1150–4 [discussion: 1154–6].

47. Thornton J, Aletich VA, Debrun GM, et al. Endovascular treatment of paraclinoid aneurysms. Surg Neurol 2000;54(4):288–99.

48. Lylyk P, Miranda C, Ceratto R, et al. Curative endovascular reconstruction of cerebral aneurysms with the pipeline embolization device: the Buenos Aires experience. Neurosurgery 2009;64(4):632–42. http://dx.doi.org/10.1227/01.NEU.0000339109.98070.65 [discussion: 642–3]. [quiz: N6].

49. Lubicz B, Collignon L, Raphaeli G, et al. Pipeline flow-diverter stent for endovascular treatment of intracranial aneurysms: preliminary experience in 20 patients with 27 aneurysms. World Neurosurg 2011;76(1–2):114–9. http://dx.doi.org/10.1016/j.wneu.2011.02.015.

50. Becske T, Kallmes DF, Saatci I, et al. Pipeline for uncoilable or failed aneurysms: results from a multicenter clinical trial. Radiology 2013;267(3):858–68. http://dx.doi.org/10.1148/radiol.13120099.

51. Nelson PK, Lylyk P, Szikora I, et al. The pipeline embolization device for the intracranial treatment of aneurysms trial. AJNR Am J Neuroradiol 2011;32(1):34–40. http://dx.doi.org/10.3174/ajnr.A2421.

52. The treatment of traumatic arteriovenous fistula. South Med J. Available at: http://journals.lww.com/smajournalonline/Fulltext/1930/02000/The_Treatment_of_Traumatic_Arteriovenous_Fistula.4.aspx. Accessed January 27, 2014.

53. Szikora I, Berentei Z, Kulcsar Z, et al. Treatment of intracranial aneurysms by functional reconstruction of the parent artery: the Budapest experience with the pipeline embolization device. AJNR Am J Neuroradiol 2010;31(6):1139–47. http://dx.doi.org/10.3174/ajnr.A2023.

54. Byrne JV, Beltechi R, Yarnold JA, et al. Early experience in the treatment of intra-cranial aneurysms by endovascular flow diversion: a multicentre prospective study. PLoS One 2010;5(9). http://dx.doi.org/10.1371/journal.pone.0012492.

5 颈动脉床突上段动脉瘤的血管内治疗

Biraj M. Patel，Azam Ahmed，David Niemann

关键词：床突上段；眼动脉；垂体上动脉；血泡；鞍背；脉络膜前动脉；后交通动脉瘤

关键点：
- 由于设备、技术、知识的进步，床突上段动脉瘤的血管内介入治疗得到重视。
- 血流导向技术为大型和巨大型动脉瘤的治疗带来了革命性变化，但其长期疗效仍急需随访结果验证。
- 血泡样动脉瘤是颅内动脉瘤的独特类型，即使在治疗后，由于其脆弱的病理解剖结构，仍存在巨大风险。
- 对床突上段动脉瘤的介入治疗应该进行包括脑血管外科医生和神经介入医生在内的团队多学科讨论，涉及影像学、血管解剖、有无合并症、动脉瘤的大小与形态及破裂与否。

引言

床突上段动脉瘤属于典型的硬膜内动脉瘤，起源于颈内动脉（ICA）硬膜环远环以远，或者海绵窦顶部，直到颈内动脉末端。该部位动脉瘤易引起蛛网膜下腔出血，如何治疗，需要综合考虑动脉瘤大小、形状、患者年龄及有无并发症。由于床突旁区域具有复杂的骨性解剖和硬脑膜附属结构，且邻近视神经，使得显微手术夹闭这一区域动脉瘤在技术上充满挑战。因此，球囊或支架辅助栓塞，以及血流导向等血管内治疗技术最近在床突旁和床突上段动脉瘤的治疗中广泛应用。

相关解剖及病理生理

前床突起源于蝶骨小翼的后内侧缘，形成了覆盖 ICA 内侧份的屋顶。视神经管的顶部（前根）和视柱（后根）与蝶骨体交汇于前床突内侧分。视柱也与前床突下缘比邻。前床突附着有镰状韧带、小脑幕前内侧分、岩床韧带（前、后）和床突间硬脑膜褶皱[1]。

ICA 床突段位于近端和远端硬膜环之间，最后穿过远端环进入蛛网膜下腔。远端硬膜更厚，将动脉紧紧附着于相邻结构。然而，硬膜环的内侧份附着并不十分紧密，存在潜在的蛛网膜下腔腔隙或颈动脉陷窝，向下、向内比邻 ICA。近端硬膜环以近，ICA 位于海绵窦内，从远端环到颈动脉末端，或大脑前动脉和中动脉分叉部，被称为颈内动脉床突上段。该段 ICA 向内经过前床突，沿视神经下方，向上向后到达视交叉侧方，终止于侧裂内份前穿质下方[1,2]。

通常，由于和眼动脉起点的关系不同，床突旁和海绵窦段动脉瘤是有区分的，这对于动脉瘤是否治疗的决策是至关重要的，因为这两个部位动脉瘤的自然病史和发生蛛网膜下腔出血的风险是显著不同的。眼动脉从颈动脉起源的变异是很大的。例如，Horiuchi 等[3] 报道眼动脉硬膜内起源占 85.7%，而硬脑膜外起源占 7.6%。他们报道硬膜间起源（2 层硬膜环之间）占 6.7%。在所有的床突上段动脉瘤中，眼动脉动脉瘤和垂体上动脉动脉瘤的区分要依靠照影中动脉瘤从颈内动脉凸起的方向。前者突向上，后者突向下或下内。

本文目的讨论眼动脉、垂体上动脉、背侧血泡样、后交通、脉络膜前动脉，以及颈内动脉末端动脉瘤的治疗。

自然病程、临床表现及治疗指征

多种危险因素与颅内动脉瘤高发有关，包括女性、家族史、吸烟、过量饮酒、高血压、高脂血症、缺血性心脏病、常染色体显性遗传性多囊肾、IV 型 Ehlers-Danlos 综合征、垂体肿瘤、主动脉狭窄、Graves 病、Marfan 综合征、I 型神经纤维瘤病、脑动静脉畸形（血流相关性动脉瘤），以及口服避孕药使用者[4]。

毫无疑问，颅内破裂动脉瘤需要尽快治疗，因为可能有高达 50%～60% 的死亡率[5]。然而，对于未破裂或偶然发现的动脉瘤而言，是否需要治疗的决策并不是很容易做出的。这时，危险因素分层需要考虑患者年龄，动脉瘤大小，位置及形态。

多个大型或大宗病例临床试验试图定量评估颅内动脉瘤风险。例如，国际未破裂颅内动脉瘤研究（ISUIA）结果显示，无蛛网膜下腔出血的前循环动脉瘤 5 年累积破裂率，基于动脉瘤大小：<7mm，0；>7mm 且<12mm，2.6%；>13mm 且<24mm，14.5%；≥25mm，40.0%[6]。ISUIA 中，后交通动脉瘤的危险分析并入后循环动脉瘤组。相同大小的后循环和后交通动脉瘤有更高的破裂风险：2.5%、14.5%、18.4% 和 50.0%[6]。Rinkel[7] 等的系统性综述显示，整体的动脉瘤年破裂风险为 1.9%（<10mm 动脉瘤为 0.7%，>10mm 动脉瘤为 4.0%）。Clark[8] 的 meta 分析显示，排除 ISUIA 队列研究数据，未破裂后交通动脉瘤的破裂率为每年 0.46％，与前循环动脉瘤（每年 0.49％）类似，超过后循环动脉瘤年破裂率（1.9％）。本文作者认为应该更积极的治疗后交通动脉瘤。

　　除了破裂并导致蛛网膜下腔出血的风险，大型或巨大动脉瘤，尤其是床突旁和床突上段动脉瘤，会因为占位效应导致相邻颅神经功能障碍，如视力障碍等，因此有必要积极治疗。采用血管内技术治疗大型或巨大型动脉瘤，比如弹簧圈栓塞或血流导向支架，已经被证实可以减轻占位效应引起的神经症状，可能由于瘤内血栓形成和压缩。

　　后交通动脉瘤相对常见，占全部颅内动脉瘤的 15％～25％[9,10]。后交通动脉瘤起源于颈内动脉后交通动脉起点以远的后外侧分。侧向突出的后交通动脉瘤可压迫动眼神经、导致动眼神经麻痹、瞳孔散大[11]。后交通动脉与许多小动脉分支比邻，这些分支可以供血视交叉、动眼神经、丘脑腹侧、灰结节、乳头体、下丘脑和内囊等部位[9,12]。因此，治疗策略需要保证前向血流，降低缺血风险，避免脑损伤。然而，在某些情况下，逆向血流也可以保证足够供血，但需要术中造影或注射吲哚菁绿（ICG）证实。

　　脉络膜前动脉（ACh）动脉瘤起源于颈内动脉上脉络膜前动脉发出点以远，常指向后外侧。虽然脉络膜前动脉管腔较细，但供血区域非常重要，包括内囊后肢的后三分之二、视束、大脑脚、钩回、视放射、外侧膝状体、杏仁核、海马前回、穹窿和苍白球。所以，无论是开颅夹闭还是血管内治疗，脉络膜前动脉的保护至关重要，有时也充满挑战，有报道残疾率在 6％～33％，而死亡率在 10％～29％[13-15]。脉络膜前动脉损伤后严重者表现为脉前综合征，包括：对侧偏瘫、构音障碍、嗜睡，有时有感觉和视觉缺失[15]。

　　血泡样动脉瘤，或背侧动脉瘤，起源于颈内动脉床突上段的无分支区，较为罕见，但可以引起致命性蛛网膜下腔出血。这些动脉瘤通常非常脆弱，体积小、瘤颈宽、壁薄。病理研究显示，血泡样动脉瘤更应该是假性动脉瘤，而非通常的囊性动脉瘤，瘤壁撕裂并伴有内弹性层和内膜的溃疡和分离。存在缺陷的瘤壁局部覆盖着纤维组织和凝血块，缺乏胶原蛋白层，在术中或围手术期非常容易破裂[16,17]。

　　基于已有研究，尽管动脉瘤大小是一个主要因素，但其他因素，包括动脉瘤体颈比、是否有子囊，以及心理问题等都是在做出治疗决策时需要考虑的。除了上述因素之外，术者还应充分考虑自身的经验和心理状态。

诊断和治疗计划

　　由于解剖结构复杂，断层成像、如磁共振血管成像（MRA）或 CT 血管造影（CTA）难以对动脉瘤进行分级，特别是大型或巨大型动脉瘤。数字减影血管造影（DSA），包括三维（3D）旋转的双容积血管造影仍然是评估动脉瘤的金标准，有助于鉴别动脉瘤位于硬膜内还是硬膜外，评估动脉瘤大小、形态，以及与骨性结构的关系，制定治疗计划（开颅夹闭或血管内治疗）。平板探头 CT（FDCT）的术中应用有助于评估不同解剖结构与血管的关系（图 5.1）。

3D-CTA 也有助于明确动脉瘤与骨性颅底结构的关系，这对于外科开放手术非常重要。CTA 也可以精确评估动脉瘤和载瘤动脉的关系。对于作者本身，在制定治疗计划时首先给患者行头颈部 CTA，以评估血管通路、动脉瘤形态，并测量动脉瘤和载瘤动脉。

MRI 和 MRA 对于评估血栓化的动脉瘤真实大小、潜在的占位效应，以及瘤壁钙化非常有用。此外，MRI 对于评估蛛网膜下腔出血后脑积水行脑室-腹腔分流术的可行性非常有意义，因为以支架或血流导向装置治疗动脉瘤时需要行双联抗血小板治疗。

动脉瘤分类

已经有多种床突旁/床突上段动脉瘤的分类方法提出[18]。笔者更倾向于一种最简单的分类方法，也就是以距离动脉瘤最接近的动脉分支的名称命名（例如：眼动脉，垂体上动脉，后交通动脉，脉络膜前动脉，以及颈动脉末端动脉瘤）。还非常值得关注的是床突上段较为罕见但很重要的血泡样动脉瘤，起源于颈内动脉无分支的背侧壁或前壁。

血管内治疗考量

在血管内治疗方法出现之前，床突旁/上段动脉瘤的治疗主要依靠开放手术。现在，该部位动脉瘤的治疗需要充分考虑患者年龄，动脉瘤位置、大小和形态。

围绕床突旁颈内动脉的复杂解剖结构使得该区域动脉瘤的显微外科治疗在技术上充满挑战，不仅需要磨除前床突，而且颈内动脉近端控制困难，增加手术风险。由于技术进步，血管内治疗在该部位动脉瘤治疗中的应用越来越多；然而，对于某些床突上段动脉瘤，外科夹闭可能是更直接的选择。

过去几十年，颅内动脉瘤的血管内治疗技术已经取得长足进步，弹簧圈更加柔软，支架和支架输送系统性能更完善，载瘤动脉的血流导向技术，以及动脉瘤内血流导向技术也得到研发和建立。导管技术的进步可使术者轻松越过困难的主动脉弓和迂曲的大血管，达到目标血管。

国际蛛网膜下腔动脉瘤试验协作组发表了第一个前瞻性随机试验，比较了2143 例破裂颅内动脉瘤的手术夹闭和血管内栓塞治疗，结果显示 1 年死亡率：23.7%（血管内治疗组）和 30.6%（开颅手术组），相对和绝对风险度分别降低22.6% 和 6.9%[19]。

对于未破裂动脉瘤，ISUIA 结果显示 1 年残死率（无 SAH 组）分别是 12.6%（开颅手术组）和 9.8%（血管内治疗组），相对风险度降低 22.3%；而对于有

SAH 者，残死率分别是为 10.1％（开颅手术组）和 7.1％（血管内治疗组），相对危险度降低 29.7％[5]。

眼动脉及垂体上动脉动脉瘤

如前所述，由于所处位置复杂，床突旁动脉瘤多采用血管内方法治疗。

然而，由于该部位颈内动脉走行迂曲，眼动脉和垂体上动脉动脉瘤即便采用弹簧圈栓塞也是极具挑战的，微导管需要在绕过颈内动脉前膝后以一个急转弯进入瘤颈。同样的原因，在这一段颈内动脉放置支架在技术上也具有相当的挑战，容易使支架形成锐性的折角。尽管如此，随着材料科学的进步，这些血管内操作都逐渐变得可行。

与手术夹闭相比，弹簧圈栓塞的一个可能缺陷是由于动脉瘤填塞不足造成的高复发率。当然，由于多种辅助技术，如球囊或支架技术的应用，复发率在一定程度显著降低。不过，在蛛网膜下腔出血时，应尽量避免使用支架辅助，因为需要双重抗血小板治疗，而这与临床需要的脑室外引流矛盾（图 5.1）。

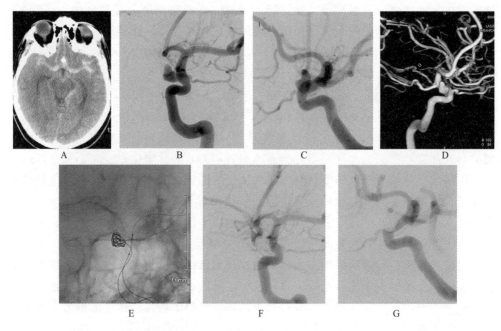

图 5.1   一名 32 岁男性患者，发现蛛网膜下腔出血（A），左侧垂体上动脉瘤破裂（B～D）；DSA 和三维重建图像显示分叶状囊性垂体上动脉瘤，大小约 5×6mm（E）；蒙片显示在输送弹簧圈前，未充盈球囊跨越动脉瘤颈（F、G）；DSA 显示球囊辅助下弹簧圈栓塞动脉瘤，术后无明显瘤颈残留

大型或巨大动脉瘤

大型（15～24mm）或巨大（＞25mm）型动脉瘤外科手术治疗残死率

高[20-22]。因此，对于这些复杂病变血管内治疗是首选方法，残死率相对较低[23-26]。依据临床表现、动脉瘤位置和解剖、蛛网膜下腔出血时间、侧支循环和瘤内血栓情况，选择不同的血管内治疗方法[27]。

血管闭塞或载瘤动脉闭塞是一种相对快速、安全、简单的隔绝动脉瘤血流的技术。然而，随着技术进步，目前更倾向于保留载瘤动脉。ICA 闭塞曾经被广泛用于大型或巨大型 ICA 眼段动脉瘤的治疗[28-31]。血管闭塞也曾用于床突上段动脉瘤的治疗，包括颈内动脉末端动脉瘤，前提是后交通动脉缺如，而对侧血流仅仅通过前交通动脉代偿[27]。血管闭塞是有效减少流入动脉瘤血流的方法，从而消除动脉瘤破裂风险。尽管患者颅内血流可以通过 Willis 环代偿，但是有时并不可行。因此，单侧 ICA 的球囊闭塞实验是有必要的，需要结合临床神经功能检测、术中电生理监测、SPECT 等检测来精确评估血管闭塞的耐受性。

球囊或支架辅助弹簧圈栓塞已经在大型或巨大型动脉瘤的血管内治疗中广泛应用，特别是宽颈动脉瘤。支架应用应该尽量避免在蛛网膜下腔出血急性期，因为需要使用双重抗血小板药物。因此，在蛛网膜下腔出血急性期手术方案应该重点放在球囊辅助弹簧圈栓塞；而支架辅助弹簧圈栓塞最好应用于非急性期。

尽管术后即刻的造影结果非常满意，但是由于弹簧圈压缩、移位，以及瘤内血栓溶解等原因，造成动脉瘤囊扩大，动脉瘤复发[25-27]。因此，需要常规随访，如有复发，及时治疗。

Onyx HD-500（ev3，Irvine，CA）已经用于大型或巨大动脉瘤的瘤内填塞，这种治疗需要在载瘤动脉放置球囊以保护动脉瘤颈，避免 Onyx 逸出。欧洲多中心脑动脉瘤 Onyx 治疗试验（一项多中心前瞻性观察性研究）结果显示[32]，永久性神经系统损伤发生率是 8.3%，包括 2 例手术相关死亡。颈动脉迟发性闭塞发生率 9%。12 个月随访时，大型或巨大型动脉瘤完全闭塞率为 72%，再治疗率为 11%。由于并发症发生率高，且和弹簧圈栓塞相比无明显优势，所以 Onyx 栓塞目前已经较少使用，特别是在血流导向装置出现以后。

血流导向治疗大型/巨大动脉瘤

2011 年 4 月，美国食品药品管理局（FDA）批准了 Pipeline 栓塞装置（PED）（covidien/ev3，Irvine，CA）应用于临床，使得颈内动脉大型或巨大宽颈动脉瘤的治疗发生了革命性变化，特别是从岩骨段到垂体上动脉动脉瘤。其他的血流导向装置，包括 Surpass（Stryker，Fremont，CA），FRED（MicroVention，Tustin，CA），和 Silk（BaIt Extrusion，Montmorency，France）等也在美国以外获得批准使用，正在等待 FDA 批准。

先前的体外研究[33-35]和犬类动脉瘤模型[34]已经证明了支架置入后动脉瘤内血流模式会发生改变，导致血流导向远离动脉瘤。在这些研究基础上，研发了低孔隙的装置，如前面提到的血流导向支架。Kallmes 等[36,37]使用实验兔模型，证实血流导向装置在完全或近全封闭动脉瘤的情况下，可以有效保护载瘤动脉和较小的侧支循环，且不会导致远端血栓栓塞。此外，组织病理学证实新生的血管内膜会有效覆盖支架内部，保护穿支开口[36,37]。瘤内血流的减少会形成血栓，最终导致瘤囊缩小。

PED 治疗难治性动脉瘤（定义为弹簧圈难以栓塞或栓塞失败）多中心研究是一个多中心的前瞻性单臂试验，实验目的是评估 PED 治疗复杂颅内动脉瘤的安全性和有效性。108 个患者，107 个（99.1%）成功放置 PED，平均动脉瘤大小 18.2mm，20.4% 为巨大型。主要的有效性终点事件（动脉瘤完全闭塞，无＞50%的载瘤动脉狭窄，术后 180 天随访时无须辅助治疗）占比 73.6%。107 例中，有 6 例（5.6%）出现同侧的中风或梗死[38]，有 5 例（4.7%）出现动脉瘤远隔部位的脑实质内出血，该类并发症也曾在支架辅助栓塞动脉瘤的研究中报道过[39]。以前理论认为，这可能与术中栓塞导致的微梗死有关，也可能是血流动力学改变后引起的后遗症[38,40]。

最近的一项回顾性配对分析比较了 PED 与标准弹簧圈栓塞治疗床突旁动脉瘤（眼动脉动脉瘤和垂体上动脉动脉瘤）的效结果[41]发现 PED 治疗组动脉瘤完全闭塞率高，而两组的并发症发生率类似。

尽管血流导向装置治疗大型或巨大型动脉瘤的即刻和中期随访效果令人鼓舞，但长期随访研究仍是非常必要的。

作者的经验，细致的手术操作和围手术期管理，包括密切的血流动力学监测可以有效限制并发症发生。此外，对于硬膜内动脉瘤，侵袭性血流导向技术（多 PEDs 结合瘤内弹簧圈填塞）在新生内膜层支架形成后可有效降低动脉瘤破裂风险（图 5.2 和图 5.3）。

血泡样或颈内动脉背侧壁动脉瘤

正如前面所讨论的，血泡样或颈内动脉背侧壁动脉瘤无论通过开放手术还是血管内治疗都充满挑战。曾经利用动脉瘤包裹夹闭的方法治疗该类动脉瘤，但是术后动脉瘤复发和再出血的比率较高[42-47]。对于这种类型的动脉瘤，一种长期效果较好的外科治疗方法是颈内动脉孤立，但是有时需要行颅外/颅内（EC/IC）血管搭桥手术，作者倾向于这种治疗方法。

针对这类不稳定病变目前也有多种血管内治疗方法。在球囊闭塞试验（BTO）的基础上闭塞载瘤动脉是一种有效阻断血流进入动脉瘤的方法，可消除动脉瘤破裂风险。在蛛网膜下腔出血时，严重血管痉挛也可闭塞载瘤动脉。

无论是否填塞弹簧圈，以支架重建血管已经多有描述。将支架跨越动脉瘤或假性动脉瘤铺设会对血流起到导向作用似乎是有道理的，因此会改变血流对动脉瘤或假性动脉瘤壁的剪切力[48]。此外，支架对于能够覆盖动脉瘤的血管内皮化也会起到重要作用。

多个小型病例报道揭示，支架辅助弹簧圈栓塞/支架套叠支架的血管重建[47,49-52]

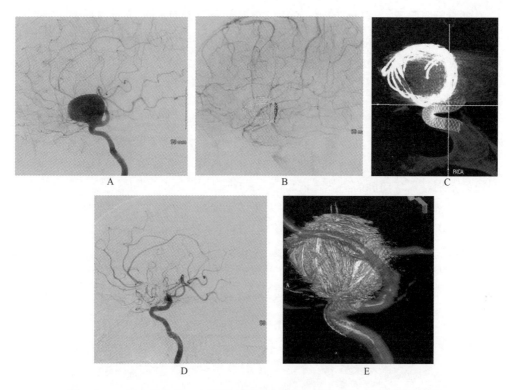

图 5.2　56 岁女性患者，右侧颈内动脉眼段巨大动脉瘤（A）的 DSA 侧位
影像（B），放置 2 个 PEDs、瘤内弹簧圈栓塞后见动脉瘤囊内少量造影机淤滞，
（C）术中 FDCT 显示局部解剖结构及与血管系统的关系（D），1 年随访的
侧位血管造影图（E）和 3D 容积图像显示动脉瘤完全闭塞

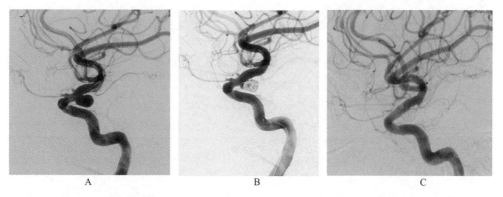

图 5.3　46 岁女性患者，因头痛偶然发现颅内多发动脉瘤，（A）早期 DSA 侧位像显示
一个 5～6mm 大小的后交通动脉瘤，起源于颈内动脉后交通段，向后突出，同时
发现一个小的的眼段动脉瘤，（B）PED 结合瘤内弹簧圈填塞后即刻造影显示
动脉瘤填塞达到 Raymond Ⅲ级，小动脉瘤基本不显影，（C）16 个月后
随访 DSA 显示动脉瘤无残留

以及血流导向装置[53]取得了良好预后。单纯弹簧圈栓塞而不放置支架并不是一个好治疗方法，因为这些动脉瘤往往缺乏囊性成分，提示很可能是假性动脉瘤，这样的动脉瘤在微导管导入或填塞线圈时很可能会破裂，导致术中再出血。

由于本身非常脆弱，无论采用哪种治疗，都推荐短期内造影复查。

后交通动脉瘤

Wirth[54]发现，较其他部位动脉瘤，后交通动脉瘤的手术相关残死率最低，为5％，而中动脉为8％，ICA 为12％，前交通动脉为16％。由于动脉瘤形状或临床表现的差别，许多动脉瘤仍然要依靠手术夹闭。

与床突旁 ICA 动脉瘤相比较，后交通动脉瘤血管内治疗时微管到位和操控较为容易。床突旁动脉瘤治疗时微导管需要在绕过颈内动脉前膝后急转弯进入瘤颈，难度很大，而后交通动脉瘤瘤颈位于 ICA 相对平直的一段血管上，微管较容易进入瘤颈。根据瘤颈宽窄不一，动脉瘤可以弹簧圈单纯栓塞或球囊/支架辅助栓塞（图 5.4 和图 5.5）。尽管开放手术可能使颅神经症状改善得更快更彻底，但是血管内治疗同样会导致颅神经症状改善。

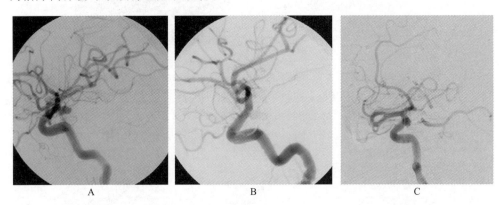

图 5.4　52 岁女性患者，右侧破裂后交通动脉动脉瘤夹闭术后，10 年后新发左侧后交通动脉瘤（主要症状为动眼神经麻痹）弹簧圈栓塞，（A）栓塞前 DSA 图像示 4～5mm 分叶状囊性动脉瘤起自左侧颈内动脉后交通段，向后突出，（B）栓塞后即刻 DSA 侧位图像显示动脉瘤没有明显残留，（C）9 年随访复查 DSA 显示无显著复发，颅神经症状改善

脉络膜前动脉瘤

手术夹闭脉络膜前动脉瘤，尤其是大动脉瘤，是具有挑战性的，因为可能损伤供血区域非常重要的小分支血管。而且，这些小血管通常被动脉瘤遮挡，或者与动脉瘤紧密粘连，手术分离非常困难。多个病例报告显示，脉前动脉瘤夹闭术后脑缺血性并发症发生率 4.5％～16.0％不等[13,15]。最近，Bohnstedt[13]的单中心回顾性研究显示，尽管 40％患者术中监测，包括多普勒超声、术中 DSA、术中 ICG 造影

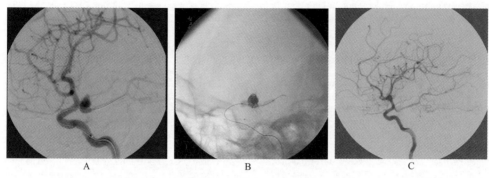

图 5.5　61 岁女性患者，右侧后交通动脉瘤破裂致 SAH（A），未治疗时造影侧位图
显示右侧后交通动脉瘤，大小约 7～8mm；（B）非减影显示治疗中，动脉瘤栓塞时
以球囊保护后交通动脉；（C）治疗后，DSA 显示动脉瘤致密栓塞，
后交通动脉内前向血流保持正常

等，ACh 动脉瘤外科治疗后缺血事件发生率仍高达 12%。为了近端控制，反复的临时阻断载瘤动脉与术后缺血[13]。开放手术需要仔细的分离和精准的夹闭。

　　ACh 动脉瘤血管内弹簧圈栓塞后的缺血风险为 5.5%[55]。虽然介入和开刀手术都可能导致脉络膜前动脉缺血，血管内治疗的优势就是可以在术中反复多次进行血管造影[56]。

颈内动脉末端动脉瘤

　　颈动脉末端动脉瘤属于分叉部动脉瘤，其治疗需要根据形态来决定。血管内治疗通常是用弹簧圈填塞，在破裂时可以球囊辅助。对于未破裂动脉瘤，特别是宽颈动脉瘤，可以支架辅助弹簧圈栓塞。对于开刀夹闭手术而言，这个部位经常存在一些重要的穿支血管，是手术切除的一个难点。

总结

　　在过去几十年里，颅内动脉瘤的血管内治疗明显进步。由于解剖复杂，床突旁动脉瘤的开放手术仍然充满挑战，但床突上段动脉瘤的治疗难度会小一些。因而，床突旁动脉瘤更多选择血管内治疗这一方式。血管内治疗设备和支架/血流导向技术等的进步对血管重建也具有重要的意义。

参考文献

1. De Jesús O, Sekhar LN, Riedel CJ. Clinoid and para-aclinoid aneurysms: surgical anatomy, operative techniques, and outcome. Surg Neurol 1999; 51(5):477–87.

2. Gibo H, Lenkey C, Rhoton AL Jr. Microsurgical anatomy of the supraclinoid portion of the internal carotid artery. J Neurosurg 1981;55(4):560–74.

3. Horiuchi T, Tanaka Y, Kusano Y, et al. Relationship

between the ophthalmic artery and the dural ring of the internal carotid artery. Clinical article. J Neurosurg 2009;111(1):119–23.

4. Zipfel GJ, Dacey RG. Update on the management of unruptured intracranial aneurysms. Neurosurg Focus 2004;17(5):E2.

5. Chen PR, Frerichs K, Spetzler R. Natural history and general management of unruptured intracranial aneurysms. Neurosurg Focus 2004;17(5):E1.

6. Wiebers DO, Whisnant JP, Huston J 3rd, et al. Unruptured intracranial aneurysms: natural history, clinical outcome, and risks of surgical and endovascular treatment. Lancet 2003;362(9378):103–10.

7. Rinkel GJ, Djibuti M, Algra A, et al. Prevalence and risk of rupture of intracranial aneurysms: a systematic review. Stroke 1998;29(1):251–6.

8. Clarke G, Mendelow AD, Mitchell P. Predicting the risk of rupture of intracranial aneurysms based on anatomical location. Acta Neurochir 2005;147:259–63.

9. Golshani K, Ferrell A, Zomorodi A, et al. A review of the management of posterior communicating artery aneurysms in the modern era. Surg Neurol Int 2010;1:88.

10. Morita A, Kirino T, Hashi K, et al. The natural course of unruptured cerebral aneurysms in a Japanese cohort. N Engl J Med 2012;366(26):2474–82.

11. Motoyama Y, Nonaka J, Hironaka Y, et al. Pupil-sparing oculomotor nerve palsy caused by upward compression of a large posterior communicating artery aneurysm. Case report. Neurol Med Chir (Tokyo) 2012;52(4):202–5.

12. He W, Gandhi CD, Quinn J, et al. True aneurysms of the posterior communicating artery: a systematic review and meta-analysis of individual patient data. World Neurosurg 2011;75(1):64–72.

13. Bohnstedt BN, Kemp WJ 3rd, Li Y, et al. Surgical treatment of 127 anterior choroidal artery aneurysms: a cohort study of resultant ischemic complications. Neurosurgery 2013;73(6):933–40.

14. Yasargil MG, Yonas H, Gasser JC. Anterior choroidal artery aneurysms: their anatomy and surgical significance. Surg Neurol 1978;9(2):129–38.

15. Friedman JA, Pichelmann MA, Piepgras DG, et al. Ischemic complications of surgery for anterior choroidal artery aneurysms. J Neurosurg 2001;94(4):565–72.

16. Abe M, Tabuchi K, Yokoyama H, et al. Blood blister-like aneurysms of the internal carotid artery. J Neurosurg 1998;89(3):419–24.

17. Ishikawa T, Nakamura N, Houkin K, et al. Pathological consideration of a "blister-like" aneurysm at the superior wall of the internal carotid artery: case report. Neurosurgery 1997;40(2):403–5.

18. Javalkar V, Banerjee AD, Nanda A. Paraclinoid carotid aneurysms. J Clin Neurosci 2011;18(1):13–22.

19. Molyneux A, Kerr R, Stratton I, et al. International Subarachnoid Aneurysm Trial (ISAT) of neurosurgical clipping versus endovascular coiling in 2143 patients with ruptured intracranial aneurysms: a randomised trial. Lancet 2002;360(9342):1267–74.

20. Lozier AP, Kim GH, Sciacca RR, et al. Microsurgical treatment of basilar apex aneurysms: perioperative and long-term clinical outcome. Neurosurgery 2004;54:286–96.

21. Sullivan BJ, Sekhar LN, Duong DH, et al. Profound hypothermia and circulatory arrest with skull base approaches for treatment of complex posterior circulation aneurysms. Acta Neurochir (Wien) 1999;141:1–11.

22. Ogilvy CS, Carter BS. Stratification of outcome for surgically treated unruptured intracranial aneurysms. Neurosurgery 2003;52:82–7.

23. Lempert TE, Malek AM, Halbach VV, et al. Endovascular treatment of ruptured posterior circulation cerebral aneurysms. Clinical and angiographic outcomes. Stroke 2000;31:100.

24. Lozier AP, Connolly ES Jr, Lavine SD, et al. Guglielmi detachable coil embolization of posterior circulation aneurysms: a systematic review of the literature. Stroke 2002;33:2509–18.

25. Sluzewski M, Menovsky T, van Rooij WJ, et al. Coiling of very large or giant cerebral aneurysms: long-term clinical and serial angiographic results. AJNR Am J Neuroradiol 2003;24:257–62.

26. Gruber A, Killer M, Bavinzski G, et al. Clinical and angiographic results of endosaccular coiling treatment of giant and very large intracranial aneurysms: a 7-year, single-center experience. Neurosurgery 1999;45:793–803.

27. van Rooij WJ, Sluzewski M. Endovascular treatment of large and giant aneurysms. AJNR Am J Neuroradiol 2009;30(1):12–8.

28. van der Schaaf IC, Brilstra EH, Buskens E, et al. Endovascular treatment of aneurysms in the cavernous sinus: a systematic review on balloon occlusion of the parent vessel and embolization with coils. Stroke 2002;33:313–38.

29. Larson JJ, Tew JM Jr, Tomsick TA, et al. Treatment of aneurysms of the internal carotid artery by intravascular balloon occlusion: long-term follow-up of 58 patients. Neurosurgery 1990;36:23–30.

30. van Rooij WJ, Sluzewski M, Slob MJ, et al. Predictive value of angiographic testing for tolerance to therapeutic occlusion of the carotid artery. AJNR Am J Neuroradiol 2005;1:175–8.

31. Lubicz B, Gauvrit JY, Leclerc X, et al. Giant aneurysms of the internal carotid artery: endovascular treatment and long-term follow-up. Neuroradiology 2003;45:650–5.

32. Molyneux AJ, Cekirge S, Saatci I, et al. Cerebral Aneurysm Multicenter European Onyx (CAMEO) trial: results of a prospective observational study in 20 European centers. AJNR Am J Neuroradiol 2004;25:39–51.

33. Geremia G, Haklin M, Brennecke L. Embolization of

experimentally created aneurysms with intravascular stent devices. AJNR Am J Neuroradiol 1994;15:1223–31.

34. Wakhloo AK, Schellhammer F, de Vries J, et al. Self-expanding and balloon-expandable stents in the treatment of carotid aneurysms: an experimental study in a canine model. AJNR Am J Neuroradiol 1994;15:493–502.

35. Turjman F, Acevedo G, Moll T, et al. Treatment of experimental carotid aneurysms by endoprosthesis implantation: preliminary report. Neurol Res 1993;15:181–4.

36. Kallmes DF, Ding YH, Dai D, et al. A new endoluminal, flow-disrupting device for treatment of saccular aneurysms. Stroke 2007;38:2346–52.

37. Kallmes DF, Ding YH, Dai D, et al. A second-generation, endoluminal, flow-disrupting device for treatment of saccular aneurysms. AJNR Am J Neuroradiol 2009;30:1153–8.

38. Becske T, Kallmes DF, Saatci I, et al. Pipeline for uncoilable or failed aneurysms: results from a multicenter clinical trial. Radiology 2013;267(3):858–68.

39. Fiorella D, Albuquerque FC, Woo H, et al. Neuroform stent assisted aneurysm treatment: evolving treatment strategies, complications and results of long term follow-up. J Neurointerv Surg 2010;2(1):16–22.

40. Cruz JP, Chow M, O'Kelly C, et al. Delayed ipsilateral parenchymal hemorrhage following flow diversion for the treatment of anterior circulation aneurysms. AJNR Am J Neuroradiol 2012;33(4):603–8.

41. Lanzino G, Crobeddu E, Cloft HJ, et al. Efficacy and safety of flow diversion for paraclinoid aneurysms: a matched-pair analysis compared with standard endovascular approaches. AJNR Am J Neuroradiol 2012;33(11):2158–61.

42. Kurokawa Y, Wanibuchi M, Ishiguro M, et al. New method for obliterative treatment of an anterior wall aneurysm in the internal carotid artery: encircling silicone sheet clip procedure: technical case report. Neurosurgery 2001;49:469–72.

43. Lee JW, Choi HG, Jung JY, et al. Surgical strategies for ruptured blister-like aneurysms arising from the internal carotid artery: a clinical analysis of 18 consecutive patients. Acta Neurochir 2009;151:125–30.

44. McLaughlin N, Laroche M, Bojanowski MW. Surgical management of blood blister–like aneurysms of the internal carotid artery. World Neurosurg 2010;74:483–93.

45. Meling TR, Sorteberg A, Bakke SJ, et al. Blood blister-like aneurysms of the internal carotid artery trunk causing subarachnoid hemorrhage: treatment and outcome. J Neurosurg 2008;108:662–71.

46. Mitha AP, Spetzler RF. Blister-like aneurysms: an enigma of cerebrovascular surgery. World Neurosurg 2010;74:444–5.

47. Walsh KM, Moskowitz SI, Hui FK, et al. Multiple overlapping stents as monotherapy in the treatment of 'blister' pseudoaneurysms arising from the supraclinoid internal carotid artery: a single institution series and review of the literature. J Neurointerv Surg 2014;6(3):184–94.

48. Canton G, Levy DI, Lasheras JC, et al. Flow changes caused by the sequential placement of stents across the neck of sidewall cerebral aneurysms. J Neurosurg 2005;103:891–902.

49. Lee BH, Kim BM, Park MS, et al. Reconstructive endovascular treatment of ruptured blood blister-like aneurysms of the internal carotid artery. J Neurosurg 2009;110:431–6.

50. Gaughen JR, Hasan D, Dumont AS, et al. The efficacy of endovascular stenting in the treatment of supraclinoid internal carotid artery blister aneurysms using a stent-in-stent technique. Am J Neuroradiol 2010;31:1132–8.

51. Meckel S, Singh TP, Undren P, et al. Endovascular treatment using predominantly stent-assisted coil embolization and antiplatelet and anticoagulation management of ruptured blood blister-like aneurysms. Am J Neuroradiol 2011;32:764–71.

52. Fiorella D, Albuquerque FC, Deshmukh VR, et al. Endovascular reconstruction with the Neuroform stent as monotherapy for the treatment of uncoilable intradural pseudoaneurysm. Neurosurgery 2006;59:291–300.

53. Çinar C, Oran I, Bozkaya H, et al. Endovascular treatment of ruptured blister-like aneurysms with special reference to the flow-diverting strategy. Neuroradiology 2013;55(4):441–7.

54. Wirth FP. Surgical treatment of incidental intracranial aneurysms. Clin Neurosurg 1986;33:125–35.

55. Piotin M, Mounayer C, Spelle L, et al. Endovascular treatment of anterior choroidal artery aneurysms. AJNR Am J Neuroradiol 2004;25(2):314–8.

56. Kim BM, Kim DI, Shin YS, et al. Clinical outcome and ischemic complication after treatment of anterior choroidal artery aneurysm: comparison between surgical clipping and endovascular coiling. AJNR Am J Neuroradiol 2008;29(2):286–90.

6 前交通动脉瘤的血管内治疗

Daniel S. Ikeda，Evan S. Marlin，Andrew Shaw，
Eric Sauvageau，Ciarán J. Powers

关键词：前交通动脉瘤；血管内治疗；颅内动脉瘤；神经外科；蛛网膜下腔出血

关键点：

- 前交通动脉（Anterior communicating artery，AComA）是破裂或未破裂动脉瘤的常见部位，存在多种血管解剖变异。
- 与动脉瘤夹闭治疗相比，现有的前瞻性和回顾性分析均证实血管内治疗破裂及未破裂动脉瘤是安全可行的。
- 尽管并不是所有的前交通动脉瘤都适合血管内治疗，但伴随着球囊辅助栓塞（balloon-assisted coil embolization，BACE）和支架辅助栓塞（stent-assisted coil embolization，SACE）等介入技术的发展，前交通动脉瘤血管内治疗的指征已被放宽。
- 伴随血管内治疗经验和技术的进展，神经介入医师有能力治疗更多的动脉瘤患者，但减少围手术期并发症，包括血栓栓塞和术中出血，仍有值得改进的空间。

引言

在破裂及未破裂动脉瘤中，前交通动脉瘤（Anterior communicating artery aneurysms，AComAAs）均较常见（图 6.1）。一系列研究表明成人破裂动脉瘤最常见于前交通动脉，发生率约 40%[1-3]。未破裂动脉瘤的研究也有类似结果[4,5]。前交通动脉复合体解剖复杂多变，医生通常需要根据个体解剖结构决定治疗策略，包括外科手术或血管介入治疗[6-8]。

根据 2002 年发表的国际蛛网膜下腔动脉瘤试验（International Subarachnoid Aneurysm Trial，ISAT）结果，大多数中心更多地选择血管内方式治疗颅内动脉瘤[3,9,10]。尽管开放手术在动脉瘤治疗中仍占一定比例，但随着医生经验积累和新技术发展，血管内治疗动脉瘤指征已被逐渐放宽[11-14]。在原有开颅夹闭治疗基础上，加之更多的血管内治疗方案，颅内动脉瘤的个体化治疗将患者治疗风险降到

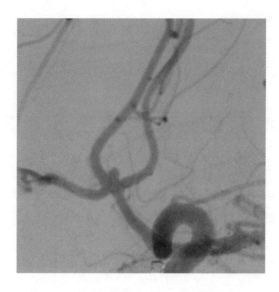

图 6.1　偶然发现的一例典型前交通动脉瘤

最低。

本章讨论了前交通动脉（AComA）和大脑前动脉（Anterior cerebral arteries，ACAs）的解剖变异和前交通动脉瘤的临床表现。进一步综述了血管内治疗前交通动脉瘤文献，讨论了技术进步对于血管内治疗的帮助，并阐述了技术进步前景。

大脑前动脉和前交通动脉的解剖

正常的大脑前动脉自颈动脉分叉部位起通常被划分为 5 个解剖节段[15-17]。A1 段，又称交通动脉前段，起自颈内动脉（Internal carotid artery，ICA）分叉部，直至汇入前交通动脉。在大多数病例中（70％）交通动脉前段汇入前交通动脉[15]。A1 段的平均长度大约 13mm[17]。动脉瘤治疗中交通动脉前段迂曲可能导致微导管到位困难。A2 段（胼下段）起自大脑前动脉与前交通动脉连接点，止于胼胝体膝部。A3 段（胼前段）沿胼胝体膝部走行。A4 段（胼上段）和 A5 段（胼后段）沿胼胝体上部走行。远端大脑前动脉存在较多解剖变异，包括奇大脑前动脉，双半球大脑前动脉和三倍体大脑前动脉（图 6.2）[17,18]。

远端大脑前动脉的分支包括眶额支、额极支和皮层支。这些分支在前交通动脉瘤血管内治疗中并不是很重要，通常在手术计划中不一定需要特殊关注。胼周动脉是大脑前动脉的终端分支，从 A2 段延伸至 A5 段[15]。胼缘动脉是胼周动脉的最大分支，通常起源于胼胝体膝部附近，向上并转行至扣带回附近。血管内介入治疗中如需将指引导管稳定在颈内动脉岩骨段，可以将指引导管内衬的微导管放置在的胼周动脉或胼缘动脉远端，以获得更好的支撑力。

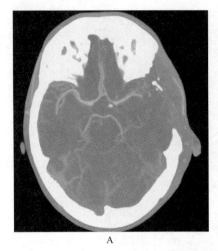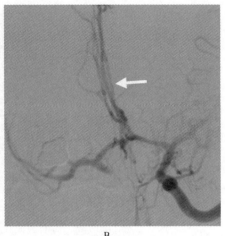

图 6.2　三倍体大脑前动脉；一例动静脉畸形患者的 CTA 检查（A）和脑血管造影
检查（B，白色箭头）中发现的三倍体大脑前动脉

　　前交通动脉瘤的血管内治疗或外科治疗中，容易损伤的关键血管是大脑前动脉的穿支血管。大约有 8 条基底深穿支或内侧豆纹动脉起源于 A1 段、A2 段及前交通动脉[17]。这些穿支血运供应下丘脑、视交叉、终板、前连合内侧分、穹窿柱、前穿质和第三脑室前部。一个稳定且较大的前交通穿支是 Heubner 回返动脉。它从大脑前动脉 A2 段近端发出，转向后并越过前交通动脉和颈动脉末端分叉到达侧裂内分，最终进入前穿质。回返动脉临近内囊，血运供应前尾状核、前壳核、苍白球和钩束[19,20]。开颅动脉瘤夹闭过程中动脉瘤夹放置不当可能损伤或影响回返动脉导致严重神经功能缺损，而血管内治疗过程中微导管或微导丝操作也可能导致类似情况。

　　在正常解剖中，双侧 A1 段由前交通动脉对称连接。尽管在标准位脑血管造影中较难识别，前交通动脉直径通常大约 1mm，长度约 2～3mm[17]。在一项尸体解剖研究中发现超过半数的样本中双侧 A1 段不对称，这是前交通动脉复合体的一种重要的变异[15]。仅有 10% 左右病例中发现 A1 段发育不良或 A1 段测量直径<1.5mm[21,22]。双侧 A1 段发育越不对称，越需要较粗的前交通动脉，以实现血流代偿（图 6.3）。由于前交通动脉不对称发育比例高，超过 85% 的 A1 段发育不良，这种不对称发育会导致血流动力学改变，迟发性动脉瘤形成[23,24]。在颈内动脉闭塞病例中也可见到类似病理生理改变，导致前交通动脉开放（图 6.4）[25,26]。

　　前交通动脉其他常见变异包括开窗畸形、双前交通动脉和三倍体前交通动脉。总体而言，解剖研究较脑血管造影检查能发现更多解剖变异（>40%）[15,27,28]。血管 3D 成像技术（3DRA）可以增加血管开窗畸形的检出率[27]。

　　尽管一些研究发现前交通动脉瘤高发生率与血管开窗畸形相关，这些结果尚未被最终确认[8,27,28]。这种解剖变异对外科治疗或血管内介入治疗几乎没有影响，

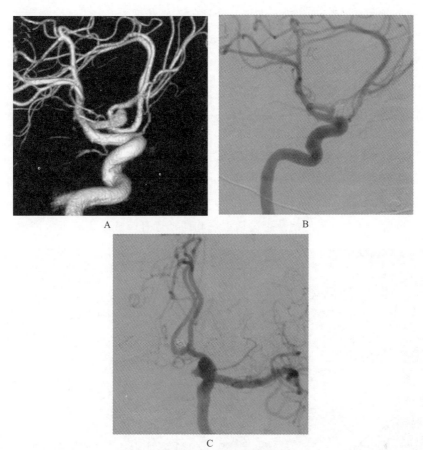

图 6.3 对侧 A1 段缺如：对侧 A1 段缺如或发育不良在前交通动脉瘤的患者中更易发现，一例左侧 A1 段缺如的患者（A）（3DRA）成功实施了动脉瘤栓塞术（B）（DCA），（C）一例类似的伴有右侧 A1 段发育不良的患者，成功进行了破裂前交通动脉的弹簧圈栓塞治疗

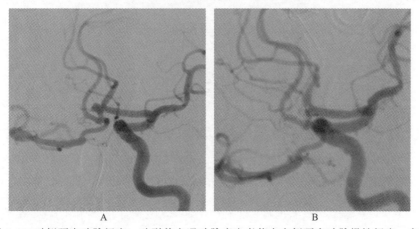

图 6.4 对侧颈内动脉闭塞：破裂前交通动脉瘤患者伴有右侧颈内动脉慢性闭塞，夹闭术前（A）和夹闭术后（B）脑血管造影证实左侧颈内动脉通过前交通动脉代偿向右侧半球供血

但是需要在血管内治疗过程中必须选择合适的工作角度。

临床表现、诊断及治疗决策

与其他颅内动脉瘤类似，破裂前交通动脉瘤存在多种多样临床表现，一部分患者仅表现为轻微头痛，另一部分则可出现严重的神经功能障碍甚至死亡（图 6.5）[3,9,29,30]。许多未破裂前交通动脉瘤则因无关症状被偶然发现。与后交通动脉瘤或后循环动脉瘤不同，前交通动脉瘤通常没有典型的占位效应，但文献中亦有少数报道[31-35]。在一系列巨大前交通动脉瘤病例中，直径＞3.5cm 的动脉瘤会导致占位相关性痴呆[31]。巨大、向下生长的前交通动脉瘤常导致视力异常或视野缺损[31,32,34]。更为奇特的柯萨可夫精神病和搏动性耳鸣症状也有见报道[33,35]。

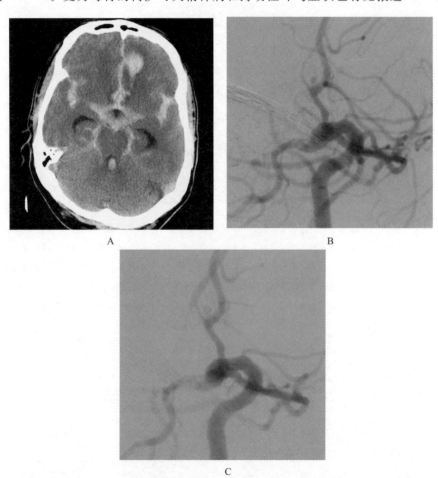

图 6.5　前交通动脉瘤伴蛛网膜下腔出血：（A）典型蛛网膜下腔出血头颅 CT 表现，
FISH 分级 3 级，伴有左侧直回内血肿；前交通动脉瘤（B）弹簧圈栓塞前
和（C）栓塞后脑血管造影

在过去 2 年中，颅内动脉瘤的非侵入性影像检查技术有了较大进步[36-40]。据报道 CT 血管成像（CTA）对于直径 3mm 及其以上的动脉瘤，敏感性达 99％，对于前交通动脉瘤而言，CTA 敏感性达 97％，特异性达 100％[41]。对于颅内动脉瘤的检出，有报道发现磁共振血管成像（MRA）也有较高的血管敏感性和特异性[38-40]。尽管没有统计学差异（$P = 0.054$），研究发现高场强（3T）MRA 有较高的动脉瘤检出率[39]。

尽管非侵入性影像检查有了较大进展，DCA 仍是颅内动脉瘤诊断的金标准。有些证据表明 3-D CTA 血管重建技术有助于决定颅内动脉瘤采取血管内介入治疗或开颅夹闭，部分机构已将其作为诊疗决策依据[42]。但有更多单位，包括本书作者所在的中心，仍将脑血管造影及 3D 脑血管成像作为决策依据。

鉴于自然病程预后不良，绝大多数颅内动脉瘤破裂患者必须接受治疗。需要考虑的仅仅如何治疗，而非是否接受治疗，因为首次出血 6 个月内动脉瘤再破裂出血率高达 50％[43,44]。药物治疗和外科治疗的进步降低了动脉瘤破裂蛛网膜下腔出血（SAH）患者的死亡率。Hunt 和 Hess[29] 在他们发表于 1968 年的文章中指出，住院患者的总体死亡率约 35％。相比之下，近期的研究中蛛网膜下腔出血患者的致残和致死率已显著下降，例如国际蛛网膜下腔动脉瘤试验（ISTA），该研究发现无论治疗与否，患者 5 年死亡率约 11.9％。

总体而言，前交通动脉瘤患者预后要好于后交通动脉瘤患者[46]。在国际蛛网膜下腔动脉瘤试验和近期的 Barrow 破裂动脉瘤研究（BRAT）中，破裂动脉瘤的血管内治疗更可能降低患者严重并发症和死亡率[9,30]，但对于前交通动脉瘤的血管内治疗和开颅夹闭治疗，国际蛛网膜下腔动脉瘤试验 5 年随访结果和 Barrow 破裂动脉瘤研究 3 年随访结果未提示何种治疗更为有利[45,47]。在破裂动脉瘤患者中，对于重症和神经外科医师而言，早期干预可以预防再出血，积极改善脑血管痉挛，预防迟发性脑缺血。

偶然发现的或未破裂动脉瘤，治疗决策受多种因素影响。国际未破裂颅内动脉瘤研究（ISUIA）是第一个关于未破裂动脉瘤的自然病史和治疗风险的大宗病例前瞻性研究[4,48]。尽管此前的研究发现动脉瘤破裂风险高达 32％，而对于大多数未破裂动脉瘤，国际未破裂颅内动脉瘤研究和来自日本的未破裂颅脑动脉瘤研究则提示较低的破裂风险[49]。直径＞7mm，瘤顶形状不规则或异常凸起，后循环来源的，既往有蛛网膜下腔出血病史和直系亲属中有蛛网膜下腔出血病史是影响动脉瘤破裂的最主要危险因素[48,49]。国际未破裂颅内动脉瘤研究还比较了此前无蛛网膜下腔出血病史的＜10mm 的动脉瘤自然破裂和外科开刀或血管内治疗的风险，结果显示 7.5 年内患者动脉瘤破裂风险低于治疗风险[4]。国际未破裂颅内动脉瘤研究结果促使一些中心对于前循环动脉瘤，包括前交通动脉瘤，推荐干预直径＞7mm 的动脉瘤，而＜7mm 的病变则推荐保守治疗。近期一项纳入了 932 名患者的研究发现，直径＞4mm 的前交通动脉瘤和远端大脑前动脉动脉瘤，与后循环动脉瘤破裂风险相当，因而这些动脉瘤推荐外科治疗[5]。

前交通动脉瘤的血管内治疗

历史

早期倾向于开颅治疗，最早的动脉瘤栓塞治疗报道见于 1962 年[50,51]。直到 90 年代初期，由于动脉瘤栓塞治疗效果并不十分理想，而显微外科夹闭技术持续进展，血管内治疗并不十分普及。而现今，血管内治疗技术的发展已经让脑血管病变治疗变得安全和容易。

1991 年，Guglielmi 等[52,53]首先报道了电解脱弹簧圈应用于动脉瘤栓塞治疗的实验结果和临床应用。血管内治疗最初主要应用于后循环病变的治疗，例如基底动脉顶端动脉瘤，是由于这些病变的开颅治疗存在更高的并发症发生率[54]。在当时最大宗的动脉瘤血管内治疗研究中，仅有 43％的病例是前循环动脉瘤[55]。相比之下在国际未破裂颅内动脉瘤研究中 97％接受治疗的动脉瘤均位于前循环，使前交通动脉瘤患者获得更大受益[9]。

国际未破裂颅内动脉瘤研究发表后，血管内治疗领域被拓宽，伴随着技术的进步，以往认为不适于栓塞的动脉瘤也可以进行血管内治疗。这些技术包括球囊辅助弹簧圈栓塞（balloon-assisted coiling embolization，BACE）、支架辅助弹簧圈栓塞（stent-assisted coiling embolization，SACE）、Onyx HD-500 胶液栓塞（eV3 Neurovascular，Irvine，California）、血流导向支架和最近的 Woven EndoBridage（WEB）动脉瘤栓塞系统（Sequent Medial，Aliso Viejo，California）[56,57]。微导管技术和弹簧圈技术的发展对动脉瘤栓塞有也较大的帮助。上述技术的发展对无法接受外科手术治疗并且传统的血管内治疗也存在一定困难的患者，有相当的帮助。表 6.1 列举了过去 10 年中前交通动脉瘤血管内治疗相关研究的结果。

常用技术和治疗原则

在介入治疗中有一些基本的治疗原则和步骤有助于确保手术安全。尽管一些医疗机构在清醒状态下进行动脉瘤栓塞治疗，笔者仍建议在吸入性麻醉状态下进行治疗。在介入治疗之前，患者需建立两路外周静脉通道，准备 Foley 导管，并建立一路动脉通道以便监测围手术期血压。术后通过动脉通道进行实时血压监测是有益的。血管鞘、指引导管及微导管等均需要肝素盐水浸润。一般来说，笔者进行介入治疗前常使用穿刺针进行穿刺并置入 6F 的短股动脉鞘，而在股动脉走行迂曲或主动脉弓解剖异常的患者中，长动脉鞘也有应用。

可给予 70U/kg 剂量的肝素，将活化凝血时间（ACT）调整至目标值 250s。笔者在介入治疗过程中使用 ACT 实时检测技术以保证合适的抗凝状态。细致的监

表 6.1　前交通动脉瘤血管内治疗研究汇总

作者，年份	研究类型	动脉瘤例数		完全栓塞率①/%	手术相关并发症/%		手术严重并发症和死亡率/%	关键结论
		总数	破裂型		血栓栓塞	术中动脉瘤破裂		
Elias 等[58]，2003	前瞻性	30	30	56.7	N/A	N/A	N/A	年轻、较低分级的女性蛛网膜下腔出血患者预后较好
Proust 等[59]，2003	前瞻性	37	36	78.4	10.8	2.7	13.5	指向后方的动脉瘤更适合血管内治疗
Birknes 等[60]，2006	回顾性	123	113	77.5	0.8	3.3	N/A	动脉瘤形态是可能预测栓塞能否成功的指标
Guglielmi 等[61]，2009	回顾性	306	236	45.5	N/A	3.0	4.5	与外科开颅夹闭治疗相比，血管内治疗前交通动脉瘤时穿支血管损伤风险较低
Songsaeng 等[62]，2010	回顾性	96	7	62.5	N/A	N/A	N/A	单侧 A1 段发育不全时动脉瘤复发概率显著增加
Finitsis 等[63]，2010	前瞻性	268	234	29.5	8.1	4.3	9.1	破裂动脉瘤和大动脉瘤（>4mm）的复发概率显著增高
Raslan 等[64]，2011	回顾性	44	43	72.7	6.8	11.4	11.4	蛛网膜下腔出血动脉瘤患者急性期可以通过支架辅助栓塞达到长期有效栓塞目的，本研究中无任何患者需要二次治疗
Choi 等[65]，2011	回顾性	45	45	N/A	0	2.2	0	前交通动脉瘤形态特征（大小、体颈比、多分叶、多支血管融合情况）是决定进行外科夹闭或血管内治疗的参考因素
Schuette 等[66]，2011	回顾性	347	277	N/A	N/A	5.2	N/A	较小的前交通动脉瘤（<4mm）和蛛网膜下腔出血急性期的中破裂风险高
Johnson 等[67]，2013	回顾性	64	5	70.9	0	1.6	1.6	对于直径<15mm 的前交通动脉瘤支架辅助栓塞是安全可行的治疗方式
Huang 等[14]，2013	回顾性	27	27	74.1	0	3.7	0	急性破裂期前交通动脉瘤，支架辅助栓塞是安全的；急性期宽颈动脉瘤支架辅助栓塞治疗破裂的宽颈前交通动脉瘤栓塞后血管造影情况是确定是否完全栓塞

① 完全栓塞依据手研究者测量方法不同在各个研究中有差异。部分研究中采用 Raymond 分级确定完全栓塞，另一些研究则依据动脉瘤栓塞后血管造影情况确定是否完全栓塞（例如，栓塞体积>90%）。

测 ACT 指标可预防严重的血管内栓塞和出血并发症。术中发生动脉瘤破裂立即使用鱼精蛋白中和是至关重要的。对于目标血管，需要选择合适的指引导管和超选导管。选择优势 A1 段同侧的颈总动脉进行超选和置管。对于双侧 A1 对称的病例，到达动脉瘤病变路径短直的一侧 A1 应优选置管。

动脉瘤治疗过程中，管道近端支撑力至关重要。笔者常选用 Neuron 070（Penumbra，Alamda，California）作为指引导管，并且将其头端置于颈内动脉岩骨段远端或海绵窦段近端。在颈内动脉颈段明显迂曲的患者中，笔者经常使用 Navien 导管（eV3，Neurovascular）。一旦治疗方案选定，可经动脉内给予维拉帕米 10mg 注射给药预防导管相关的血管痉挛。如果指引导管头端无法置于颈内动脉岩骨段，指引导管可内衬微导管并将微导管超选至 A2 或 M2 远端，借助微导管附着力将指引导管头端送至目标位置。

术前计划使用支架治疗的患者，需在治疗前 7d 开始接受双重抗血小板治疗，给予阿司匹林 325mg/d 和氯吡格雷 75mg/d。支架置入的 3 个月后可停用氯吡格雷，阿司匹林治疗需长期进行。由于血小板抑制位点，$P2Y_{12}$，对氯吡格雷治疗的反应差异性较大，一部分对氯吡格雷治疗无效的患者在围手术期可能面临较大的血栓栓塞风险[68,69]。VerifyNow $P2Y_{12}$ 试验实时评价血小板抑制功能已被许多医师采用指导临床治疗[70]。在标准剂量氯吡格雷治疗无效的患者中，目前暂无明确的用药剂量标准供参考。在笔者单位，对于上述患者的治疗剂量通常增加 1 倍，总量 150mg 分次服用，也有其他研究者提出在氯吡格雷标准治疗剂量基础上加用西洛他唑或噻氯匹定。

对于需进行支架置入而术前没有抗凝药物治疗的患者，可给予阿司匹林 325mg＋氯吡格雷 300～600mg 的负荷剂量。

对于需进行支架置入辅助或瘤颈部有明显弹簧圈残端暴露的动脉瘤患者，手术当天至次日通常给予 8U/(kg·h) 的肝素持续静脉泵入，以预防迟发性的血栓栓塞并发症。如果术后出现迟发性栓塞事件，可给予阿昔单抗持续输注 24h，并且需增加术后氯吡格雷的日服用剂量，严格控制术后收缩压不低于 160mmHg。

治疗方式

单纯弹簧圈栓塞

目前最大的血管内治疗和开颅手术治疗动脉瘤的对比研究是基于可单纯栓塞病例设计的[9]。总体而言，单纯栓塞技术适用于一类特定体颈比（2 或者更大）的动脉瘤，动脉瘤瘤颈宽度达 7mm 或更大的病例，除非借助于球囊辅助或支架辅助，单纯弹簧圈栓塞治疗通常较困难。近年来伴随着栓塞弹簧圈和微导管品种的增加，神经外科医师对介入治疗方式的选择也明显地多样化。一般来说，一旦微导管头端在动脉瘤腔内就位，就可以使用最小径尺寸的成篮线圈或取长度、宽度、高度平均值尺寸的线圈填塞。通常需要避免选取尺寸过大的成篮线圈，以避免造成瘤壁张力过高。

现代的骨架线圈设计兼有大祥和小祥，小祥是用以填入动脉瘤腔内，而大祥则用于瘤内成篮。一旦成篮线圈被稳妥地释放于瘤腔内，后续以更小的成篮线圈或填充线圈填塞。标准的动脉瘤填塞密度应该达到 30％左右，尽管有些弹簧圈品种宣称可以有更高的填塞率[71,72]。除了考虑线圈填塞密度以外，充分考虑载瘤动脉管径和防止弹簧圈从瘤内逃逸也是动脉瘤栓塞治疗的基本原则。

在国际未破裂颅内动脉瘤研究发表之前，脑动脉瘤血管内治疗经验的发表是匮乏的。在一项研究中发现与显微开颅夹闭手术不同，大脑前动脉（包括前交通动脉）血管闭塞事件有显著差异[73]。同一研究发现血管内治疗仅在后循环动脉瘤治疗中有更好的结果。而另一项较早的前瞻性研究则发现动脉瘤夹闭治疗结局好于弹簧圈栓塞治疗（93.2％ vs 56.1％），其中前循环动脉瘤治疗后神经功能缺损和死亡（1.7％ vs 7.5％）等永久性损害发生率较低[74]。随着治疗经验积累以及血管内治疗技术的进步，在大多数治疗中心，如果动脉瘤形状适于栓塞，单纯的动脉瘤栓塞治疗通常是首选方案。

如果宽颈前交通动脉瘤无法进行球囊辅助或支架辅助治疗，可以尝试双微导管技术[75,76]。该技术是指两根微导管头端同时就位于动脉瘤腔内，通过微导管交替送入弹簧圈栓塞，在两枚弹簧圈均已顺利送入瘤腔内并妥善固定后进行弹簧圈解脱。理论上讲，这种技术增加填塞堆积密度同时确保了弹簧圈不会从逃逸出动脉瘤外。另一种使用于笔者所在治疗中心的类似方法，是在动脉瘤栓塞过程中在动脉瘤远端 A2 段内放置另一条保护性微导管。在栓塞导管填塞动脉瘤过程中，保护性微导管起到预防弹簧圈意外脱出导致远端血管狭窄或闭塞的效果。瘤颈位于 A2 段起始部位的动脉瘤，近端血管走行迂曲或破裂动脉瘤无法使用球囊或支架辅助的情况下，这种方法对栓塞有较大帮助（图 6.6）。

单纯前交通动脉瘤栓塞的并发症包括血栓栓塞事件、术中动脉瘤破裂、动脉瘤栓塞不完全、填塞线圈移位、迟发性栓塞线圈压缩和动脉瘤复发等。一项纳入了1552 例患者的前交通动脉瘤治疗 Meta 分析发现手术相关并发症发生率达 6％[77]。在死亡率方面，相比未破裂动脉瘤（2％），破裂动脉瘤有更高死亡率（4％）。尽管监测活化凝血时间和谨慎的栓塞操作可以杜绝大多数并发症，但迟发性栓塞线圈压缩和动脉瘤复发需到栓塞后数月到数年才会发生。大体积的动脉瘤（＞600mm³）和低线圈填塞密度（＜20％）的动脉瘤栓塞后有较高的复发概率（高达30.1％）[78]。尽管动脉瘤栓塞后再出血概率较低（1％～2％），严重并发症和死亡事件均与之相关。动脉瘤栓塞术后再接受治疗被证明是安全的，其严重并发症和死亡率为 0[80-82]。由于弹簧圈压缩造成的复发动脉瘤的再次血管内治疗被认为是非常困难的（图 6.7）[82,83]。在上述情况下，推荐外科开颅治疗[82]。

球囊辅助栓塞

该技术首次报道于 1997 年，在宽颈动脉瘤的治疗中，能有效地稳定微导管头

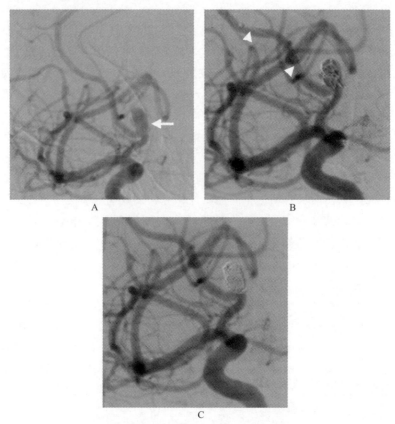

图 6.6　单纯动脉瘤线圈栓塞时 A2 段放置第二根微导管保护：（A）一例未破裂前
交通动脉瘤（白色箭头）治疗时，（B）以第二根微导管保护右侧 A2 段起始部
（白色箭头尖端），（C）栓塞后脑血管造影显示单纯线圈栓塞效果良好

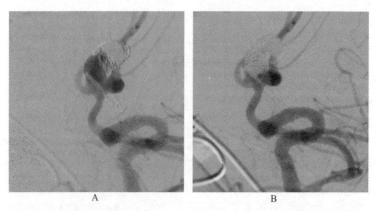

图 6.7　动脉瘤填塞弹簧圈压缩、动脉瘤复发：该患者系破裂的宽颈前交通动脉瘤患者，
接受弹簧圈填塞治疗，后随访造影发现弹簧圈压缩，再次尝试动脉瘤夹闭术；再次随访脑
血管造影（A）发现动脉瘤再次复发，患者拒绝再次开颅手术，随后尝试进行血管内
治疗补栓（B），尽管栓塞后动脉瘤颈仍有残留

于动脉瘤腔内，便于栓塞线圈完全适形填塞，保护载瘤动脉避免弹簧圈疝出瘤颈[84-86]。球囊辅助栓塞尤其适用于破裂出血的宽颈动脉瘤，因为支架辅助的双联抗血小板治疗在这种情况下是不适宜的。

早期的低顺应性球囊，例如 HyperGlide（eV3 Neurovascular）球囊保护微导管应用于宽颈动脉瘤治疗，使得球囊辅助栓塞成为一种安全有效的治疗方法，被广泛接受[87,88]。但这些球囊常常无法顺利到达前交通动脉复合体，因此顺应性更好的装置，例如 HyperForm 球囊（eV3 Neurovascular）和 TransForm 球囊（Stryker Neurovascular，Fremont，California），被开发并被更广泛地应用于宽颈前交通动脉瘤，而且这些动脉瘤常有大脑前动脉 A2 段从瘤体发出（图 6.8）。

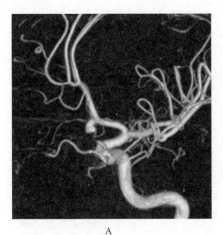
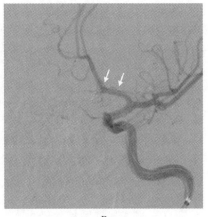

图 6.8 球囊辅助动脉瘤栓塞：（A）一例破裂动脉瘤（3D 血管成像示）应用（B）球囊辅助动脉瘤栓塞技术治疗（术中脑血管造影），如图示 HyperForm 球囊（eV3 Neurovascular）的近端和远端标记点（白色箭头）

现代研究已证明球囊辅助栓塞对于破裂和未破裂前交通动脉瘤均是安全可行的治疗方式，长期效果很好。Chalouhi 及其同事[89]在一项纳入 76 例患者的研究中，球囊辅助栓塞患者没有发生永久性的严重术后并发症或死亡，其中约 25％是前交通动脉瘤。在一项纳入超过 800 例动脉瘤（385 例为前交通动脉瘤）的球囊辅助动脉瘤栓塞研究中，Cekirge 及其同事[90]发现 2 年随访期内 87.6％的患者达到完全栓塞，手术相关的严重并发症和死亡率约为 1.4％。

球囊辅助栓塞的另外一个显而易见的优势是在术中动脉瘤破裂时可以紧急止血或临时阻断载瘤动脉[91]。尽管这种好处是直观的，但部分研究者认为球囊辅助栓塞可能会增加术中动脉瘤二次破裂风险，因为显著增加了微导管操作的难度且球囊充盈时会导致动脉瘤内压力增加[85]。部分研究者也发现与单纯动脉瘤栓塞（2.2％）相比，球囊辅助栓塞相关的血栓栓塞概率增加（9.8％）[92]。但迄今仍未有大型的前瞻性研究对比不同方式下血栓栓塞事件概率[93-95]。

支架辅助栓塞

1998 年，支架辅助栓塞动脉瘤的病例首次报道[96]。支架辅助栓塞可以按照"先支架释放，然后弹簧圈填塞"的步骤（类似于 1，2 两步走），或者"先弹簧圈填塞，然后支架释放"的步骤完成，后者往往是因为弹簧圈疝入载瘤动脉后需要支架保护载瘤动脉。最初的支架辅助栓塞治疗仅被应用于近端颅内动脉瘤，如颈内动脉海绵窦段或眼段动脉瘤。伴随操作经验的积累和支架技术的进展，包括开环支架（例如 Neuroform 或 Neuroform EZ，Stryker Neurovascular）的出现，支架辅助栓塞应用于更远端及更弯曲的血管内治疗，包括前交通动脉。

前交通动脉的众多解剖变异允许外科医师或介入医师在不同角度下进行支架释放。从同侧 A1 段放置支架至对侧 A2 段是最简单易行的方案，可最大程度保障支架覆盖动脉瘤颈（图 6.9）。有时候前交通动脉的解剖更适合由同侧 A1 段放置支架至对侧 A1 段或同侧的 A2 段。更复杂的支架辅助栓塞技术也见于报道，例如 Y 型支架技术，该技术中第一条支架通常由同侧 A1 段放置到同侧 A2 段，然后第二条支架由同侧 A1 段放置到对侧 A2 段[97,98]。在一些报道中也有 X 型支架辅助栓塞治疗成功的案例[13,99,100]。

在 Lazzaro 和 Zaidat[101] 的病例报道中，2 枚 4.5mm×22mm 的 Enterprise 支架（Cordis endovascular，Miami Lakes，Florida）由同侧 A1 段放至对侧 A2 段。尽管 Enterprise 支架是闭环设计的，但研究者在随访期内并未发现支架内狭窄情况。

现代研究发现支架辅助栓塞的手术相关严重并发症发生率较低，长期随访发现动脉瘤完全栓塞率较高（大约 90%）[102-104]。前交通动脉瘤支架辅助栓塞治疗的比例通常偏少，因为多数这样的动脉瘤也可以通过外科开颅方式治疗。在 Chalouhi[102] 的一项纳入 554 例支架辅助治疗的动脉瘤研究中，仅包括 7 例（1.5%）前交通动脉瘤。2009 年，Huang[14] 报道了 21 例破裂前交通动脉瘤支架辅助栓塞的经验。在该研究中仅有 1 例患者死亡，患者死亡原因与蛛网膜下腔出血并发症相关。在该研究中未发现血栓栓塞并发症。1 例动脉瘤术中再次破裂，但通过填塞成功止血，患者后期恢复良好，没有神经功能缺损。随访期内仅有 1 例栓塞后动脉瘤继续增大。Raslan 等[64]2011 年的报道纳入 44 例支架辅助栓塞的前交通动脉瘤，其中仅有 1 例是偶然发现的，长期随访发现完全栓塞，或狗耳状残留和少量瘤颈残留者占 87.9%（29/33）。44 例中有 5 例（11%）出现严重的手术相关并发症，包括 2 例出血和 3 例血栓栓塞。研究者指出全部并发症均出现在他们开展相关治疗的早期，而后期更精细的抗血小板治疗和经验积累有效减少了并发症的发生。

在蛛网膜下腔出血急性期进行支架辅助栓塞治疗让许多操作者比较担心。一项纳入 65 例蛛网膜下腔出血（包括 9 例前交通动脉瘤）的支架辅助栓塞治疗研究中，63.1%预后良好，15.4%并发出血或血栓栓塞事件，包括 3 例致死性出血[105]。尽

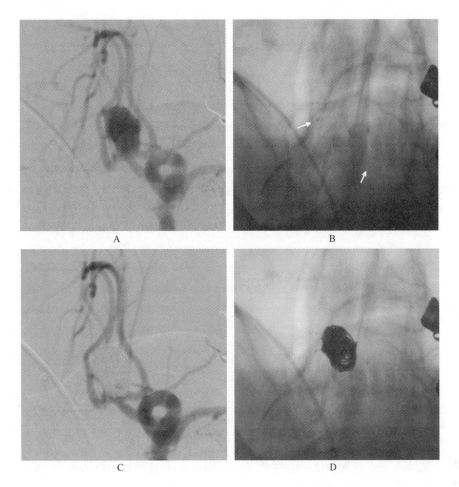

图 6.9　支架辅助动脉瘤栓塞：一例宽颈的未破裂前交通动脉瘤（A）进行支架
辅助动脉瘤栓塞（C），非减影片可见同侧 A1 段至对侧 A2 段支架释放
（白色箭头）（B），弹簧圈填塞后状态（D）

管大多数破裂动脉瘤可行外科开颅夹闭，但是对于宽颈前交通动脉瘤支架辅助栓塞
治疗是可行的。

血流导向支架

血流导向支架是一种新型技术，最初被应用于治疗巨大的颈动脉动脉瘤，与常
规弹簧圈栓塞相比，手术安全性类似，但有更好的动脉瘤完全闭塞率和更低的再治
疗风险[106,107]。更好的瘤颈覆盖和低支架孔隙率有利于动脉瘤内血流淤滞和瘤内
血栓形成，最终支架内内皮化，有效封闭瘤颈。目前唯一的经美国食品药品管理局
（FDA）批准应用的产品是 Pipeline 栓塞装置（eV3 Neurovascular），需要使用
2.8/3.2F 输送导管，例如 Marksman 导管（eV3 Neurovascular），相对常规弹簧
圈栓塞治疗前交通动脉瘤的微导管，这种导管较硬并且跟管较差。尽管有应用血流

导向支架成功治疗前交通血泡样动脉瘤的病例报道，但由于前交通动脉复合体的特殊解剖结构、对于侧支血管和小穿支动脉远期效果的不确定性，限制了血流导向支架用于治疗前交通动脉瘤[108]。此外，Pipeline 栓塞装置应用于前交通动脉以远端血管是超治疗适应证的。

动脉瘤腔内 WEB 栓塞系统

在宽颈分叉部动脉瘤治疗中，动脉瘤腔内血流导向装置已被研发，并且在欧洲部分地方尝试用于治疗[109,110]。WEB 动脉瘤栓塞装置是一种金属丝编织产品，能够在动脉瘤腔内展开并达到迅速闭塞动脉瘤的目的。该栓塞装置不需要进行抗血小板准备，并且能够在动脉瘤急性破裂期使用。对于无法夹闭的前交通动脉瘤，除了球囊和支架辅助栓塞治疗之外，WEB 也可作为一种备选治疗方案。在一项纳入 21 例动脉瘤（包括 5 例前交通动脉瘤）的研究中，并没有治疗失败的案例，其中 5 例需要补充栓塞或置入支架，1 例出现血栓栓塞并发症[110]。WEB 治疗前交通动脉瘤充满前景，但仍需大型研究证实。

随访期注意事项

无论使用哪种方法治疗，动脉瘤的再生长及复发是必须要关注的问题。笔者所在的中心，首次栓塞后 6 个月需要进行脑血管造影和 3D 血管成像检查。也需要行 MRA 检查作为对照，与传统脑血管造影比较，3T MRA 检查结果的符合率接近 91%[111]。鉴于有伪影产生，不推荐 CTA 检查。对于破裂动脉瘤而言，非侵入性的影像复查需要在治疗 1 年后进行，接下来的 2 年内每年复查一次，然后每 2～5 年复查一次。对于未破裂动脉瘤，非侵入性的影像复查也需要在治疗 1 年后进行。如没有复发表现，常规临床随访即可。动脉瘤再生长及复发的治疗需要依据个体情况个性化治疗。

关于抗血小板治疗，接受支架辅助栓塞的患者术后需至少 3 个月的双联抗血小板治疗。3 个月后，如果患者病情稳定并且没有任何血栓栓塞相关并发症，可以停用氯吡格雷并继续给予全量的阿司匹林治疗。在 6 个月时如果动脉瘤仍闭塞完全，阿司匹林可以减量至 81mg 并长期服用。

总结

对于神经外科医师和介入医师而言，前交通动脉瘤是一种常见的、解剖变异多样的病变。在过去的 20 年间，血管内介入技术和方法得到了显著的发展。随机对照试验已经证实，单纯弹簧圈栓塞治疗可以使破裂动脉瘤患者获益。球囊辅助栓塞和支架辅助栓塞技术的进一步发展拓宽了血管内治疗的范围，并且使得那些早期被认为无法进行栓塞治疗的动脉瘤也可以血管内治疗获得满意效果。

新兴的治疗技术，例如 FDS 和动脉瘤腔内血流导向栓塞装置，已显示出光明的前景。但在前交通动脉瘤治疗中的作用仍未完全确定，有待进一步积累经验。未来在降低手术相关并发症（例如血栓栓塞），提升动脉瘤长期完全栓塞率方面仍有提升空间。在外科和血管内技术的全方位支持下，我们正步入一个个体化治疗、使患者获益的全新医疗时代。

参考文献

1. Hernesniemi J, Dashti R, Lehecka M, et al. Microneurosurgical management of anterior communicating artery aneurysms. Surg Neurol 2008;70: 8–28 [discussion: 29].

2. Kassell NF, Torner JC, Jane JA, et al. The International Cooperative Study on the timing of aneurysm surgery. Part 2: surgical results. J Neurosurg 1990; 73:37–47.

3. Molyneux AJ, Kerr RS, Yu LM, et al. International subarachnoid aneurysm trial (ISAT) of neurosurgical clipping versus endovascular coiling in 2143 patients with ruptured intracranial aneurysms: a randomised comparison of effects on survival, dependency, seizures, rebleeding, subgroups, and aneurysm occlusion. Lancet 2005; 366:809–17.

4. Wiebers DO, Whisnant JP, Huston J 3rd, et al. Unruptured intracranial aneurysms: natural history, clinical outcome, and risks of surgical and endovascular treatment. Lancet 2003;362:103–10.

5. Bijlenga P, Ebeling C, Jaegersberg M, et al. Risk of rupture of small anterior communicating artery aneurysms is similar to posterior circulation aneurysms. Stroke 2013;44:3018–26.

6. Makowicz G, Poniatowska R, Lusawa M. Variants of cerebral arteries - anterior circulation. Pol J Radiol 2013;78:42–7.

7. Sanders WP, Sorek PA, Mehta BA. Fenestration of intracranial arteries with special attention to associated aneurysms and other anomalies. AJNR Am J Neuroradiol 1993;14:675–80.

8. San-Galli F, Leman C, Kien P, et al. Cerebral arterial fenestrations associated with intracranial saccular aneurysms. Neurosurgery 1992;30:279–83.

9. Molyneux A, Kerr R, Stratton I, et al. International Subarachnoid Aneurysm Trial (ISAT) of neurosurgical clipping versus endovascular coiling in 2143 patients with ruptured intracranial aneurysms: a randomised trial. Lancet 2002;360:1267–74.

10. Gnanalingham KK, Apostolopoulos V, Barazi S, et al. The impact of the international subarachnoid aneurysm trial (ISAT) on the management of aneurysmal subarachnoid haemorrhage in a neurosurgical unit in the UK. Clin Neurol Neurosurg 2006; 108:117–23.

11. Malek AM, Halbach VV, Phatouros CC, et al. Balloon-assist technique for endovascular coil embolization of geometrically difficult intracranial aneurysms. Neurosurgery 2000;46:1397–406 [discussion: 1406–7].

12. Shapiro M, Babb J, Becske T, et al. Safety and efficacy of adjunctive balloon remodeling during endovascular treatment of intracranial aneurysms: a literature review. AJNR Am J Neuroradiol 2008;29: 1777–81.

13. Cohen JE, Melamed I, Itshayek E. X-microstenting and transmesh coiling in the management of widenecked tent-like anterior communicating artery aneurysms. J Clin Neurosci 2013;21(4):664–7.

14. Huang QH, Wu YF, Shen J, et al. Endovascular treatment of acutely ruptured, wide-necked anterior communicating artery aneurysms using the Enterprise stent. J Clin Neurosci 2013;20(2):267–71.

15. Perlmutter D, Rhoton AL Jr. Microsurgical anatomy of the anterior cerebral-anterior communicating-recurrent artery complex. J Neurosurg 1976;45: 259–72.

16. Rhoton AL Jr, Perlmutter D. Microsurgical anatomy of anterior communicating artery aneurysms. Neurol Res 1980;2:217–51.

17. Rhoton AL Jr. The supratentorial arteries. Neurosurgery 2002;51:S53–120.

18. Cinnamon J, Zito J, Chalif DJ, et al. Aneurysm of the azygos pericallosal artery: diagnosis by MR imaging and MR angiography. AJNR Am J Neuroradiol 1992;13:280–2.

19. Gorczyca W, Mohr G. Microvascular anatomy of Heubner's recurrent artery. Neurol Res 1987;9: 259–64.

20. Maga P, Tomaszewski KA, Krzyżewski RM, et al. Branches and arterial supply of the recurrent artery of Heubner. Anat Sci Int 2013;88:223–9.

21. Alberts MJ. Results of a multicenter prospective randomized trial of carotid artery stenting vs. carotid endarterectomy. The Publications Committee of WALLSTENT [abstract]. Stroke 2001;32:325.

22. Nathal E, Yasui N, Sampei T, et al. Intraoperative anatomical studies in patients with aneurysms of the anterior communicating artery complex. J Neurosurg 1992;76:629–34.

23. Stehbens WE. Aneurysms and anatomical variation of cerebral arteries. Arch Pathol 1963;75:45–64.

24. Wilson G, Riggs HE, Rupp C. The pathologic anatomy of ruptured cerebral aneurysms. J Neurosurg

1954;11:128–34.

25. Itoyama Y, Fujioka S, Takaki S, et al. Occlusion of internal carotid artery and formation of anterior communicating artery aneurysm in cervicocephalic fibromuscular dysplasia–follow-up case report. Neurol Med Chir (Tokyo) 1994;34:547–50.

26. Inoue T, Tsutsumi K, Adachi S, et al. Clipping and superficial temporal artery-M2 bypass for unruptured anterior communicating artery aneurysm associated with atherosclerotic internal carotid artery occlusion: report of 2 cases. Surg Neurol 2007;68:226–31 [discussion: 232].

27. De Gast AN, van Rooij WJ, Sluzewski M. Fenestrations of the anterior communicating artery: incidence on 3D angiography and relationship to aneurysms. AJNR Am J Neuroradiol 2008;29:296–8.

28. Van Rooij SB, van Rooij WJ, Sluzewski M, et al. Fenestrations of intracranial arteries detected with 3D rotational angiography. AJNR Am J Neuroradiol 2009;30:1347–50.

29. Hunt WE, Hess RM. Surgical risk as related to time of intervention in the repair of intracranial aneurysms. J Neurosurg 1968;28:14–20.

30. McDougall CG, Spetzler RF, Zabramski JM, et al. The barrow ruptured aneurysm trial. J Neurosurg 2012;116:135–44.

31. Lownie SP, Drake CG, Peerless SJ, et al. Clinical presentation and management of giant anterior communicating artery region aneurysms. J Neurosurg 2000;92:267–77.

32. Park JH, Park SK, Kim TH, et al. Anterior communicating artery aneurysm related to visual symptoms. J Korean Neurosurg Soc 2009;46:232–8.

33. Austin JR, Maceri DR. Anterior communicating artery aneurysm presenting as pulsatile tinnitus. ORL J Otorhinolaryngol Relat Spec 1993;55:54–7.

34. Shukla DP, Bhat DI, Devi BI. Anterior communicating artery aneurysm presenting with vision loss. J Neurosci Rural Pract 2013;4:305–7.

35. Dzhebrailbekov ES, Shishkina LV. The Korsakoff syndrome in a female patient operated on for an aneurysm of the anterior cerebral-anterior communicating arteries (a case report). Zh Vopr Neirokhir Im N N Burdenko 1996;(4):37–9 [in Russian].

36. Asari S, Satoh T, Sakurai M, et al. Delineation of unruptured cerebral aneurysms by computerized angiotomography. J Neurosurg 1982;57:527–34.

37. McKinney AM, Palmer CS, Truwit CL, et al. Detection of aneurysms by 64-section multidetector CT angiography in patients acutely suspected of having an intracranial aneurysm and comparison with digital subtraction and 3D rotational angiography. AJNR Am J Neuroradiol 2008;29:594–602.

38. Cirillo M, Scomazzoni F, Cirillo L, et al. Comparison of 3D TOF-MRA and 3D CE-MRA at 3T for imaging of intracranial aneurysms. Eur J Radiol 2013;82:e853–9.

39. Sailer AM, Wagemans BA, Nelemans PJ, et al. Diagnosing intracranial aneurysms with MR angiography: systematic review and meta-analysis. Stroke 2014;45(1):119–26.

40. Deutschmann HA, Augustin M, Simbrunner J, et al. Diagnostic accuracy of 3D time-of-flight MR angiography compared with digital subtraction angiography for follow-up of coiled intracranial aneurysms: influence of aneurysm size. AJNR Am J Neuroradiol 2007;28:628–34.

41. Romijn M, Gratama van Andel HA, van Walderveen MA, et al. Diagnostic accuracy of CT angiography with matched mask bone elimination for detection of intracranial aneurysms: comparison with digital subtraction angiography and 3D rotational angiography. AJNR Am J Neuroradiol 2008;29:134–9.

42. Agid R, Lee SK, Willinsky RA, et al. Acute subarachnoid hemorrhage: using 64-slice multidetector CT angiography to "triage" patients' treatment. Neuroradiology 2006;48:787–94.

43. Jane JA, Winn HR, Richardson AE. The natural history of intracranial aneurysms: rebleeding rates during the acute and long term period and implication for surgical management. Clin Neurosurg 1977;24:176–84.

44. Jane JA, Kassell NF, Torner JC, et al. The natural history of aneurysms and arteriovenous malformations. J Neurosurg 1985;62:321–3.

45. Molyneux AJ, Kerr RS, Birks J, et al. Risk of recurrent subarachnoid haemorrhage, death, or dependence and standardised mortality ratios after clipping or coiling of an intracranial aneurysm in the International Subarachnoid Aneurysm Trial (ISAT): long-term follow-up. Lancet Neurol 2009;8:427–33.

46. Schievink WI, Wijdicks EF, Piepgras DG, et al. The poor prognosis of ruptured intracranial aneurysms of the posterior circulation. J Neurosurg 1995;82:791–5.

47. Spetzler RF, McDougall CG, Albuquerque FC, et al. The barrow ruptured aneurysm trial: 3-year results. J Neurosurg 2013;119:146–57.

48. Unruptured intracranial aneurysms–risk of rupture and risks of surgical intervention. International Study of Unruptured Intracranial Aneurysms Investigators. N Engl J Med 1998;339:1725–33.

49. UCAS Japan Investigators, Morita A, Kirino T, et al. The natural course of unruptured cerebral aneurysms in a Japanese cohort. N Engl J Med 2012;366:2474–82.

50. Brizzi RE. 2 cases of congenital arteriovenous aneurysm of the brain treated by means of embolization with lipiodol-wax. Riv Neurobiol 1964;10:3–16 [in Italian].

51. Sashin D, Goldman RL, Zanetti P, et al. Electronic radiography in stereotaxic thrombosis of intracranial aneurysms and catheter embolization of cerebral arteriovenous malformations. Radiology 1972;105:359–63.

52. Guglielmi G, Viñuela F, Sepetka I, et al. Electro-thrombosis of saccular aneurysms via endovascular approach. Part 1: electrochemical basis, technique, and experimental results. J Neurosurg 1991;75:1–7.

53. Guglielmi G, Viñuela F, Dion J, et al. Electrothrombosis of saccular aneurysms via endovascular approach. Part 2: preliminary clinical experience. J Neurosurg 1991;75:8–14.

54. Guglielmi G, Viñuela F, Duckwiler G, et al. Endovascular treatment of posterior circulation aneurysms by electrothrombosis using electrically detachable coils. J Neurosurg 1992;77:515–24.

55. Viñuela F, Duckwiler G, Mawad M. Guglielmi detachable coil embolization of acute intracranial aneurysm: perioperative anatomical and clinical outcome in 403 patients. J Neurosurg 1997;86: 475–82.

56. Guglielmi G. The beginning and the evolution of the endovascular treatment of intracranial aneurysms: from the first catheterization of brain arteries to the new stents. J Neurointerv Surg 2009; 1:53–5.

57. Ding YH, Lewis DA, Kadirvel R, et al. The Woven EndoBridge: a new aneurysm occlusion device. AJNR Am J Neuroradiol 2011;32:607–11.

58. Elias T, Ogungbo B, Connolly D, et al. Endovascular treatment of anterior communicating artery aneurysms: results of clinical and radiological outcome in Newcastle. Br J Neurosurg 2003;17: 278–86.

59. Proust F, Debono B, Hannequin D, et al. Treatment of anterior communicating artery aneurysms: complementary aspects of microsurgical and endovascular procedures. J Neurosurg 2003;99:3–14.

60. Birknes JK, Hwang SK, Pandey AS, et al. Feasibility and limitations of endovascular coil embolization of anterior communicating artery aneurysms: morphological considerations. Neurosurgery 2006;59: 43–52 [discussion: 43–52].

61. Guglielmi G, Viñuela F, Duckwiler G, et al. Endovascular treatment of 306 anterior communicating artery aneurysms: overall, perioperative results. J Neurosurg 2009;110:874–9.

62. Songsaeng D, Geibprasert S, Willinsky R, et al. Impact of anatomical variations of the circle of Willis on the incidence of aneurysms and their recurrence rate following endovascular treatment. Clin Radiol 2010;65:895–901.

63. Finitsis S, Anxionnat R, Lebedinsky A, et al. Endovascular treatment of ACom intracranial aneurysms. Report on series of 280 patients. Interv Neuroradiol 2010;16:7–16.

64. Raslan AM, Oztaskin M, Thompson EM, et al. Neuroform stent-assisted embolization of incidental anterior communicating artery aneurysms: long-term clinical and angiographic follow-up. Neurosurgery 2011;69:27–37 [discussion: 37].

65. Choi JH, Kang MJ, Huh JT. Influence of clinical and anatomic features on treatment decisions for anterior communicating artery aneurysms. J Korean Neurosurg Soc 2011;50:81–8.

66. Schuette AJ, Hui FK, Spiotta AM, et al. Endovascular therapy of very small aneurysms of the anterior communicating artery: five-fold increased incidence of rupture. Neurosurgery 2011;68:731–7 [discussion: 737].

67. Johnson AK, Munich SA, Heiferman DM, et al. Stent assisted embolization of 64 anterior communicating artery aneurysms. J Neurointerv Surg 2013;5(Suppl 3):iii62–5.

68. Gurbel PA, Antonino MJ, Tantry US. Recent developments in clopidogrel pharmacology and their relation to clinical outcomes. Expert Opin Drug Metab Toxicol 2009;5:989–1004.

69. Müller-Schunk S, Linn J, Peters N, et al. Monitoring of clopidogrel-related platelet inhibition: correlation of nonresponse with clinical outcome in supra-aortic stenting. AJNR Am J Neuroradiol 2008;29: 786–91.

70. Maruyama H, Takeda H, Dembo T, et al. Clopidogrel resistance and the effect of combination cilostazol in patients with ischemic stroke or carotid artery stenting using the VerifyNow P2Y12 Assay. Intern Med 2011;50:695–8.

71. Gaba RC, Ansari SA, Roy SS, et al. Embolization of intracranial aneurysms with hydrogel-coated coils versus inert platinum coils: effects on packing density, coil length and quantity, procedure performance, cost, length of hospital stay, and durability of therapy. Stroke 2006;37:1443–50.

72. Piotin M, Mandai S, Murphy KJ, et al. Dense packing of cerebral aneurysms: an in vitro study with detachable platinum coils. AJNR Am J Neuroradiol 2000;21:757–60.

73. Vanninen R, Koivisto T, Saari T, et al. Ruptured intracranial aneurysms: acute endovascular treatment with electrolytically detachable coils–a prospective randomized study. Radiology 1999;211: 325–36.

74. Raftopoulos C, Goffette P, Vaz G, et al. Surgical clipping may lead to better results than coil embolization: results from a series of 101 consecutive unruptured intracranial aneurysms. Neurosurgery 2003;52:1280–7 [discussion: 1287–90].

75. Horowitz M, Gupta R, Jovin T. The dual catheter technique for coiling of wide-necked cerebral aneurysms. An under-reported method. Interv Neuroradiol 2005;11:155–60.

76. Pan J, Xiao F, Szeder V, et al. Stent, balloon-assisted coiling and double microcatheter for treating wide-neck aneurysms in anterior cerebral circulation. Neurol Res 2013;35:1002–8.

77. Fang S, Brinjikji W, Murad MH, et al. Endovascular treatment of anterior communicating artery aneurysms: a systematic review and meta-analysis.

AJNR Am J Neuroradiol 2013. [Epub ahead of print].

78. Leng B, Zheng Y, Ren J, et al. Endovascular treatment of intracranial aneurysms with detachable coils: correlation between aneurysm volume, packing, and angiographic recurrence. J Neurointerv Surg 2013. [Epub ahead of print].

79. Sluzewski M, van Rooij WJ, Beute GN, et al. Late rebleeding of ruptured intracranial aneurysms treated with detachable coils. AJNR Am J Neuroradiol 2005;26:2542–9.

80. Kang HS, Han MH, Kwon BJ, et al. Repeat endovascular treatment in post-embolization recurrent intracranial aneurysms. Neurosurgery 2006;58: 60–70 [discussion: 60–70].

81. Slob MJ, Sluzewski M, van Rooij WJ, et al. Additional coiling of previously coiled cerebral aneurysms: clinical and angiographic results. AJNR Am J Neuroradiol 2004;25:1373–6.

82. Dorfer C, Gruber A, Standhardt H, et al. Management of residual and recurrent aneurysms after initial endovascular treatment. Neurosurgery 2012;70:537–53 [discussion: 553–4].

83. Abdihalim M, Watanabe M, Chaudhry SA, et al. Are coil compaction and aneurysmal growth two distinct etiologies leading to recurrence following endovascular treatment of intracranial aneurysm? J Neuroimaging 2013;24(2):171–5.

84. Levy DI, Ku A. Balloon-assisted coil placement in wide-necked aneurysms. Technical note. J Neurosurg 1997;86:724–7.

85. Akiba Y, Murayama Y, Viñuela F, et al. Balloon-assisted Guglielmi detachable coiling of wide-necked aneurysms: part I–experimental evaluation. Neurosurgery 1999;45:519–27 [discussion: 527–30].

86. Lefkowitz MA, Gobin YP, Akiba Y, et al. Ballonn-assisted Guglielmi detachable coiling of wide-necked aneurysma: part II–clinical results. Neurosurgery 1999;45:531–7 [discussion: 537–8].

87. Moret J, Cognard C, Weill A, et al. The "Remodelling Technique" in the treatment of wide neck intracranial aneurysms. Angiographic results and clinical follow-up in 56 cases. Interv Neuroradiol 1997;3:21–35.

88. Cottier JP, Pasco A, Gallas S, et al. Utility of balloon-assisted Guglielmi detachable coiling in the treatment of 49 cerebral aneurysms: a retrospective, multicenter study. AJNR Am J Neuroradiol 2001;22:345–51.

89. Chalouhi N, Jabbour P, Tjoumakaris S, et al. Single-center experience with balloon-assisted coil embolization of intracranial aneurysms: safety, efficacy and indications. Clin Neurol Neurosurg 2013;115: 607–13.

90. Cekirge HS, Yavuz K, Geyik S, et al. HyperForm balloon remodeling in the endovascular treatment of anterior cerebral, middle cerebral, and anterior communicating artery aneurysms: clinical and angiographic follow-up results in 800 consecutive patients. J Neurosurg 2011;114:944–53.

91. Santillan A, Gobin YP, Greenberg ED, et al. Intra-procedural aneurysmal rupture during coil embolization of brain aneurysms: role of balloon-assisted coiling. AJNR Am J Neuroradiol 2012;33:2017–21.

92. Sluzewski M, van Rooij WJ, Beute GN, et al. Balloon-assisted coil embolization of intracranial aneurysms: incidence, complications, and angiography results. J Neurosurg 2006;105:396–9.

93. Pierot L, Spelle L, Leclerc X, et al. Endovascular treatment of unruptured intracranial aneurysms: comparison of safety of remodeling technique and standard treatment with coils. Radiology 2009;251:846–55.

94. Pierot L, Cognard C, Anxionnat R, et al, CLARITY Investigators. Remodeling technique for endovascular treatment of ruptured intracranial aneurysms had a higher rate of adequate postoperative occlusion than did conventional coil embolization with comparable safety. Radiology 2011;258: 546–53.

95. Santillan A, Gobin YP, Mazura JC, et al. Balloon-assisted coil embolization of intracranial aneurysms is not associated with increased periprocedural complications. J Neurointerv Surg 2013;5(Suppl 3): iii56–61.

96. Mericle RA, Lanzino G, Wakhloo AK, et al. Stenting and secondary coiling of intracranial internal carotid artery aneurysm: technical case report. Neurosurgery 1998;43:1229–34.

97. Akgul E, Aksungur E, Balli T, et al. Y-stent-assisted coil embolization of wide-neck intracranial aneurysms. A single center experience. Interv Neuroradiol 2011;17:36–48.

98. Martínez-Galdámez M, Saura P, Saura J, et al. Y-stent-assisted coil embolization of anterior circulation aneurysms using two Solitaire AB devices: a single center experience. Interv Neuroradiol 2012; 18:158–63.

99. Zeleňák K, Zeleňáková J, DeRiggo J, et al. Flow changes after endovascular treatment of a wide-neck anterior communicating artery aneurysm by using X-configured kissing stents (cross-kissing stents) technique. Cardiovasc Intervent Radiol 2011;34:1308–11.

100. Saatci I, Geyik S, Yavuz K, et al. X-configured stent-assisted coiling in the endovascular treatment of complex anterior communicating artery aneurysms: a novel reconstructive technique. AJNR Am J Neuroradiol 2011;32:E113–7.

101. Lazzaro MA, Zaidat OO. X-configuration intersecting Enterprise stents for vascular remodeling and assisted coil embolization of a wide neck anterior communicating artery aneurysm. J Neurointerv Surg 2011;3:348–51.

102. Chalouhi N, Jabbour P, Singhal S, et al. Stent-assisted coiling of intracranial aneurysms: predictors of complications, recanalization, and outcome in 508

cases. Stroke 2013;44:1348–53.

103. Ismail Alhothi A, Qi T, Guo S, et al. Neuroform stent-assisted coil embolization: a new treatment strategy for complex intracranial aneurysms. Results of medium length follow-up. Neurol Neurochir Pol 2010;44:366–74.

104. Liang G, Gao X, Li Z, et al. Neuroform stent-assisted coiling of intracranial aneurysms: a 5 year single-center experience and follow-up. Neurol Res 2010;32:721–7.

105. Amenta PS, Dalyai RT, Kung D, et al. Stent-assisted coiling of wide-necked aneurysms in the setting of acute subarachnoid hemorrhage: experience in 65 patients. Neurosurgery 2012;70:1415–29 [discussion: 1429].

106. Becske T, Kallmes DF, Saatci I, et al. Pipeline for uncoilable or failed aneurysms: results from a multi-center clinical trial. Radiology 2013;267:858–68.

107. Chalouhi N, Tjoumakaris S, Starke RM, et al. Comparison of flow diversion and coiling in large unruptured intracranial saccular aneurysms. Stroke 2013;44:2150–4.

108. Rouchaud A, Saleme S, Gory B, et al. Endovascular exclusion of the anterior communicating artery with flow-diverter stents as an emergency treatment for blister-like intracranial aneurysms. A case report. Interv Neuroradiol 2013;19:471–8.

109. Lubicz B, Mine B, Collignon L, et al. WEB device for endovascular treatment of wide-neck bifurcation aneurysms. AJNR Am J Neuroradiol 2013;34:1209–14.

110. Pierot L, Liebig T, Sychra V, et al. Intrasaccular flow-disruption treatment of intracranial aneurysms: preliminary results of a multicenter clinical study. AJNR Am J Neuroradiol 2012;33:1232–8.

111. Cho WS, Kim SS, Lee SJ, et al. The effectiveness of 3T time-of-flight magnetic resonance angiography for follow-up evaluations after the stent-assisted coil embolization of cerebral aneurysms. Acta Radiol 2013. [Epub ahead of print].

7 大脑中动脉动脉瘤血管内及手术治疗：文献综述及经验分享

Osama O. Zaidat，Alicia C. Castonguay，Mohamed S. Teleb，Kaiz Asif，Ayman Gheith，Chris Southwood，Glen Pollock，John R. Lynch

关键词：大脑中动脉；动脉瘤；夹闭；弹簧圈栓塞；血管内；颅内动脉瘤

关键点：

- 大脑中动脉（Middle Cerebral Artery，MCA）是颅内动脉瘤最好发的部位，与前交通或后交通动脉动脉瘤相比，其破裂风险相对较低。
- 在大脑中动脉动脉瘤（Middle Cerebral Artery Aneurysm，MCAA）治疗上，目前尚无确切证据支持动脉瘤夹闭治疗优于弹簧圈栓塞；反之亦然。
- 目前证据及文献综述表明，在非选择性动脉瘤的队列研究中，以血管内治疗（Endovascular Therapy，ET）作为 MCAA 首选治疗方案的可行性超过 90%。
- 血管内治疗较夹闭并不明显增加再出血风险，两组间长期致残率和死亡率（Morbidity And Mortality，M&M）无统计学差异。然而，文献也表明，未破裂 MCAA 的手术夹闭后致残率及致死率更低。
- 基于文献，手术夹闭和介入栓塞两种治疗方法间似乎没有显著差异，仅在理论上可能存在差异。比较两种治疗方法的长期随访随机对照临床试验可能有助于揭示哪些患者更适于何种治疗方法。

引言

　　自从国际蛛网膜下腔动脉瘤试验（International Subarachnoid Aneurysm Trial，ISAT）和巴罗破裂动脉瘤治疗（Barrow Ruptured Aneurysm Treatment，BRAT）随机对照临床试验结果发表以来，ET 已成为最常用的颅内动脉瘤治疗方法[1-5]。且随着介入技术的持续发展，血管内治疗复杂颅内动脉瘤成为可能，且治疗数量也超过开颅手术夹闭[6]。虽然脑动脉瘤治疗的证据不断增加，但对于脑动脉瘤，尤其是 MCAA，有关弹簧圈介入栓塞或开颅夹闭的治疗争论仍在持续。而更多争论的重点在于治疗方案选择时所基于的临床因素、复杂的解剖学和形态学特征（包括年龄、动脉瘤位置、大小、指向，与分支血管的关系），以及安全栓塞的初始效益与终生耐受性。

关于 MCAAs 的最佳治疗方案目前仍在争论，对于哪种治疗方法能够兼顾手术安全和动脉瘤长期保护还缺乏共识。曾经认为，特殊解剖位置的 MCAA 可能更适合开颅手术。然而，尽管 MCA 是开颅手术夹闭的理想位置，具有位置表浅、易于显露的优点，但也存在诸多潜在困难，如早期血管痉挛，牵拉损伤和术区周围血肿，引起额外的开颅手术相关的脑损伤和术后残疾；而这些都可能为血管内介入治疗所避免，但目前尚缺乏有力的随机对照试验来指导 MCAA 治疗决策。

ET 早期，弹簧圈介入栓塞在治疗复杂形状的 MCAA 中并未体现出优势，一定程度上限制了 ET 在 MCAA 中的应用，这可能是目前脑动脉瘤治疗缺乏共识的部分原因。目前，随着先进的微导管技术、复杂的三维线圈，以及瘤颈支架和球囊辅助弹簧圈栓塞的应用，更安全、更致密的栓塞成为可能，ET 在 MCAA 中的使用超过 90%[7-11]。Mortimer 及其同事[11]的一项涉及 300 例 MCAA 的治疗首选弹簧圈介入栓塞，占比超过 95.8%。在本文中，我们综述了 MCAA 弹簧圈栓塞和手术夹闭治疗，并介绍 MCAA 弹簧圈栓塞治疗的初步经验。

MCA 胚胎学与解剖

熟悉 MCA 胚胎学、解剖学和可能的发育异常是制定最佳治疗方案的必要条件。在妊娠 8～12 周，远端原始颈内动脉（Internal Carotid Artery，ICA）及大脑前动脉（Anterior Cerebral Artery，ACA）分为脉络膜前动脉和许多小动脉支。而这些小动脉支逐渐发育为胚胎大脑前和胚胎大脑中动脉。而这些动脉网逐渐合并为 MCA 主干，余下的小动脉支则成为穿支动脉。因此，MCA 是 ICA 的直接延续，若动脉网合并异常可形成副 MCA 或优势颞前动脉。这些变异在讨论副 MCA 类型中非常重要。

显微外科手术资料显示，双侧 MCA 外径均为（3±0.1）mm，而 MCA 长度在右半球为（15±1.1）mm，在左半球为（15.7±1.3）mm[12]。然而，在 610 例的尸检研究中发现，MCA 水平段长度为 16mm（范围为 5～30mm），直径为 3～5mm。MCA 主干水平段称为 M1（蝶段），其次是 M2（脑岛段），M3（岛盖段）及 M4（皮层支）[13,14]。

MCA 水平段分叉方式包括双分叉（78%～90%），三分叉（12%）及多分叉（10%）[13,14]。而真正的 MCA 三分叉有时易与优势 MCA 中间干相混淆，后者与双分叉点之间存在一定距离。在 15% 病例中，优势中间干邻近 MCA 分叉，被误认为真正的三分叉；55% 的病例，优势中间干起源于距离 MCA 分叉较近的一段内，而 30% 的病例起源于距离 MCA 分叉较远处。优势中间干更常见起源于 MCA 上干。优势中间干的起源距离 MCA 分叉越靠近，其对于皮质血供的意义越重要，尤其是顶叶的血供[15]。根据动脉分支的分布，MCA 上干主要供应额叶凸面，MCA 下干分支则供应部分顶叶，并与大脑后动脉共同供应颞叶。

一项尸检研究发现，大多数标本（19/23）中颞前动脉是 M1 段的第一个分支，也是 M1 近段动脉瘤的好发位置；另一研究则发现所有标本均如此[13,16]。此外，穿支动脉（豆纹动脉，可达 6～20 支）也是 M1 近段动脉瘤的好发部位[13]；这些穿支可起源于 M1 近段（51.1%），M1 远段和第一分叉点（25.6%），也可起源于第一分叉远端的 M2 分支（20.3%）[13]。

尸检和磁共振血管成像（Magnetic Resonance Angiographi，MRA）研究发现，副 MCA 分别占 3% 和 0.12%[13,17]。由于从前动脉发出的穿支动脉与 MCA 融合不良、不能形成单一的 MCA，出现重复 MCA，即副 MCA，根据其优势及起源不同，可分为：Manelfe Ⅰ型，Ⅱ型和Ⅲ型。这种重复或副 MCA 通常单侧发生。然而，当一侧具有副 MCA 时，对侧发现镜像副 MCA 的可能性为 16.5%[13]。80% 的副 MCA 起源于 ACA（Ⅱ型起源于近段 A1，Ⅲ型起源于远端段 A1），其余 20% 起源 ICA（Ⅰ型）（图 7.1）。MCA 开窗畸形很少见，在 3491 例 MRA 研究中，仅发现 3 例，约占 0.09%[17]。

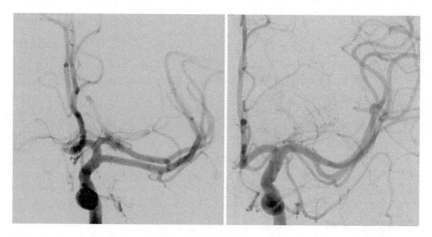

图 7.1　副大脑中动脉示例：左图，副 MCA 起源于 A1 近端；右图，副 MCA 起源于 A1 远端；右侧的颞前动脉起源于 ICA 远端

流行病学和破裂风险

发病率，多发性和位置

MCA 是脑动脉瘤好部位，占所有已诊断动脉瘤的 14.4%～43%[1-4,18-24]。芬兰的一项 561 例 MCAA 研究发现，60.6% 单发，9.8% 多发，19.6% 合并其他部位

动脉瘤[19]。其中双侧镜像动脉瘤占多发动脉瘤的 2/3[19]。对于存在近段 MCAA 患者，相关的颅内动脉瘤发生率增加 2.6 倍[19]。多个研究者精确统计 MCAA 的位置，最常见于 MCA 分叉，其次是 M1 近端、MCA 远端（图 7.2）[19,25-28]。

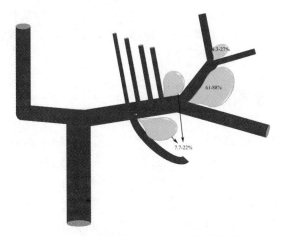

图 7.2　不同位置的 MCA 动脉瘤分布

家族性发生

蛛网膜下腔出血（Subarachnoid Hemorrhage，SAH）患者中，10％的动脉瘤是家族性发生[29,30]。而且，动脉瘤家族相关性与动脉瘤多发性呈正相关，11％的单发、14％的多发、20％的双侧和 22％的双侧分叉处动脉瘤具有明显家族相关性。

破裂风险

未破裂动脉瘤试验数据显示，与其他部位（如前交通和后交通动脉）动脉瘤相比，MCAA 破裂风险相对较低。未破裂脑动脉瘤研究显示，3～4mm、5～6mm、7～9mm、10～24mm 和≥25mm 的 MCAAs 年破裂率分别为 0.23（0.09～0.54）、0.31（0.10～0.96）、1.56（0.74～3.26）、4.11（2.22～7.66）和 16.87（2.38～119.77）[21]。国际未破裂颅内动脉瘤研究 2（ISUIA2）中，无 SAH 史且<7mm、有 SAH 史且<7mm、7～12mm、13～24mm 和≥25mm 的 MCAA 年破裂率分别为 0％、1.5％、2.6％、14.5％和 40％[22]。除动脉瘤绝对最大直径外，其他特征也可预示动脉瘤破裂风险。如，在对 151 例未破裂动脉瘤患者的计算机断层扫描血管造影（Computerized Tomographic Angiography，CTA）连续成像研究中发现，动脉瘤大小、持续生长和多囊化均是动脉瘤破裂的主要预测因素[31]。

临床表现

MCAAs 或偶然发现，或因破裂后引发 SAH 而发现。在芬兰的 MCAA 连续病例分析中，超过 90％ 的患者以 SAH 就诊[19]。而 43％ 的 MCAA 患者可出现 >2.5cm 的血肿，较其他位置动脉瘤血肿（占 11％）更为常见[19]，这也部分解释了 MCAA 患者就诊时 Hunt-Hess（H&H）分级等级更高[19]。24％ 的 MCA 分叉处动脉瘤可出现脑室内出血（Intraventricular Hemorrhage，IVH），而在其近端或远端动脉瘤的 IVH 发生率分别为 19％ 和 11％；较 MCAA 而言，其他部位动脉瘤较少发生 IVH[19]。

预后相关的动脉瘤因素

评估动脉瘤破裂风险和制定治疗方案时，需对 MCAA 的形态学特征进行评估和分析。MCAA 通常分为 3 种类型：近端、分叉处和远端（见图 7.2）。如图 7.2 所示，大部分 MCAA 位于分叉处，占 61％~88％；4.3％~27％ 位于分叉远端，7.7％~22％ 位于 MCA 起源与分叉之间[11,19,20,28,32-34]。而近端动脉瘤又可进一步分为豆纹动脉段动脉瘤（40％）或 M1 分支早期动脉瘤（60％）[32]。

除了上述位置分类外，MCAA 的其他特征也可用于预后评估，包括动脉瘤方向、大小、多囊性、瘤囊/颈比、动脉瘤直径/载瘤动脉直径、是否动脉瘤合并 MCA 豆纹动脉或远端分支发出、与 MCA 分支夹角，从载瘤动脉发出后的指向，与眼动脉起点的高度差以及动脉瘤起点与 ICA 分叉间的距离等。我们中心 98％ 以上的 MCAA 采用 ET 治疗，据此提出了分叉处 MCAA 的血管造影分类，用于预测 ET 预后和介入技术难度（图 7.3）。有分支发出和锐性成角是 ET 治疗的主要限制因素。我们的分类系统可能有助于预测锐性成角分支辅助装置的使用或合并分支引起的操作困难（图 7.3）。

对于开颅夹闭，MCA 与动脉瘤发出点之间的距离与穿支动脉损伤程度有关[20,33]。在一项 91 例动脉瘤开颅夹闭治疗的研究中，穿支动脉损伤事件发生率占 15％，动脉瘤发出点距眼动脉起始点之间的高差，以及距离 ICA 分叉之间的距离与穿支损伤率显著相关[35]。另外一项 151 例破裂和未破裂的 MCAA 夹闭治疗研究发现，术中出血和术后结局的独立预测因素包括：SAH、动脉瘤在 M2 段上的起源位置、最大长度和瘤颈大小[34]。

治疗方案

大脑中动脉瘤血管内栓塞预后

越来越多的研究表明，MCAA 介入栓塞具有显著的可行性及安全性。然而，其中大部分研究缺乏严格的判定标准及随机化原则，且由于治疗单位经验的不同，存在治疗方案的选择性偏倚。

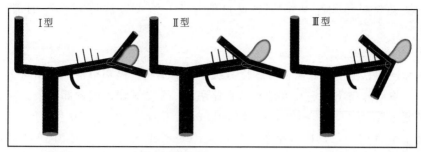

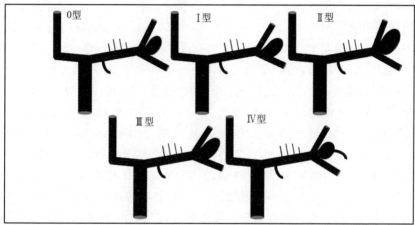

图 7.3 上图，基于动脉分支成角的分类

Ⅰ型，分支动脉角度＞90°，球囊或支架容易到达目标血管；Ⅱ型，MCA 分支中 1 支
成角＜90°，ET 有难度；Ⅲ型，2 分支成角均＜90°。下图，基于瘤颈处发出动脉分支
数的分类：0 型，无相关血管；Ⅰ型和Ⅱ型分别涉及 MCA 上干或下干；Ⅲ型同时涉及
上、下干；Ⅳ型是处理最为复杂的 MCAA，瘤体发出动脉分支

可行性和成功率

既往认为只有少部分 MCAA 适合于 ET 治疗，然而最近的大宗病例研究表明，
90％以上的 MCAAs 适 合 于 ET。Mortimer 及 其 同 事[11] 报道，1996～2012 年期
间，295 例患者，共 300 个 MCAAs 接受 ET 治疗，93％的患者接受弹簧圈栓塞治
疗，因解剖原因直接夹闭和 ET 失败后夹闭治疗的分别为 8 例和 13 例。在类似的
55 例非选择性 MCAA 序列研究中，ET 作为首选治疗方案，可行性达 91.7％[28]。
Vendrell 及其同事[36]的研究发现，174 例 MCAA 中，160 例（92％）以弹簧圈栓
塞治疗为首选治疗。在 ET 发展的早中期（1990～2007 年），115 例 MCAAs 中 ET
治疗的可行性为 93％，但该研究并非连续病例入组[37]。在一项 154 例动脉瘤的研
究中，ET 作为一线治疗的可行性得到充分体现，149 例（96.5％）成功实施弹簧
圈栓塞治疗[38]。

近 6 年（2005～2011 年），我们中心将 ET 作为 161 例 MCAA 患者的首选治
疗方案，技术可行性达 98.8％，其中 2 例为血泡样破裂 MCAA（＜1.5mm）。而

我们的辅助材料使用率达 43%，这可能是 ET 治疗方法可行性高的部分原因所在[10]。

栓塞和再治疗率

文献回顾，由于动脉瘤栓塞程度分级定义的不同，栓塞率也不尽相同。大多数报道中，将动脉瘤闭塞定义为动脉瘤囊栓塞时，无动脉瘤体或颈部残余。需要再次干预的复发率为 1.8%～17.4%。Mortimer 及其同事[11]的 300 例 MCAA 报道，近全闭塞率为 91.4%，再治疗率为 4.3%。Vendrell[36]的 174 例 MCAA 研究，动脉瘤闭塞率为 89.5%，再治疗率 10.5%。Gory[39]的 131 例 MCAA 前瞻性研究中，1.5 年随访期中闭塞率为 84.4%，再治疗率为 7.4%。而动脉瘤的大小可预测其复发率（$P = 0.02$；优势比，1.2；95%CI，1.02～1.4)[39]。Quadros 等[28]的报道中，闭塞率为 95.3%，再治疗率为 1.8%。另一项 152 例 MCAA（48% 为 SAH）的回顾性研究发现，术后 1、3 及 5 年的闭塞率分别是 83.3%，79.5% 和 80.2%[40]，随访血管造影复发率为 20%，其中一半的患者再接受治疗[40]。Vanzin[41]治疗的 100 例未破裂 MCAA，复发率为 9.8%。另一项 76 例未破裂 MCAA 研究中，6 个月随访时完全栓塞率 87%，3 例（4.3%）需再治疗[42]。Oishi 等[43]报道，一组破裂和未破裂的 MCAA 混合病例，复发率为 17.1%。Jin[44]报道的 103 例 MCAA，80 例随访，14 例需再治疗，其中 12 例行弹簧圈栓塞，2 例夹闭，术后均无并发症出现。复发相关的预测因素包括：年轻患者、已破裂和宽颈等[44]。一项 38 例 MCAA 的报道中，33 例完全闭塞，占 87%。而在我们的 161 例 MCAA 中，再治疗率为 11%[10]。

致残率、死亡率和再出血率

采用 ET 的破裂 MCAA 总残死率为 16.8%，而不同时间、不同文献报道的残死率存在差异，范围在 5.5%～29.4%（表 7.1）。部分文献只涉及手术操作相关的并发症，而其他文献分析了总体预后。

一项最大的 300 例 MCAA 的回顾性研究，其中 80.7% 患者表现为 SAH，总体致残致死率为 7.8%[11]；另一项 174 例非选择性 MCAA 研究中（59.2% 为破裂动脉瘤），总体残死率为 5.7%[36]。一项 ET 开展早中期（1990～2007 年）的大型队列研究（115 例 MCAA，42% 为破裂动脉瘤）中总体残死率为 9.9%，再出血率 <1%（仅有 1 例巨大 MCAA，部分栓塞后再次出血)[37]。Mortimer[11]研究中，再出血率为 1%。Quadros[28]的队列研究（55.9% 为破裂动脉瘤）中总体残死率为 79%（死亡率为 2%）。Iijima[38]的 154 例 MCAA 研究中，46.8% 为破裂动脉瘤，其残死率 7%，而未破裂动脉瘤的残死率为 3%。另一项以 ET 为一线治疗的前瞻性研究中，非选择性纳入 131 例 MCAA，其中 32.4% 以 SAH 发病，93% 的患者改良 mRS 评分 ≤2 分[39]。Bracard[40]的 152 例 MCAA 弹簧圈栓塞治疗中，手术相关死亡率为 0.7%，永久性致残率为 2.6%；4.3 年随访期中，早期出血 3 例，晚期出血 1 例[40]。

表 7.1　MCAA 栓塞或夹闭治疗预后对比分析

作者，年份	病例数	SAH /%	总体	偶发或未破裂动脉瘤			破裂动脉瘤			预后
				死亡率/%	不良预后率/%	残死率/%	死亡率/%	不良预后率/%	残死率/%	
Mortimer 等[11]，2014	295	80.7	前瞻性数据回顾性分析	1.9	0	1.9	13.6	7	20.6	闭塞率 91.4%；再治疗率 4.3%；出血后栓塞 40% 预后较好；MCAA 可行性 95.8%
Quadros 等[28]，2007	55	60	回顾性，55/59MCAAs	0	4.5	4.5	3	6.1	9.1	多学科团队参与栓塞率 95.3%；闭塞率 76.6% 闭塞
Doerfler 等[45]，2006	36	50	回顾性，36/38	0	5.6	5.6	5.9	23.5	29.4	再治疗率 7.9%；可行性 86.8%
Bracard 等[40]，2010	140	48	回顾性，单中心	0	1.5	1.5	9.6	9.6	19.2	闭塞率 83.3%；4.3 年随访中 1 例患者再出血
Gory 等[39]，2014	120	34.2	前瞻性，非选择性	2.5	4.8	7.3	4.9	2.4	7.3	再治疗率 7.6%
Jin 等[44]，2013	100	58	回顾性，100/103	0	0	0	12.1	15.5	27.6	可行性 99%；再治疗：12 例栓塞，2 例夹闭
Vendrell 等[36]，2009	153	59.2	回顾性，单中心 153/174	0	9.8	9.8	2.2	3.3	5.5	可行性 160/174（92%）；复发率 10.5%
Suzuki 等[37]，2009	115	42	回顾性，单中心	0	1.5	1.5	4.2	16.7	20.9	1 例部分栓塞的患者再出血 0.09%；血管重建：10.5%
Oishi 等[43]，2009	112	53.6	回顾性，单中心	0	2.2	2.2	5	17.4	22.4	长期血管重建 17.1%；可行性 91.1%
Kim 等[42]，2011	70	0	回顾性，单中心	1.4	1.4	1.4	NA	NA	NA	超过 2 个月随访：再治疗率 4.3%；再出血率 0；
Iijima 等[38]，2005	142	46.8	回顾性，单中心	1	3	4	6	1	7	再治疗率 10%；栓塞可行性 96.5%

续表

作者，年份	病例数	SAH /%	总体	偶发或未破裂动脉瘤			破裂动脉瘤			预后
				死亡率 /%	不良预后率 /%	残死率 /%	死亡率 /%	不良预后率 /%	残死率 /%	
Rodríguez Hernández 等[51]，2013	543	51.9	回顾性	1.5	6.5	8	9.6	20.2	29.8	术后改善或无改变：未破裂动脉瘤 86.9%；破裂动脉瘤 92.7%
Rinne 等[19]，1996	561	100	芬兰序列研究	NA	NA	NA	13	25.6	32.6	MCAAs 总体预后不良率：32.6%；其他前循环动脉瘤 25%
Suzuki 等[53]，1984	413	100	回顾性；单中心	NA	NA	NA	4.2	18.5	22.6	早期预后不良 20%；晚期预后不良 5.6%
Morgan 等[54]，2010	263	0	回顾性，单中心，偶发 MCAAs 263/339	0.4	4.6	5	NA	NA	NA	<60 岁且<12mm，致残致死率 0.6%；(95% CI,0~3.8%)；>60 岁，致残致死率 22.2%（95% CI，8.5%~45.8%）
夹闭 Moroi 等[55]，2005	125	0	回顾性，单中心，未破裂	0	2.4	2.5	NA	NA	NA	5 例出现永久性或短暂性功能缺陷，占 2.5%；无死亡
Choi 等[56]，2012	125	0	回顾性，单中心	0	2.4	2.4	NA	NA	NA	闭塞率 95.8%；不良事件：ICH，脑膜炎，伤口感染
van Dijk 等[52]，2011	105	73.3	回顾性，单中心	NA	NA	NA	NA	NA	20	1 例再出血 1.3%；栓塞率 89%
Yeon 等[35]，2011	91	0	回顾性，单中心	0	4.4	4.4	NA	NA	NA	14 例影像学证实脑梗死 15%；永久性 4.4%
Zhu 等[33]，2013	58	46.6	回顾性，单中心	NA	NA	NA	NA	NA	NA	不良预后或死亡 11.9%；死亡 6.8%；再治疗 1.7%；瘤颈残余 19%
Son 等[57]，2007	24	0	回顾性，单中心	0	0	0	NA	NA	NA	
Park 等[20]，2008	23	82.6	回顾性	0	25	25	30.5	5.3	36.8	3 例永久性功能缺陷 13.04%；豆纹动脉 78.3%；瘤支 13%

缩略词：NA：不适用。

2001～2007 间，112 例（113 个）MCAA 采用弹簧圈栓塞治疗，其中以 SAH 起病患者的残死率为 22.4%[43]。Jin[44] 的 103 例 MCAA 研究中，破裂动脉瘤总体残死率为 15.5%，良好预后占比 72.4%。17 例破裂 MCAA 采用血管内栓塞治疗，5 例（29.4%）残疾或死亡，长期随访无再出血[45]。59 例（65 个）MCAA 采用弹簧圈治疗较为安全，7.7% 的 Hunt-hess 1～3 级和 41.3% 的 Hunt-hess 4～5 级患者预后不良（mRS=4～6）[46]。在我们中心，6 年内收治 161 例 MCAA，其中 33% 是破裂动脉瘤，手术相关残死率为 4%[10]。

未破裂动脉瘤弹簧圈栓塞预后

较破裂动脉瘤，未破裂动脉瘤 ET 后残死率低 0～5.9%（平均 2.4%）（表 7.1）。一项单中心研究中，84 名患者的 100 个未破裂 MCAA 接受弹簧圈栓塞治疗，总残死率 2.4%（死亡率为 0）[41]。一项回顾性研究中，70 例（76 个未破裂 MCAAs）接受弹簧圈栓塞治疗，无永久性残疾，仅 1 例治疗后 9 小时内死于 SAH（致死率 1.4%）[42]。一项队列研究中，纳入 112 例（113 个破裂/未破裂 MCAA），其中未破裂动脉瘤的总体残死率为 2.2%[43]。另一项未破裂 MCAA 研究中，17 例中有 1 例中度残疾，致残率为 5.9%，死亡率为 0，长期随访无再出血。Jin[44] 的 103 例 MCAA 研究中，42 例未破裂 MCAA 术后残死率为 0；40 例患者获得平均 29.5 个月随访，未见再出血或新发残疾。

总之，几项小规模研究结果相似，残死率在 0%～10% 间，且再治疗率大致一致（见表 7.1）[47-49]。此外，一项系统综述分析共纳入 12 项 MCAA 弹簧圈栓塞治疗研究，完全闭塞率 82.4%，未破裂和破裂动脉瘤的术后死亡和永久性致残率分别为 5.1% 和 6%[50]。

MCA 动脉瘤手术夹闭

与弹簧圈栓塞治疗研究相似，MCAA 手术夹闭治疗的数据主要为病例报道或回顾性分析，缺乏盲法或随机化研究。

破裂 MCAA 的残死率

由于难以区别是 SAH 还是手术夹闭引起的残疾，所以很难准确计算由手术夹闭特异性造成的患者残死率（表 7.1）。

一项手术夹闭治疗研究，纳入 543 例，共 632 枚 MCAAs，其中 282 例（51.9%）为破裂动脉瘤。治疗方法包括夹闭（88.6%）、血栓切除/夹闭重建术（6.2%）及搭桥/动脉瘤栓塞（3.3%）。98.3% 的动脉瘤完全闭塞。破裂性动脉瘤中总体不良预后（mRS=3～6）占 29.8%（死亡率为 9.6%）。不良预后的预测因素包括：破裂（$P<0.04$）、低分级（$P=0.001$）、瘤体大（$P=0.03$）和去大骨瓣减压术（$P=0.001$）[51]。

芬兰的一项纳入 561 例 MCAA 的大样本研究中，496 例（88.4%）接受手术夹闭治疗[19]。由于再出血、技术、患者意愿、年龄及动脉瘤分级差等原因，相当一部分患者（11.6%）未接受手术夹闭治疗。术后不良预后率为32.6%，与ISAT试验结果接近，而不同位置的MCAA术后不良预后率大致相等（MCA近端、分叉和远端分别为34%、32%和30%）。手术预后与动脉瘤大小相关，微小、小、大及巨大动脉瘤的不良预后率分别为29%，33%，31%和43%。相较于向下指向的动脉瘤，向外指向的动脉瘤预后更差。此外，多发MCAA患者不良预后率为37%，而1个MCAA伴发其他位置动脉瘤者，不良预后率为39%[19]。一项单中心回顾性研究，纳入2001～2006年手术夹闭治疗的151例MCAA，破裂动脉瘤的不良预后率为20%[52]。1984年，Suzuki[53]报道了单中心413例MCAA的治疗，其中265例单发动脉瘤行手术夹闭，6个月总体残死率为13.4%，其中死亡率5.1%。此外，该研究还发现早期治疗的患者较后期治疗者预后差，不良预后率分别为20%和5.6%。

未破裂MCAAs的残死率

根据目前数据，未破裂MCAAs手术夹闭治疗的残死率范围为0～8%，平均为3.2%（表7.1）。Rodríguez-Hernádede[51]报道543例MCAA（共632枚动脉瘤）的研究，其中261例为未破裂动脉瘤，占48.1%；全组不良预后率8%，死亡率1.5%。van Dijk[52]的28例未破裂MCAA，均采用手术夹闭治疗，术后长期残死率为0。另一项263例患者，339枚MCAA的研究，均接受手术夹闭治疗，术后总体残死率为5%（95%CI：2.9%～8.3%）。60岁以下且动脉瘤＜12mm的患者术后并发症发生率低，仅0.6%（95%CI：0～3.8%）；而对于60岁以上且动脉瘤＞12mm者，并发症发生率明显增加，达22.2%（95%CI：8.5%～45.8%）[54]。一项包括201例未破裂MCAA的单中心回顾性研究中，总体手术相关并发症发生率为2.5%，永久性致残率为0.6%，动脉瘤大小是最有效的预后预测因素[55]。2007年1月～2010年12月，125例患者的143枚MCAA（直径＜10mm）手术夹闭治疗，3例患者出现颅内出血、脑膜炎和伤口感染，总体残死率2.4%；然而，所有患者的长期随访结果均良好（mRS＝0～1）。CTA或常规血管造影随访示，137枚动脉瘤夹闭完全，占95.8%，6枚动脉瘤瘤颈或瘤体残留，占4.4%[56]。91例未破裂动脉瘤的夹闭研究中，14例术后新发脑梗（占15%），其中4例出现永久性功能缺陷，MCAA与眼动脉起始处高度差大及MCA起始与分叉处距离短是MCAA夹闭不良预后的预测因素[35]。此外，一项小型单中心研究纳入24例未破裂MCAA，开颅及夹闭过程中均应用神经导航技术，术后无并发症[57]。

夹闭vs栓塞

目前，尚无单纯MCAA的栓塞与夹闭治疗随机对照队列研究。然而，前瞻性随机化的BRAT试验结果显示，3年随访的前循环破裂动脉瘤，89例栓塞治疗者中21例mRS评分超过2分（23.4%），235例夹闭治疗者中66例mRS评分超过2分（30.7%）（P＝0.21）。假设大多数前循环动脉瘤是MCAA，或许可以认为栓塞治疗的不良预后率低于夹闭治疗。然而，由于 BRAT 试验是一项单中心、小样本研究，参与的外科医生具有丰富的栓塞和夹闭经验，试验结果可能缺乏代表性[4]。

另外几项回顾性研究也有一些不足之处：样本量小、组间不平衡、单中心和缺乏盲法。ISAT 试验中破裂 MCAA 亚组分析结果显示，栓塞治疗组 162 例中 46 例（28.4％）预后不良；夹闭治疗组 139 例中 39 例（28.1％）预后不良，两亚组间无统计学差异，风险比为 1.01（95％CI：0.71～1.45）[2]。

一项单中心回顾性研究中，纳入 84 例患者（90 枚 MCAA），50 例（20％为 SAH）ET 治疗，34 例（26.5％为 SAH）手术夹闭治疗。术后 6 个月 ET 组不良预后率（定义为 mRS＝3～6）为 10％，夹闭组为 5.9％（$P＝0.5$）；完全闭塞率分别为 86％和 95％[58]。

另一项单中心研究对同一时期 30 例栓塞治疗和 78 例夹闭治疗的 MCAA 进行对比分析，结果发现，对于某些困难的动脉瘤，开颅夹闭为首选治疗方案，以栓塞为补充治疗。17 例选择栓塞的主要原因是 M1 段短，栓塞治疗组中 28 例（93％）完全闭塞，夹闭治疗组中 72 例完全闭塞（92％），两组间残死率无统计学差异（3.3％ vs 2.6％）[59]。

另一项单中心回顾性研究对破裂 MCAA 的夹闭与栓塞治疗预后进行比较，163 例夹闭和 21 例栓塞治疗者中均有 45％的不良预后率（mRS＝3～6）。而在未破裂 MCAA 中，夹闭治疗的不良预后为 4％，栓塞治疗的不良预后为 5％[60]。

最后，与栓塞治疗的 SAH 性 MCAA 相比，夹闭治疗组的癫痫风险显著高，1 年随访栓塞组的癫痫风险为 6.5％，而夹闭组的癫痫风险为 11.5％[61]。表 7.2 总结了两种治疗方法的一些可比性研究结果。

表 7.2　MCAAS 夹闭与栓塞治疗结果对比

研究	试验设计	病例数	夹闭/％	栓塞/％	结果
ISAT	2005:SAH 研究,前瞻性 RCT 预后:mRS＞2	夹闭 139 例；栓塞 162 例	28.1	28.4	风险比：1.01(95％ CI 0.71～1.45)
Guresir 等	2011:回顾性 单中心 SAH 预后:长期 mRS＞2	夹闭 163 例；栓塞 21 例	45	45	NS
	2011:未破裂动脉瘤 预后:长期 mRS＞2	夹闭 108 例；栓塞 38 例	5	5	NS
Kim 等	2013:回顾性,单中心 主要为未破裂动脉瘤 永久性残疾	夹闭 78 例；栓塞 30 例	2.6	3.3	NS
	术后事件		6.4	3.3	NS
	闭塞率		92	93	NS

续表

研究	试验设计	病例数	夹闭/%	栓塞/%	结果
Diaz 等	2012；回顾性 SAH 和未破裂动脉瘤单中心 预后：6 个月时 mRS＞2	栓塞：50 例（59.5%），10 例破裂；夹闭：34 例（40.5%），9 例破裂	5.9	10	0.5
	闭塞率		95	86	0.2

NS—无统计学意义；RCT—随机对照临床试验。

特殊情况

某些特殊情况可能使得 MCAA 的治疗较为棘手，包括合并血肿、动脉瘤形态或位置复杂等。在此，我们简要介绍一些特别复杂的情况。

合并脑出血且占位效应明确

破裂 MCAA 形成血肿造成的颅高压（ICH）给治疗带来挑战，既往对于是否 1 期清除血肿并夹闭动脉瘤也存在偏见。由于血肿压迫效应的去除，术中动脉瘤破裂风险明显增加；而且，血肿的存在可能使得动脉瘤瘤颈的暴露更为复杂[62]。相反地，在血肿清除前栓塞动脉瘤，可有效降低血肿压迫去除而引起动脉瘤再破裂的风险。在一项纳入 300 例 MCAAs 的栓塞治疗研究中，20 例患者伴有 ICH 和（或）占位效应，其中 40% 预后良好[11]。另一项研究中，30 例 MCAA 在栓塞治疗后清除血肿，随访 18 个月，56.7% 的患者格拉斯哥评分为 4 或 5 分[63]。

梭形和血泡样 MCAA

相对于其他部位梭形动脉瘤的发生率（3%）而言，MCA 上发生梭形动脉瘤相对较少，约占 0.6%。基于 MCAA 的形态学和解剖学特征，搭桥手术、弹簧圈介入栓塞、开颅夹闭或改良血流重建手术可能在治疗中获得联合应用。9 例大型复杂梭形动脉瘤采用搭桥桥接夹闭或动脉瘤包裹，治疗中，6 例长期预后良好，3 例出现明显残疾或死亡[64]。然而，也可以采用搭桥术后行血管内栓塞，而并非夹闭或包裹。另一项 9 例巨型梭形动脉瘤的研究中，3 例栓塞，6 例行颞浅动脉-大脑中动脉（STA-MCA）或枕动脉-大脑中动脉搭桥术后行动脉瘤栓塞，9 例中仅 1 例出现轻微神经功能障碍[65]。

ET 的发展促使其治疗动脉瘤的比例增加。血流导向装置，如 Pipeline Embolization Device（PED）（Covidien，Irvine，CA，USA）等使得 ET 治疗复杂 MCAAs 成为可能，无须行搭桥手术。使用 PED 治疗 10 例复杂 MCAAs，其中 7 例为梭形，术后致残率为 30%，零死亡。9 例患者中，7 例患者动脉瘤长期闭塞，闭塞率达 77.8%[66]。另外，在一篇病例报道中，MCA 梭形动脉瘤使用 LEO 支架（Balt，Montmorency，France）治疗后，动脉瘤内进行性血栓形成，动脉管腔完全重建且无动脉瘤复发[67]。

M1 段动脉瘤

少部分 MCAAs 位于 MCA 近段，占 16%[19,27]。周等[68]分析了 29 例 M1 段 MCAAs（包括破裂和未破裂动脉瘤），治疗方法包括单纯弹簧圈栓塞、支架辅助弹簧圈栓塞（1 例）和球囊辅助（1 例）栓塞，其中 2 例出现围手术期神经功能恶化（占 6.9%）。另一项大样本研究中，纳入 M1 段动脉瘤 59 例（共 61 枚动脉瘤，43 枚位于动脉上壁，17 枚位于下壁），均接受血管内栓塞治疗，术后未出现永久性残疾或死亡，仅 1 例出现延迟性短暂性神经功能缺损。87% 获得长期完全闭塞或仅有瘤颈残余，复发率为 4.3%[69]。

另外几项研究也报道 M1 段动脉瘤夹闭治疗的预后，其中一项研究纳入 23 例患者（25 枚 M1 段动脉瘤），19 例表现为 SAH[20]，其中 18 例累及额支，3 例累及豆纹动脉，3 例（13%）出现永久性严重残疾[20]。

辅助装置

支架和球囊等辅助装置的应用提高了血管内治疗宽颈和复杂动脉瘤的可行性[10,36]。2005～2011 年，我们共收治 161 例 MCAA，其中 34% 的病例使用支架辅助弹簧圈栓塞，9% 使用球囊辅助，支架和球囊总体使用率达 43%。辅助装置的使用，使得血管内治疗成为我们中心非选择性队列研究患者的首选治疗方案，可行性达 98.2%[10]。另一项前瞻性登记研究，旨在评价 ET 预后及预测因素，入组 120 例患者（131 枚 MCAA），其中 34.2% 表现为 SAH，33 例（25.2%）行弹簧圈栓塞，79 例（60.3%）球囊辅助弹簧圈介入栓塞，19 例（14.5%）使用支架辅助弹簧圈栓塞。术后 1 个月残死率为 3.3%。不同血管内治疗方式间未见显著性差异[70]。

在 23 例未破裂 MCAA 中，使用 Neuroform（Stryker，Fremont，CA，USA）支架辅助栓塞，22 例（96%）成功栓塞，术后无致死或致残，总体闭塞率达 83%，复发率为 17%。复发的 18 例患者中仅有 1 例需要再次治疗，占 6%。术后 1 年的中位随访期中，无再出血或神经系统事件发生[71]。

另一项研究，16 例患者，16 枚 MCAA 共使用 17 个支架，其中 12 个 Neuroform，4 个 LEO 和 1 个 Enterprise（Codman，MA，USA）。13 枚动脉瘤支架辅助弹簧圈栓塞，10 例（77%）完全闭塞或仅部分瘤颈残余，3 例栓塞不全。1 例出现手术相关并发症，但并无永久性残疾。平均随访 20.1 个月，无再出血或其他神经系统不良事件[72]。Y 型支架可跨越瘤颈并保护 MCA 上干及下干，目前市场上多数动脉瘤支架可获得良好的临床结局[73]。图 7.4 中可见一例使用 Y 型支架，另一例为单支架。

未来方向

ET 的不断发展，更新的设备和技术不断弥补当前治疗方法的缺陷。血流导向装置的持续改进及正在进行临床评估的 MCAAs 新治疗设备，包括 Web（Sequent

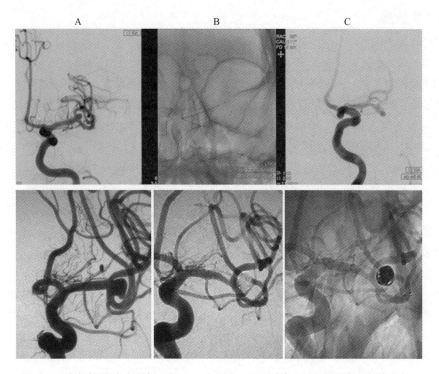

图 7.4   支架辅助治疗两例 MCAAs（上图：Y 型支架；下图：下干中单支架）

上图，MCA 分叉部动脉瘤（A：栓塞前血管造影；B：支架释放后非剪影图，图中
MCA 的两个分支角度较大，支架释放难度相对较小；C：Y 型支架辅助弹簧圈栓塞后
动脉造影）；下图，单支架辅助 MCA 分叉动脉瘤栓塞前及术后 6 个月随访血管造影，
可见动脉瘤完全闭塞，左侧的非剪影图像显示在动脉瘤颈处完整的内皮化改变

medical，Aliso Viejo，CA，USA），Luna AES（Nfocus Neuromedical，Palo
Alto，CA，USA）和 pCONus（Phenox GmbH，Bochum，Germany），使得将来
在处理 MCAA 时，ET 的可行性及安全性更高。基于 pCONUS 支架的平台装置，
其末端可在动脉瘤近端像花一样展开，目前其在欧洲已可以临床应用[74]。另外，
使用抗压缩弹簧圈的单纯栓塞也可降低动脉瘤复发的可能性。图 7.4 中展示了我们
中心 2 例使用 Y 型支架技术辅助 Penumbra-400 弹簧圈（Penumbra Inc，Alameda，
CA，USA）治疗 MCAA。

总结

MCA 是颅内动脉瘤最好发的部位，与前交通或后交通动脉瘤相比，MCAA 破
裂风险较低。目前尚无确切证据证实栓塞或夹闭治疗 MCAA 孰优孰劣。现有数据
和文献综述表明，对于非选择性 MCAA 以 ET 作为首选治疗方案的可行性超过
90％。ET 治疗后再出血风险并无显著增加，且两种治疗方案间长期残死率无统计

学差异。然而，文献回顾表明，未破裂 MCAA 行手术夹闭治疗，其残死率性相对较低。综合目前文献，两种治疗方法间并无显著差异，仅有一种方法较另一种方法的假设优势。在非选择性病例中两种治疗方案长期随访的随机对照研究，将有助于揭示哪些患者可能受益于何种治疗方案。

参考文献

1. Molyneux AJ, Kerr RS, Stratton I, et al. International Subarachnoid Aneurysm Trial (ISAT) of neurosurgical clipping versus endovascular coiling in 2143 patients with ruptured intracranial aneurysms: a randomised trial. Lancet 2002;360:1267–74.

2. Molyneux AJ, Kerr RS, Yu LM, et al. International Subarachnoid Aneurysm Trial (ISAT) of neurosurgical clipping versus endovascular coiling in 2143 patients with ruptured intracranial aneurysms: a randomised comparison of effects on survival, dependency, seizures, rebleeding, subgroups, and aneurysm occlusion. Lancet 2005;366:809–17.

3. McDougall CG, Spetzler RF, Zabramski JM, et al. The barrow ruptured aneurysm trial. J Neurosurg 2012;116(1):135–44.

4. Spetzler RF, McDougall CG, Albuquerque FC, et al. The barrow ruptured aneurysm trial: 3-year results. J Neurosurg 2013;119(1):146–57.

5. Lanzino G, Murad MH, d'Urso PI, et al. Coil embolization versus clipping for ruptured intracranial aneurysms: a meta-analysis of prospective controlled published studies. AJNR Am J Neuroradiol 2013;34(9):1764–8.

6. Brinjikji W, Lanzino G, Rabinstein AA, et al. Age-related trends in the treatment and outcomes of ruptured cerebral aneurysms: a study of the nationwide inpatient sample 2001-2009. AJNR Am J Neuroradiol 2013;34(5):1022–7.

7. Regli L, Uske A, de Tribolet N. Endovascular coil placement compared with surgical clipping for the treatment of unruptured middle cerebral artery aneurysms: a consecutive series. J Neurosurg 1999;90:1025–30.

8. Regli L, Dehdashti AR, Uske A, et al. Endovascular coiling compared with surgical clipping for the treatment of unruptured middle cerebral artery aneurysms: an update. Acta Neurochir Suppl 2002;82:41–6.

9. Lozano AM, Lázaro RC, Andrés JM. Endovascular treatment of cerebral aneurysms: review of a ten year experience. Neurologia 2009;24(9):797–803.

10. Pandya D, Lazzaro M, Fitzsimmons BF, et al. Endovascular treatment of middle cerebral artery aneurysm: single center case series. Neurology 2012; 78. P05.251.

11. Mortimer AM, Bradley MD, Mews P, et al. Endovascular treatment of 300 consecutive middle cerebral artery aneurysms: clinical and radiologic outcomes. AJNR Am J Neuroradiol 2014;35(4):706–14.

12. Umansky F, Juarez SM, Dujovny M, et al. Microsurgical anatomy of the proximal segments of the middle cerebral artery. J Neurosurg 1984;61(3):458–67.

13. Jain KK. Some observations on the anatomy of the middle cerebral artery. Can J Surg 1964;7(2):134–9.

14. Gibo H, Carver CC, Rhoton AL Jr, et al. Microsurgical anatomy of the middle cerebral artery. J Neurosurg 1981;54(2):151–69.

15. Kahilogullari G, Ugur HC, Comert A, et al. The branching pattern of the middle cerebral artery: is the intermediate trunk real or not? An anatomical study correlating with simple angiography. J Neurosurg 2012;116(5):1024–34.

16. Delong WB. Anatomy of the middle cerebral artery: the temporal branches. Stroke 1973;4:412–8.

17. Uchino A, Saito N, Okada Y, et al. Duplicate origin and fenestration of the middle cerebral artery on MR angiography. Surg Radiol Anat 2012;34(5):401–4.

18. Zaidat OO, Kalia JS, Batista LM, et al. For Endovascular Coiling of Small Aneurysm multicenter study group (ECOSA study). Safety and feasibility of elective endovascular coiling of very small (2-7 mm) Unruptured Cerebral Aneurysms (ECOSA Study): a multicenter experience analysis. Stroke 2010; 41(4):E242.

19. Rinne J, Hernesniemi J, Niskanen M, et al. Analysis of 561 patients with 690 middle cerebral artery aneurysms: anatomic and clinical features as correlated to management outcome. Neurosurgery 1996;38:2–11.

20. Park DH, Kang SH, Lee JB, et al. Angiographic features, surgical management and outcomes of proximal middle cerebral artery aneurysms. Clin Neurol Neurosurg 2008;110(6):544–51.

21. UCAS Japan Investigators, Morita A, Kirino T, et al. The natural course of unruptured cerebral aneurysms in a Japanese cohort. N Engl J Med 2012; 366(26):2474–82.

22. Wiebers DO, Whisnant JP, Huston J 3rd, et al, International Study of Unruptured Intracranial Aneu-

rysms Investigators. Unruptured intracranial aneurysms: natural history, clinical outcome, and risks of surgical and endovascular treatment. Lancet 2003;362(9378):103–10.

23. Pierot L, Spelle L, Vitry F, ATENA Investigators. Immediate clinical outcome of patients harboring unruptured intracranial aneurysms treated by endovascular approach: results of the ATENA study. Stroke 2008;39(9):2497–504.

24. Unruptured intracranial aneurysms — risk of rupture and risks of surgical intervention. The international study of unruptured intracranial aneurysms investigators. N Engl J Med 1998;339: 1725–33.

25. Dashti R, Hernesniemi J, Niemelä M, et al. Microneurosurgical management of distal middle cerebral artery aneurysms. Surg Neurol 2007; 67(6):553–63.

26. Dashti R, Hernesniemi J, Niemelä M, et al. Microneurosurgical management of middle cerebral artery bifurcation aneurysms. Surg Neurol 2007; 67(5):441–56.

27. Dashti R, Rinne J, Hernesniemi J, et al. Microneurosurgical management of proximal middle cerebral artery aneurysms. Surg Neurol 2007;67(1):6–14.

28. Quadros RS, Gallas S, Noudel A. Endovascular treatment of middle cerebral artery aneurysms as first option: a single center experience of 92 aneurysms. AJNR Am J Neuroradiol 2007;28(8):1567–72.

29. Ronkainen A, Niskanen M, Piironen R, et al. Familial subarachnoid hemorrhage. Outcome study. Stroke 1999;30(5):1099–102.

30. Ronkainen A, Hernesniemi J, Ryynanen M. Familial subarachnoid hemorrhage in East Finland 1977-1990. Neurosurgery 1993;33:787–97.

31. Mehan WA Jr, Romero JM, Hirsch JA, et al. Unruptured intracranial aneurysms conservatively followed with serial CT angiography: could morphology and growth predict rupture? J Neurointerv Surg 2013. http://dx.doi.org/10.1136/neurintsurg-2013-010944.

32. Elsharkawy A, Lehečka M, Niemelä M, et al. A new, more accurate classification of middle cerebral artery aneurysms: computed tomography angiographic study of 1,009 consecutive cases with 1,309 middle cerebral artery aneurysms. Neurosurgery 2013;73(1):94–102 [discussion: 102].

33. Zhu W, Liu P, Tian Y, et al. Complex middle cerebral artery aneurysms: a new classification based on the angioarchitecture and surgical strategies. Acta Neurochir (Wien) 2013;155(8):1481–91.

34. Schebesch KM, Proescholdt M, Steib K, et al. Morphology of middle cerebral artery aneurysms: impact on surgical strategy and on postoperative outcome. ISRN Stroke 2013;2013:7. http://dx.doi.org/10.1155/2013/838292. Article ID 838292.

35. Yeon JY, Kim JS, Hong SC. Angiographic characteristics of unruptured middle cerebral artery aneurysms predicting perforator injuries. Br J Neurosurg 2011;25(4):497–502.

36. Vendrell JF, Menjot N, Costalat V, et al. Endovascular treatment of 174 middle cerebral artery aneurysms: clinical outcome and radiologic results at long-term follow-up. Radiology 2009;253(1):191–8.

37. Suzuki S, Tateshima S, Jahan R, et al. Endovascular treatment of middle cerebral artery aneurysms with detachable coils: angiographic and clinical outcomes in 115 consecutive patients. Neurosurgery 2009;64(5):876–88 [discussion: 888–9].

38. Iijima A, Piotin M, Mounayer C, et al. Endovascular treatment with coils of 149 middle cerebral artery berry aneurysms. Radiology 2005;237:611–9.

39. Gory B, Rouchaud A, Saleme S, et al. Endovascular treatment of middle cerebral artery aneurysms for 120 nonselected patients: a prospective cohort study. AJNR Am J Neuroradiol 2014;35(4):715–20.

40. Bracard S, Abdel-Kerim A, Thuillier L, et al. Endovascular coil occlusion of 152 middle cerebral artery aneurysms: initial and midterm angiographic and clinical results. J Neurosurg 2010;112(4): 703–8.

41. Vanzin JR, Mounayer C, Piotin M, et al. Endovascular treatment of unruptured middle cerebral artery aneurysms. J Neuroradiol 2005;32(2):97–108.

42. Kim BM, Kim DI, Park SI, et al. Coil embolization of unruptured middle cerebral artery aneurysms. Neurosurgery 2011;68(2):346–53 [discussion: 353–4].

43. Oishi H, Yoshida K, Shimizu T, et al. Endovascular treatment with bare platinum coils for middle cerebral artery aneurysms. Neurol Med Chir (Tokyo) 2009;49(7):287–93.

44. Jin SC, Kwon OK, Oh CW, et al. Simple coiling using single or multiple catheters without balloons or stents in middle cerebral artery bifurcation aneurysms. Neuroradiology 2013;55(3):321–6.

45. Doerfler A, Wanke I, Goericke SL, et al. Endovascular treatment of middle cerebral artery aneurysms with electrolytically detachable coils. AJNR Am J Neuroradiol 2006;33:513–20.

46. Hirota N, Musacchio M, Cardoso M, et al. Angiographic and clinical results after endovascular treatment for middle cerebral artery berry aneurysms. Neuroradiol J 2007;20(1):89–101.

47. Abla AA, Jahshan S, Kan P, et al. Results of endovascular treatment of middle cerebral artery aneurysms after first giving consideration to clipping. Acta Neurochir (Wien) 2013;155(4):559–68. http://dx.doi.org/10.1007/s00701-012-1594-8.

48. Horowitz M, Gupta R, Gologorsky Y, et al. Clinical and anatomic outcomes after endovascular coiling of middle cerebral artery aneurysms: report on 30 treated aneurysms and review of the literature. Surg Neurol 2006;66(2):167–71 [discussion: 171].

49. Lubicz B, Graca J, Levivier M, et al. Endovascular treatment of middle cerebral artery aneurysms. Neurocrit Care 2006;5:93–101.

50. Brinjikji W, Lanzino G, Cloft HJ, et al. Endovascular

treatment of middle cerebral artery aneurysms: a systematic review and single-center series. Neurosurgery 2011;68(2):397–402 [discussion: 402].

51. Rodríguez-Hernández A, Sughrue ME, Akhavan S, et al. Current management of middle cerebral artery aneurysms: surgical results with a "clip first" policy. Neurosurgery 2013;72(3):415–27.

52. van Dijk JM, Groen RJ, Ter Laan M, et al. Surgical clipping as the preferred treatment for aneurysms of the middle cerebral artery. Acta Neurochir (Wien) 2011;153(11):2111–7.

53. Suzuki J, Yoshimoto T, Kayama T. Surgical treatment of middle cerebral artery aneurysms. J Neurosurg 1984;61:17–23.

54. Morgan MK, Mahattanakul W, Davidson A, et al. Outcome for middle cerebral artery aneurysm surgery. Neurosurgery 2010;67(3):755–61 [discussion: 761].

55. Moroi J, Hadeishi H, Suzuki A, et al. Morbidity and mortality from surgical treatment of unruptured cerebral aneurysms at Research Institute for Brain and Blood Vessels-Akita. Neurosurgery 2005;56(2):224–31 [discussion: 224–31].

56. Choi SW, Ahn JS, Park JC, et al. Surgical treatment of unruptured intracranial middle cerebral artery aneurysms: angiographic and clinical outcomes in 143 aneurysms. J Cerebrovasc Endovasc Neurosurg 2012;14(4):289–94.

57. Son YJ, Han DH, Kim JE. Image-guided surgery for treatment of unruptured middle cerebral artery aneurysms. Neurosurgery 2007;61(5 Suppl 2):266–71 [discussion: 271–2].

58. Diaz OM, Rangel-Castilla L, Barber S, et al. Middle cerebral artery aneurysms: a single-center series comparing endovascular and surgical treatment. World Neurosurg 2014;81(2):322–9. http://dx.doi.org/10.1016/j.wneu.2012.12.011. pii: S1878–8750(12)01443-X.

59. Kim KH, Cha KC, Kim JS, et al. Endovascular coiling of middle cerebral artery aneurysms as an alternative to surgical clipping. J Clin Neurosci 2013;20(4):520–2.

60. Güresir E, Schuss P, Berkefeld J, et al. Treatment results for complex middle cerebral artery aneurysms. A prospective single-center series. Acta Neurochir (Wien) 2011;153(6):1247–52.

61. Hart Y, Sneade M, Birks J, et al. Epilepsy after subarachnoid hemorrhage: the frequency of seizures after clip occlusion or coil embolization of a ruptured cerebral aneurysm: results from the International Subarachnoid Aneurysm Trial. Neurosurgery 2011;115:1159–68.

62. Houkin K, Kuroda S, Takahashi A, et al. Intra-operative premature rupture of the cerebral aneurysms. Analysis of the causes and management. Acta Neurochir (Wien) 1999;141:1255–63.

63. Tawk RG, Pandey A, Levy E, et al. Coiling of ruptured aneurysms followed by evacuation of hematoma. World Neurosurg 2010;74:626–31.

64. Seo BR, Kim TS, Joo SP, et al. Surgical strategies using cerebral revascularization in complex middle cerebral artery aneurysms. Clin Neurol Neurosurg 2009;111(8):670–5.

65. Shi ZS, Ziegler J, Duckwiler GR, et al. Management of giant middle cerebral artery aneurysms with incorporated branches: partial endovascular coiling or combined extracranial-intracranial bypass–a team approach. Neurosurgery 2009;65(Suppl 6):121–9 [discussion: 129–31].

66. Zanaty M, Chalouhi N, Tjoumakaris SI, et al. Flow diversion for complex middle cerebral artery aneurysms. Neuroradiology 2014. [Epub ahead of print].

67. Pumar JM, Lete I, Pardo MI, et al. LEO stent monotherapy for the endovascular reconstruction of fusiform aneurysms of the middle cerebral artery. AJNR Am J Neuroradiol 2008;29:1775–6.

68. Zhou Y, Yang PF, Fang YB, et al. Endovascular treatment for saccular aneurysms of the proximal (M1) segment of the middle cerebral artery. Acta Neurochir (Wien) 2012;154(10):1835–43.

69. Cho YD, Lee WJ, Kim KM, et al. Endovascular coil embolization of middle cerebral artery aneurysms of the proximal (M1) segment. Neuroradiology 2013;55(9):1097–102.

70. Vendrell JF, Costalat V, Brunel H, et al. Stent-assisted coiling of complex middle cerebral artery aneurysms: initial and midterm results. AJNR Am J Neuroradiol 2011;32:259–63.

71. Fields JD, Brambrink L, Dogan A, et al. Stent assisted coil embolization of unruptured middle cerebral artery aneurysms. J Neurointerv Surg 2013;5(1):15–9.

72. Yang P, Liu J, Huang Q, et al. Endovascular treatment of wide-neck middle cerebral artery aneurysms with stents: a review of 16 cases. AJNR Am J Neuroradiol 2010;31(5):940–6.

73. Sani S, Lopes DK. Treatment of a middle cerebral artery bifurcation aneurysm using a double neuroform stent "Y" configuration and coil embolization: technical case report. Neurosurgery 2005;57:E209.

74. Mpotsaris A, Henkes H, Weber W. Waffle Y technique: pCONus for tandem bifurcation aneurysms of the middle cerebral artery. J Neurointerv Surg 2013:1–3.

8 椎基底梭形动脉瘤

Joseph C. Serrone，Yair M. Gozal，Aaron W. Grossman，
Norberto Andaluz，Todd Abruzzo，
Mario Zuccarello，Andrew Ringer

关键词：动脉瘤；椎基底动脉；椎动脉；梭形动脉瘤；巨长动脉瘤

关键点：

- 椎基底动脉瘤最常见症状为脑干缺血引发的中风，以及脑干、小脑，和颅神经的压迫症状。
- 椎基底梭形动脉瘤患者的临床症状多表现为缺血性中风或压迫症状，且逐步稳定进展。
- 减少血流量和血流逆转是伴随压迫症状的椎基底梭形动脉瘤最可靠的治疗，但很大程度上依赖于通过后交通动脉实现的充足的血流侧支代偿。
- 诸多血流导向治疗椎基底梭形动脉瘤的报道显示，其适用于存在压迫症状及侧支循环缺乏的患者。
- 表现为缺血性卒中，而无压迫症状的椎基底动脉瘤患者，适合抗凝治疗。

引言

对于脑血管外科医生而言，椎基底梭形动脉瘤是最为棘手的疾病之一。与这类疾病相关的命名很多，包括巨大蛇形动脉瘤、巨大梭形动脉瘤、S 形动脉瘤、巨长基底动脉瘤、狭长动脉瘤、梭形动脉瘤和移形动脉瘤等。也许这些动脉瘤的相似之处，就是它们都拥有相互独立的流入道及流出道。椎基底动脉系统中，人们最早对于梭形动脉瘤的描述与狭长基底动脉最为相似。由于早期大多数病例无有效的动脉造影，而这些患者多表现为颅神经病变[1]。

早在 1992 年[2]，基底动脉梭形动脉瘤首先由 Wells 在一位患有第 6～8 颅神经瘫并发阻塞性脑积水的患者中发现并报道。Walter Dandy 医生[3]曾对 10 名三叉神经痛患者进行手术，并通过之后的研究，提出了所谓的 S 型动脉瘤。Greitz 和 Lofstedt[4]于 1954 年报道了 5 例基底动脉扩张的病例，实际上这一系列病例的临

床表现与梭形动脉瘤的压迫症状或缺血症状非常吻合。随后的相关报道开拓了我们关于这一类疾病的理解。在本文中，我们对椎基底梭形动脉瘤的研究进行回顾，包括其发病率、临床表现、自然病史、病理生理学特征和治疗。夹层动脉瘤，常以蛛网膜下腔出血（SAH）起病，且易发生早期再出血，不在此综述中讨论[5-9]。

发病率

椎基底动脉系统中梭形动脉瘤的发生率较低。在一般人群中，任何颅内动脉延长扩张的发生率不到 0.05%[10]。在椎动脉造影时，对于全部患者，梭形动脉瘤的发生率大约为 0.17%（17/10000），而脑卒中患者中梭形动脉瘤的发生率为 5.8%（132/2265）[11,12]。另一项研究，对 387 位卒中患者进行 CTA 或 MRA 检查，结果显示 10 位患者（2.6%）出现了椎基底动脉的扩张延长[13]。尸检研究发现的椎基底动脉系统中梭形动脉瘤的发生率变化范围仍然很大，但总体较低，1914～1956年期哥伦比亚大学研究的发生率为 0.1%（6/5762）[14]，而退伍军人医院研究的发生率为 0.07%（5/7500）[15]。另一项后循环动脉瘤的治疗研究中[16]，528 例中有4 例梭形动脉瘤（0.76%）。

之所以发病率的差异很大，可能与疾病的定义不够严密有关。另外，在高危人群中发病率有可能增加。Yu 等[11]发现，高血压（64%）、吸烟（74%）等与颅内动脉扩张有显著相关性。此外，Mitsias 和 Levine[17]提出在法布里病中梭形动脉瘤发病率高，可见于 60% 的杂合子型与 67% 的纯合子型中，这些患者椎基底动脉扩张并伴有相应的神经系统症状。相反，尽管椎基底动脉瘤在儿童中也有报道，但较为罕见[18-20]。Housepian 和 Pool[14]对 3000 名儿童的尸检未发现一例颅内动脉瘤。

临床表现

因为椎基底梭形动脉瘤发病率低，所以病例报道相对缺乏。最初相关报道也主要集中在该病显著的病理特征上，很少报道其临床资料[1]。然而，一篇早先的综述反映了该病的一些普遍特点。与囊状动脉瘤不同，椎基底梭形动脉瘤，男性显著高发，408 例报道的病例男性超过 70%（表 8.1、表 8.2）。尽管这类动脉瘤患者的发病年龄可从 5～87 岁，但其平均诊断年龄约为 60 岁左右，显著高于典型囊状动脉瘤的诊断年龄[21]。尽管梭形椎基底动脉瘤较为少见，但可与诸多危险因素伴发，如高血压（31%～69%）、糖尿病（10%～15%）、高血脂（40%）、冠脉疾病（23%～28%）和吸烟（50%）[21,28,31]。关于该病与结缔组织病的关系尚无研究报道，虽然这是一个公认的可能与动脉瘤形成密切相关的因素或机制[39,40]。这个问题仅在梅奥医学中心的临床队列研究中有所涉及，在研究中 4% 的患者患有已知的结缔组织疾病，包括法布里病、常染色体显性多囊肾等[21,41,42]。

表 8.1　椎基底动脉瘤主要临床表现总结

作者,年份	患者数/个	男性/个(%)	占位效应	缺血症状	蛛网膜下腔出血	显著事件
Flemming 等[21],2005	159	118(74)	35	44	5	63(偶然发生)
Drake & Peerless[22],1997	61	30(49)	35	15	未报道	11(头痛)
Coert 等[23],2007	39	未报道	8	5	26	
Milandre 等[24],1991	23	16(76)	13	9	1	
Nishizaki 等[25],1986	23	19(82)	6	11	2	2(偶然发生)1(小脑出血)
Herpers 等[26],1983	22	11(50)	9	9	1	2(偶然发生)1(痴呆)
Anson 等[27],1996	20	17(85)	10	5	4	
Echiverri 等[28],1989	13	11(85)	4	9	1	
Boeri & Passerinit[1],1964	10	7(70)	8	未报道	2	
Kalani 等[29],2013	7	6(86)	6	1	0	
Pessin 等[30],1989	7	5(71)	0	7	0	
Giang 等[31],1988	6	5(83)	3	2	0	1(偶然发生)
Meckel 等[32],2013	5	4(80)	3	2	0	
Nakatomi[39],2000	4	3(75)	3	1	0	
Sluzewski 等[33],2001	3	3(100)	1	1	1	
Wenderoth 等[34]2003	2	2(100)	0	1	0	
Binning 等[35],2011	1	1(100)	1	0	0	
Cohen[74],2012	1	1(100)	0	0	0	
Greenberg[93],2007	1	1(100)	0	0	1	
Islak 等[36],2002	1	0(0)	0	0	1	

表 8.2　外科/血管内症状病例数≥5 例

作者、年份	治疗年限	人数/个	位置	动脉瘤类型	治疗方法(百分比)	预后良好位置(百分比)[1]
Drake & Peerless[22],1997	1965～1992	61	基底部(37)椎基底部(10)锥体部(14)	梭形	减少流量(18%)倒流(64%)孤置术(10%)包裹术/探查(7%)夹重建(2%)	基底部(73%)椎基底部(60%)锥体部(64%)
Coert 等[23],2007	1991～2005	39	基底部/椎基底部(18)锥体部/小脑后下动脉(21)	梭形/巨长	外科手术(26%)栓塞(67%)外科手术并栓塞(8%)	基底部/椎基底部(39%)锥体部/小脑后下动脉(62%)
Anson 等[27],1996	1986～1994	19	基底部(8)椎基底部(5)锥体部(6)	梭形(13)巨长(6)	多样化[2]	基底部(28%)椎基底部(80%)锥体部(83%)

续表

作者、年份	治疗年限	人数/个	位置	动脉瘤类型	治疗方法（百分比）	预后良好位置（百分比）[①]
Leibowitz 等[3]，2003	1997～2000	10	基底部(1) 椎基底部(5) 锥体部(4)	梭形	血管内球囊或线圈闭塞	基底部/椎基底部(16%)[③] 锥体部(25%)[④]
Aymard 等[38]，1991	未报道	9	基底部(3) 椎基底部(3) 锥体部(3)	梭形	血管内球囊闭塞	基底部(33%) 椎基底部(100%) 锥体部(67%)

① mRS≤2，GOS≥4，或报道良好、正常。

② 血栓切除术与动脉缝闭术的结合，临近或末梢闭塞，旁路建立，抗凝作用，夹重建，孤置术。

③ 动脉瘤患者连续报道，67%患者死亡。

④ 所有完善的闭塞，100%提高了 mRS 评分。

缩写：GOS，格拉斯哥评分。

除了少部分椎基底梭形动脉瘤为偶然发现之外，多数患者的临床症状源于 3 个基本机制：占位效应、缺血或动脉瘤破裂。占位效应见于 43% 的患者（表 8.1），它发生于扩张的动脉压迫周围组织，包括脑干和小脑，可导致颅神经麻痹或非交通性脑积水，而这些症状的发展多数需要经过多年[1,28]。以我们的经验，尽管典型椎基底梭形动脉瘤的临床症状进展缓慢，但有时症状可能突然恶化，这与颅内出血或动脉夹层的形成有关（图 8.1）。

椎基底梭形动脉瘤引起的颅神经病变，最常累及第 5～8 脑神经。Nishizaki 等[25]人报道，在 6 位梭形椎基底动脉瘤患者中有 4 位出现面神经功能障碍。然而在 Herpers 等[26]人的研究中，22% 的患者由于压迫原因造成一侧面肌痉挛。类似情况，也经常发现由于脑干受压所造成的三叉和外展神经麻痹[1,26-29]。累及第 9、10、12 颅神经的较为罕见[25,33]。尽管随动脉瘤位置变化患者可出现各种症状，但阻塞性脑积水一贯被认为是脑干受压的结果[21,23,28]。多数患者中，头痛是主要症状[28]。

椎基底梭形动脉瘤最常见的症状为缺血性卒中的症状，约占所有患者的 44%（表 8.1），包括，短暂性脑缺血发作（TIA）以及脑桥出血所致的闭锁综合征等不同程度的卒中[27]。

在梅奥医学中心的队列研究中，Flemming 等[21]进一步描述了该类患者的脑梗死灶分布，结果显示：脑桥（50%）、单侧延髓（9%）、小脑半球（7%）、中脑/丘脑（4.5%）以及枕叶（4.5%）。在所有缺血性卒中患者中，25% 为短暂性脑缺血发作。Echiverri[28]的队列研究中，缺血性损害最常累及脑桥（33%）和丘脑（11%），55% 仅表现为 TIA 发作。同样地，在 Nishizaki[25]的 23 例椎基底动脉扩张病例的回顾中，桥脑缺血占 30%，颞叶缺血占 9%。腔隙性脑梗死占 17%，TIA 和椎基底动脉供血不足占 22%。Pessin 等[30]发现，43% 的患者表现为广泛性脑桥缺血，其余 57% 的患者首先表现为 TIA，随后进展为缺血性损伤。

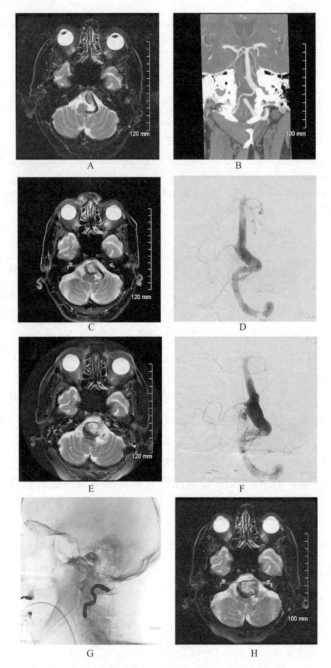

图 8.1　69 岁男性患者，椎基底动脉瘤病史超过 5 年

轴位 MRI 和 CT 血管造影或数字减影血管造影，摄于 2008 年 2 月（A、B），2012 年 1 月

（C、D），2013 年 5 月（E、F）提示椎基底动脉瘤区间扩大并伴有进行性脑干受压，

尽管于 2013 年 5 月行左椎动脉血管内线圈闭塞（G），在 2013 年 8 月复查 MRI 时，

仍发现轻微的持续性动脉瘤扩张（H）

与巨大囊状动脉瘤不同,梭形动脉瘤较少因破裂首诊[43]。无论伴或不伴局部神经症状,以蛛网膜下腔出血并突发性头痛起病者约占 13%[21]。斯坦福大学[23]研究中,26 例破裂椎基底动脉破裂中仅有 39% hunt-hess 评分 1～2 分;相反,61% 的患者治疗前 hunt-hess 评分 3～4 分,该研究中破裂动脉瘤占 67%。相对地,在 Anson 研究中[27]仅有 23% 表现为蛛网膜下腔出血,而 Flemming 研究[21]中 3%为蛛网膜下腔出血,5 例蛛网膜下腔出血患者临床分级均很差。

自然病史

椎基底梭形动脉瘤的自然病程因症状及体征而易。Flemming 等[21]人的纵向评估研究为期 12 年,入组 159 例,共随访 719 例年 (∑每例患者随访年)。

该研究排除夹层动脉瘤[41,42]。这类病变早期被 Huber 定义,即管径是正常血管口径的 1.5 倍,没有可识别的瘤颈[44]。研究者提出了椎基底梭形动脉瘤的影像学标准,包括:梭形＝病变部位血管段的动脉瘤样扩张、巨长动脉瘤＝病变部位血管段的一致性扩张、过渡型动脉瘤＝病变部位血管段的一致性扩张伴随其上的动脉瘤样扩张。

在 Flemming[21]的研究中,57% 为巨长动脉瘤,25% 为过渡型动脉瘤,18%为梭形动脉瘤,其中 20.8% 的分型不能确定。过渡型动脉瘤或梭形动脉瘤的症状往往比巨长动脉瘤的症状更明确。在调整了年龄因素之外,这些病例的死亡率预测因子包括:过渡型动脉瘤 [风险比 (HR＝3.56)],梭形动脉瘤 (HR＝7.7),基底动脉受累 (HR＝8.77)。相反,巨长动脉瘤的临床表现更趋良性。在无症状患者中,66% 为巨长基底动脉瘤。无症状患者并非全部发展为症状性的,但其中7.8% 出现动脉瘤造成的卒中,3.1% 有占位效应,1.6% 出血。在 Mizutani[7] 的非动脉粥样硬化性梭形动脉瘤研究中,报道了 6 例巨长椎基底动脉瘤的自然病史(Mizutani 2 型)。与 Flemming[21]的研究相似,Mizutani 等[7]人报道的巨长椎基底动脉瘤患者,在长达 2～5 年随访中均没有显著的神经系统后遗症。Mizutani 和Flemming 的研究均没有巨长动脉瘤转变为梭形动脉瘤的病例。

缺血性卒中

Flemming 等[21]发现,这类病变导致缺血性卒中的风险高于出血的风险。诊断后 1 年、5 年和 10 年的脑梗死发生率分别为 6.1%,17.3%,和 25.4%。与动脉瘤相关的脑梗发病率,在第 1 年、5 年、10 年分别为 2.7%、11.3%、和15.9%。对于卒中患者,缺血性卒中的复发率为 6.7%/年,平均复发时间为 1.73年。梅奥医学中心的队列研究显示,三类患者:有症状起病者、既往有动脉瘤相关性卒中病史者,以及过渡型动脉瘤的卒中危险程度 (HRs) 分别为 16.2、3.88、3.3。平均存活期为 7.8 年,1/3 以上的患者死于卒中。卒中复发在抗凝治疗患者中较少，而在抗血小板治疗患者中较常见[21]。

Milandre 等[24]对椎基底动脉扩张症的报道中也提到了卒中再发的风险。在 21 例存在卒中或压迫症状和体征的患者中，8 例（38%）发生缺血性事件，且在以卒中为首发症状的患者中最为常见。Ince 等[13]评估了梅奥医学中心 1985～1989 年的卒中患者，发现存在任何部位动脉扩张延长的患者其卒中再发的风险是无动脉延长扩张患者的 2.4 倍。这两组患者在年龄、性别、合并症中均无差异。83%的患者有椎基底动脉系统受累。

Nishizaki[25]报道了 23 例基底动脉扩张症，基底动脉分叉平均超过鞍背 21mm，19 例保守治疗，研究者并未区分基底动脉延长扩张症和梭形动脉瘤，7 例中有 2 例死于脑桥梗死后并发症，另外 5 例保守治疗后症状和体征平稳。这个小型病例报道的自然病史要优于 Flemming[21]报告。

压迫症状

Flemming[21]的病例中，35 例（22%）出现压迫症状，包括脑干受压、脑积水、颅神经病变。35 例中，77%没有或仅有轻度残疾；1 年时，46%无或仅有轻度残疾，25%中度残疾，25%重度残疾或死亡；5 年时，18%无或仅有轻度残疾，且 50%出现了严重的脑功能损伤或死亡。另外，仍有 12 名队列研究中的患者（7.5%），初始并未有压迫症状，但随着疾病的发展却出现了压迫症状。

压迫症状与动脉瘤生长密切相关。梅奥的队列研究入组 159 例患者，52 例有连续影像资料，其中 25 例（48%）放射资料显示其横截面每年增加 1.3mm。病变生长与下列因素统计学上相关：初诊时既表现出压迫症状、过渡型或梭形动脉瘤、动脉瘤直径大（15mm vs 8mm）。研究者也发现体积增大的动脉瘤腔内出血的情况高于体积未增大的动脉瘤，但二者差别无统计学意义。进行性生长动脉瘤的 5 年死亡率为 56.5%，而无生长动脉瘤的死亡率仅为 3.7%[42]。

Nihsizaki 等[25]随访 7 例存在压迫症状的患者，包括 4 例脑干受压、1 例构音障碍、1 例小脑受压、1 例 9～12 颅神经麻痹。小脑受压伴眩晕症状的患者，经药物治疗后症状好转。其余患者症状和体征稳定。Mizutani 等[7]报道了 8 例 Mizutani 3 型椎基底动脉瘤患者的自然病史（等同于 Flemming 等报道的梭形或过渡型动脉瘤），随访 1～5 年。所有患者起病均有脑干受压症状，6 例随访期间增大（75%），该结果与 Flemming 等[21]的结果一致，71%的梭形和过渡型动脉瘤随访期间生长，1 例患者（18%）死于进行性的脑干受压。

出血

梅奥医学中心 12 年研究显示椎基底梭形动脉瘤的年破裂风险为 0.9%。梭形和过渡型动脉瘤总的年破裂风险为 2.3%，而椎基底动脉扩张症患者的年破裂风险只有 0.4%。Flemming 等[41]提出，破裂风险会随着动脉瘤增大而增加，因为所有的破裂动脉瘤均>10mm，而未破裂动脉瘤直径>10mm 的仅占 34％。例外的是，巨大动脉瘤（30～40mm）由于常伴有血栓所以并不容易破裂。Mizutani 等[7] 随访的 8 例基底动脉梭形动脉瘤，仅 3 例（38％）发生致死性蛛网膜下腔出血。

梭形动脉瘤的年出血风险 2.3％，并不非常显著。未破裂动脉瘤患者症状的加重本质上是因为压迫或缺血造成的。然而，通过抗凝治疗可减少缺血症状复发，其效果较抗血小板治疗显著。相反地，对于无症状性动脉扩张患者，情况就相对比较良好。

病理学

动脉瘤的形成

椎基底动脉瘤形成的病理生理机制可能是独特的，因为这是人体内两支大动脉融合形成一支大动脉的唯一位置，可能有关的动脉分叉处动脉瘤形成的多重机制重叠发挥作用。囊状动脉瘤由于内弹力层缺失，血管扩张导致[45]。Meng 等[46] 报道了动脉瘤形成部位由于动脉壁受到巨大剪切力而导致的典型组织学改变（如：内弹力板变薄和血管中膜变薄)[45]。同样的组织学改变也在椎基底梭形动脉瘤的组织学样本中发现。在两例基底动脉扩张症患者的尸检报告中，Hegedus 等[47] 描述了血管内弹力层破坏和血管中膜网状弹力纤维缺失的情况，而其中并没有动脉粥样硬化的证据。

在 Nakatomi[39] 研究中，16 例梭形动脉瘤（2 例后循环病变）中的 8 例尸检显示 4 种不同的组织学特点：①血管内弹力板分裂与内膜增生；②增厚内膜中的血管新生；③血管内出血与腔内血栓；④血管内血栓形成和血管新生。基于这些发现，研究者认为血管内弹力板受损，导致内膜增生、内膜新生血管生成，内膜层出血，血栓形成，然后进一步动脉瘤瘤壁形成。内膜层血管生成只见于直径>12mm 的动脉瘤，血管内出血只见于直径>28mm 的动脉瘤。

椎基底梭形动脉瘤：动脉粥样硬化的作用颇具争议

早期研究曾认为动脉粥样硬化可能是梭形动脉瘤形成的原因[3,4,14,15]，但这一理论很快被随后的研究推翻[7,48,49]。出现这种情况的原因可能是，许多早期描述动脉硬化的报告多为大体检查，并没有关注到血管内膜或内弹力板的组织学特性。在一项 18 例颅内动脉延长/扩张症的组织学研究中，Sacks 和 Lindenburg 等[48] 发现动脉粥样硬化斑块缺失。研究人员发现内弹力板存在多发撕裂，血管中膜变薄并由结缔组织取代，结缔组织增生最终导致管腔内斑块样突起，而这些病变可能被误认为动脉粥样硬化。在 4 例基底动脉梭形动脉瘤的尸检中，Hulten-Gyllensten 等[50] 发现其中 3 例无动脉粥样硬化却存在内弹力膜层破裂。另一项 Drake 和 Peerless[22] 的 120 例梭形动脉瘤研究中，仅发现 6 例存在动脉粥样硬化。

毫无疑问，部分椎基底梭形动脉瘤患者存在动脉粥样硬化，特别是老年患者，但这并不是动脉瘤发展和生长的最主要机制。动脉粥样硬化多发生于剪切力较低的区域（$<5dyn/cm^2$），其机制是内皮细胞 NO 合酶减少，进而导致内皮功能紊乱、自由基增加、白细胞黏附、脂蛋白沉积，诱发炎症最后导致动脉粥样斑块形成[51-53]。曾有过假设，这一系列病理过程可能发生在内部迂曲的巨长基底动脉上[54]，而事实证明确实可能发生。Nijensohn 等[55] 对 1952～1973 年期间的 23 例梭形基底动脉瘤和 27 例囊状基底动脉瘤的尸检对上述假设有所证明。动脉粥样硬化在不到一半的梭形动脉瘤中发现（10/23），而囊状动脉瘤中则未发现动脉粥样硬化。动脉粥样硬化可能是这类疾病的继发性因素，由于长段血管的低剪切力，进而导致血管壁弹性下降和粥样硬化相关性炎症发生，最终造成非适应性结构重塑和动脉瘤样扩张。

动脉瘤生长

梭形动脉瘤形成之后，逐渐表现出侵袭性生长的特性和逐步恶化的临床症状和体征[7,21,41,42]。当讨论动脉瘤的生长时，很重要的一点就是区分动脉瘤腔的生长还是动脉瘤壁的生长。前者的机制可能与低的血管壁剪切力有关，低血管壁剪切力造成瘤腔内径增加已经由 MRA 模拟流体动力学实验证实。在 7 例无壁内血栓且不适合夹闭或栓塞的动脉瘤病例中，Boussel 等[56] 将动脉瘤壁剪切力和瘤壁径向位移作为其生长的间接标志。研究者发现，在低剪切力的区域更容易发生瘤壁的径向位移，因为这些区域更容易发生内皮功能紊乱（血管舒张因子减少、血管收缩因子增加、内皮渗透性增加、白细胞黏附因子增加）。血管内皮功能紊乱还可导致壁内血栓形成，以及由于白细胞跨内皮转移与金属蛋白酶介导的细胞外基质空穴形成[52,57-61]，这些病理改变都可能导致动脉瘤生长。因此，脑动脉瘤最初形成于高剪切力区域，而瘤腔生长则发生于低剪切力的区域。

椎基底动脉梭形动脉瘤瘤壁的生长机制是不同的。Nakitoni 等对 8 例尸检标本的研究显示，壁内出血导致动脉瘤壁生长，与其症状及体征相关。组织学上发现内膜增生伴新生血管生成、壁内出血、血栓内血管新生，以及壁内反复出血等。同组病例的 MRI 研究发现[39]，9 例症状性患者中有 8 例存在动脉瘤壁的对比性增强和壁内出血，而 7 例无症状患者中的 6 例无上述特点。Schubiger 等[62] 报告了 4 例生长型巨大颅内动脉瘤的影像发现（1 例后循环动脉瘤），MRI 提示存在病灶周围的增强影像，推测与术中发现的出血有关。研究者们推测，血管新生和反复出血可能与动脉瘤的扩大相关，这一点与慢性硬膜下血肿的发病类似。

微小的夹层与动脉瘤壁的生长也密切相关。Mizutani 等[7] 尝试对动脉瘤进行分类，包括 4 种类型。椎基底梭形动脉瘤属于 3 型动脉瘤。所有的 3 型动脉瘤均位于基底动脉，造影显示有不规则腔。组织学上，可观察到内膜夹层伴层状血栓以及破裂的内弹力板。内膜损伤在大体检查中也可以看到。慢性的微夹层形成或许是壁内血肿扩张的另一机制。

治疗

外科治疗/血流减少/血流逆转

对于椎基底动脉梭形动脉瘤的外科治疗始于 20 世纪 60 年代，由 Charles Drake 医生[22,43,63]进行了最理想的阐述。外科治疗包括：对于后循环代偿不充分的采用减流治疗，对于后循环代偿充分的采用血流逆转治疗，而对于壁内血肿造成急性占位效应的采用孤立术治疗。在 Drake 的病例研究中，由多个因素最终决定采用哪种治疗方法，包括患者状态、临床表现、对血管闭塞的耐受，以及侧支循环情况等。减流术可以通过闭塞单支椎动脉或止血带诱导动脉狭窄来实现，预后良好率 63％。行血流逆转治疗的患者通常以完全闭塞双侧椎动脉或基底动脉近端，预后良好率 74％。14 例行动脉瘤孤立＋血栓切除术，71％预后良好[63]。Drake 和 Peerless[22]发现，随着结扎血管长度的增加，血栓栓塞事件发生率增加。Drake 报道，尽管罕见，但动脉粥样硬化性动脉瘤在治疗中不可避免地会出现脑干卒中，即使在存在侧支代偿的情况下，研究者推荐包括抗高血压和抗血小板在内的药物治疗。

为了评估动脉结扎对于后循环动脉瘤，包括囊状动脉瘤的治疗效率，Steinberg 等回顾性研究了 Drake 的 201 例病例资料。其中 118 例发生在椎动脉、椎基底动脉结合部（VBJ）及基底动脉干，34 例为梭形，这些病变大多数属于复杂囊状动脉瘤，不适合夹闭。在 Hunterian 结扎后，61％患者症状改善，其余报告也有类似结论[64]。

尽管 Steinberg[63]的病例并非完全局限于梭形动脉瘤，但由此也获得相关发现。患者是否可以耐受基底动脉的低位结扎可经由后交通动脉（PCoAs）的尺寸来预测。一条粗大 PCoAs（＞1mm）的患者脑干缺血的发生率为 6.7％，而两条小 PCoAs（＜1mm）的患者脑干缺血发生率则是 43％；此外，前者的长期预后良好率为 83％，而后者只有 57％。Drake 等也尝试在不进行血流闭塞实验的情况下夹闭基底动脉瘤，前提是该患者拥有大 PCoAs[65]。

如果侧支不够，在血管闭塞之前通常需要进行血管搭桥。Kalani 等[29]报道了 11 例在颞浅动脉和小脑上动脉或大脑后动脉搭桥之后以外科或血管内方式行血流逆转或减流治疗的椎基底动脉瘤病例。患者术前 mRS 评分为 2.1，术后 mRS 评分为 3.45，术后一个月内死亡率 45％。然而，也有 6 例 mRS 2.5 分的病例长期存活，考虑到重症患者的疾病发展很快，研究者们更倾向于积极治疗。

现在，也可以通过血管内治疗达到牺牲血管的治疗目的。在 Uda[66]的基底动脉瘤介入治疗研究中，报道了 5 例单侧或双侧椎动脉闭塞治疗椎基底动脉瘤。其中

3 例出现蛛网膜下腔出血，2 例出现占位效应。2 例完全闭塞，1 例瘤颈残留，2 例不全闭塞，其中 4 例预后良好。

Leibowitz 等[37] 利用介入技术闭塞载瘤动脉 13 例，其中 10 例为椎基底梭形动脉瘤，6 例 VBJ 或基底动脉梭形动脉瘤通过闭塞优势椎动脉来达到减流的治疗目标，4 例死亡，1 例 mRS 恶化达 4 分，1 例 mRS 稳定。然而，完全的椎动脉梭形动脉瘤行椎动脉闭塞如能达到影像学治愈，则最终治疗效果是很好的，4 例患者的平均 mRS 从术前的 4 分降至术后的 2.5 分。Steinberg 的研究中[63]，不完全闭塞动脉瘤中 45％出现神经系统并发症，而完全闭塞动脉瘤中仅有 4％出现神经系统并发症。

Aymard 等[38] 治疗了 10 例椎动脉、VBJ 和基底动脉梭形动脉瘤，这些起初以球囊闭塞一侧椎动脉，如果随访未见动脉瘤缩小，则将对侧椎动脉亦闭塞。在牺牲动脉之前，需要通过氙 CT 行球囊闭塞实验。10 例中 8 例（80％）造影检查治愈，90％的患者临床症状改善，1 例小脑后下动脉以远椎动脉闭塞的患者情况恶化。每例梭形动脉瘤均采用单侧椎动脉闭塞术，预后良好，结果与 Leibowizt[37] 的发现相反。然而，Aymard 等[38] 的研究提出近端血管闭塞治疗动脉瘤的原则，但该组病例中的 7 例基底动脉末端动脉瘤只有 2 例通过椎动脉结扎治愈，以上发现提示近端血管闭塞治疗动脉瘤的效果与闭塞位置相关。

Sluzewski 等[33] 报道了 6 例双侧椎动脉球囊闭塞治疗基底动脉梭形动脉瘤的病例，3 例术前状态良好手术成功，另外 3 例则相反。2 例球囊闭塞实验失败或被鉴定为小 PCoAs 的病例行搭桥手术。

Wenderoth 等[34] 报道了 3 例弹簧圈栓塞基底动脉治疗巨大基底动脉梭形动脉瘤，所有患者均耐受手术，完全栓塞病灶且不伴神经功能缺失。由此，许多医生认为基底动脉梭形动脉瘤伴部分血栓形成可能致使基底动脉部分功能缺失，侧支血管对脑干供血，因此牺牲相关动脉有其可行性。

支架/弹簧圈

对于侧支循环不够，不适合牺牲血管的椎基底梭形动脉瘤，支架辅助弹簧圈栓塞可以保持基底动脉，被认为是可供选择的办法。Massoud 等[67] 在实验动物猪身上，使用保留穿支的支架辅助弹簧圈方法治疗梭形动脉瘤得到证实。Higashida 等[68] 首次报道了支架辅助弹簧圈重建基底动脉。Lanzino 等[69] 报道了支架辅助弹簧圈或单纯支架治疗宽径动脉瘤的经验，其中两例是支架辅助弹簧圈治疗基底动脉梭形动脉瘤，但这两例患者后期随访不足。另有研究也有类似发现[66]，虽然关于该类技术的报道并不多，但仍然是一个有建设性的治疗技术。

血流导向

血流导向最初用于前循环脑动脉瘤治疗中，对于复杂性病变具有很高的闭塞率[70]。作为一种重建性治疗方法（与破坏性的血管牺牲不同），血流导向治疗椎基底梭形动脉瘤极具吸引力，特别是对于 PCoAs 过小而无法牺牲动脉的病例。在专业的颅内血流导向支架出现之前，利用心脏支架治疗椎基底梭形动脉瘤曾经让大家看到不错的前景[36,71]。此外，许多医生也尝试用多个高孔率支架重叠来形成一种低孔率结构以治疗椎基底梭形动脉瘤，效果同样带给大家信心[32,72,73]。

Meckel 等[32]报道了血流导向支架治疗 10 例复杂性椎基底动脉瘤。血流导向支架最初用作辅助治疗，包括 10 例牺牲单侧椎动脉患者中的 9 例和 5 例弹簧圈辅助栓塞者。其中 6 例（60％）预后良好（mRS＝0～2），4 例（40％）死亡。已有多个血流导向支架治疗后循环动脉瘤的病道，疗效均令人满意[35,74-76]。然而，后循环动脉瘤治疗中使用血流导向支架也应当谨慎，因为远期严重并发症的报道并不少见[77]。

药物治疗

适当选择患者的治疗方式可以得到让人满意的结果。另外，由于梭形动脉瘤患者年龄通常会高于颅内小动脉瘤患者，所以很多患者无法耐受外科手术。特别地，生长的梭形动脉瘤伴有壁内血栓并导致脑干受压时，或许只能行药物治疗。

血管炎症与适应性结构重塑的过程需要基质金属蛋白酶（MMP）的激活。非特异性 MMP 抑制剂，包括多西环素和罗红霉素，已经证实可以降低大动脉动脉瘤的生长速度[78,79]。与颅内小动脉瘤相比较，发生于大动脉的动脉瘤在生物学上更不稳定，其自身的生长和破裂对于壁内血栓、动脉粥样硬化、壁内炎症也有更强的依赖性[80]。这样看来，梭形动脉瘤、巨长动脉瘤与颅内大动脉瘤的表现非常相似，所以 MMP 靶向治疗可能对它们有作用[39,81,82]。

大动脉动脉瘤的治疗方法较多，但将这些方法应用到椎基底梭形动脉瘤的治疗中的尝试却鲜有报道。他汀类药物治疗大动脉动脉瘤可能是通过减少诱导动脉粥样硬化的脂蛋白水平和活性氧对相应血管壁的作用，进而减轻血管炎症等机制实现。这些临床试验并未显示他汀类药物有利于改变大动脉瘤组织学特征和其生长速率[83,84]。血流动力学调节药物，包括 β-肾上腺素受体阻滞剂和血管紧张素受体阻滞剂，这些药物成功地降低了马凡氏综合征患者大动脉瘤扩张以及动脉夹层生长的速度[85-87]。然而，相似的效果未见于无症状型腹主动脉瘤[88]。这些药物对椎基底动脉梭形动脉瘤的效果，还有待进一步研究。

正如椎基底梭形动脉瘤尸检标本，这些动脉瘤生长的机制与增厚的内模上血管新生和附壁血栓形成，继发性出血相关[39]。抗血管生成药物，包括贝伐单抗、西罗莫司、沙利度胺和西乐葆，在存在异常血管新生的疾病治疗中发挥作用，在椎基底梭形动脉瘤的治疗中也可能发挥作用[89-92]。并没有利用 MMP 或抗血管生成药物治疗梭形脑动脉瘤的报道，然而，当神经系统情况日益恶化的患者无法进行外科手术或介入治疗时，可以选择这一类治疗。

　　对于存在缺血症状的患者，抗凝治疗是一种合理的选择。Drake 认为老年患者的动脉瘤更可能是由于动脉粥样硬化引起，故无法耐受血流减少术。对于这类患者，Drake 推荐药物治疗作为一线治疗。而有关抗凝药物在此类患者中的使用罕有报道。当椎基底动脉梭形动脉瘤患者伴有卒中时，Echiverri 等[28]报道华法林治疗的 7 例均无卒中复发，而使用阿司匹林治疗的 9 例中有 4 例卒中复发。新型的抗凝药物或双联抗血小板药物治疗（比如：氯吡格雷和阿司匹林）也应该被考虑使用。

　　基于之前回顾的文献，我们建议对于有症状的椎基底梭形动脉瘤患者采用如下治疗法则（图 8.2）。

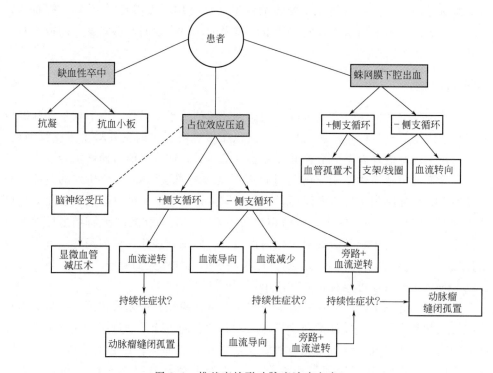

图 8.2　椎基底梭形动脉瘤治疗方案

参考文献

1. Boeri R, Passerini A. The megadolichobasilar anomaly. J Neurol Sci 1964;11:475–84.
2. Wells HG. Intracranial aneurysms of the vertebral artery. Arch Neurol Psychiatry 1922;1:311.
3. Dandy WE. Intracranial arterial aneurysms. Ithaca (NY): Comstock; 1944.
4. Greitz T, Lofstedt S. The relationship between the third ventricle and the basilar artery. Acta Radiol 1954;42(2):85–100.
5. Pozzati E, Andreoli A, Limoni P, et al. Dissecting an-

eurysms of the vertebrobasilar system: study of 16 cases. Surg Neurol 1994;41(2):119–24.
6. Yoshimoto Y, Hoya K, Tanaka Y, et al. Basilar artery dissection. J Neurosurg 2005;102:476–81.
7. Mizutani T, Miki Y, Kojima H. Proposed classification of nonatherosclerotic cerebral fusiform and dissecting aneurysms. Neurosurgery 1999;45(2):253.
8. Rabinov JD, Hellinger FR, Morris PP, et al. Endovascular management of vertebrobasilar dissecting aneurysms. AJNR Am J Neuroradiol 2003;24:

1421–8.

9. Kocaeli H, Chaalala C, Andaluz N, et al. Spontaneous intradural vertebral artery dissection: a single-center experience and review of the literature. Skull Base 2009;19(3):209–18.

10. Casas PI, Abruzzi M, Lehkuniec E, et al. Dolichoectatic intracranial arteries. Advances in images and therapeutics. Medicina (B Aires) 1995;55(1):59–68.

11. Yu YL, Moseley IF, Pullicino P, et al. The clinical picture of ectasia of the intracerebral arteries. J Neurol Neurosurg Psychiatry 1982;45:29–36.

12. Resta M, Gentile MA, Di Cuonzo F, et al. Clinical-angiographic correlations in 132 patients with megadolichovertebrobasilar anomaly. Neuroradiology 1998;26:213–6.

13. Ince B, Petty GW, Brown RD Jr, et al. Dolichoectasia of the intracranial arteries in patients with first ischemic stroke: a population-based study. Neurology 1998;50(6):1694–8.

14. Housepian EM, Pool JL. A systematic analysis of intracranial aneurysms from the autopsy file of the Presbyterian Hospital, 1914 to 1956. J Neuropathol Exp Neurol 1958;17:409–23.

15. Hayes WT, Bernhardt H, Young JM. Fusiform arteriosclerotic aneurysm of the basilar artery. Five cases including two ruptures. Vasc Surg 1967;1: 171–8.

16. Pia HW. Classification of vertebro-basilar aneurysms. Acta Neurochir 1979;47:3–30.

17. Mitsias P, Levine SR. Cerebrovascular complications of Fabry's disease. Ann Neurol 1996;40(1):8–17.

18. Holmin S, Ozanne A, Zhao WY, et al. Association of cervical internal carotid artery aneurysm with ipsilateral vertebrobasilar aneurysm in two children: a segmental entity? Childs Nerv Syst 2007;23:791–8.

19. Massimi L, Moret J, Tamburrini G, et al. Dissecting giant vertebra-basilar aneurysms. Childs Nerv Syst 2003;19:204–10.

20. Gandolfo C. Giant vertebrobasilar aneurysm in a child: a challenging management. Neuroradiology 2012;54(5):505–6.

21. Flemming KD, Wiebers DO, Brown RD, et al. The natural history of radiographically defined vertebrobasilar fusiform intracranial aneurysm. Cerebrovasc Dis 2005;20:270–9.

22. Drake CG, Peerless SJ. Giant fusiform intracranial aneurysms: review of 120 patients treated surgically from 1965 to 1992. J Neurosurg 1997;87: 141–62.

23. Coert BA, Chang SD, Do HM. Surgical and endovascular management of symptomatic posterior circulation fusiform aneurysms. J Neurosurg 2007;106:855–65.

24. Milandre L, Bonnefoi B, Pestre P, et al. Vertebrobasilar arterial dolichoectasia. Complications and prognosis. Rev Neurol (Paris) 1991;147(11):714–22.

25. Nishizaki T, Tamaki N, Takeda N, et al. Dolichoectatic basilar artery: a review of 23 cases. Stroke 1986;17:1277–81.

26. Herpers M, Lodder J, Janevski B, et al. The symptomatology of megadolicho basilar artery. Clin Neurol Neurosurg 1983;85(4):203–12.

27. Anson JA, Lawton MT, Spetzler RF. Characteristics and surgical treatment of dolichoectatic and fusiform aneurysms. J Neurosurg 1996;84:185–93.

28. Echiverri HC, Rubino FA, Gupta SR, et al. Fusiform aneurysm of the vertebrobasilar arterial system. Stroke 1989;20:1741–7.

29. Kalani MY, Zabramski JM, Nakaji P, et al. Bypass and flow reduction for complex basilar and vertebrobasilar junction aneurysms. Neurosurgery 2013;72(4):763–76.

30. Pessin MS, Chimovitz MI, Levine SR, et al. Stroke in patients with fusiform vertebrobasilar aneurysms. Neurology 1989;39:16–21.

31. Giang DW, Perlín SJ, Monajati A, et al. Vertebrobasilar dolichoectasia: assessment using MR. Neuroradiology 1988;30(6):518–23.

32. Meckel S, McAuliffe W, Fiorella D, et al. Endovascular treatment of complex aneurysms at the vertebrobasilar junction with flow-diverting stents: initial experience. Neurosurgery 2013;73(3):386–94.

33. Sluzewski M, Brilstra EH, van Rooij WJ, et al. Bilateral vertebral artery balloon occlusion for giant vertebrobasilar aneurysms. Neuroradiology 2001;43: 336–41.

34. Wenderoth JD, Khangure MS, Phatouros CC, et al. Basilar trunk occlusion during endovascular treatment of giant and fusiform aneurysms of the basilar artery. AJNR Am J Neuroradiol 2003;24(6):1226–9.

35. Binning MJ, Natarajan SK, Bulsara KR, et al. SILK flow-diverting device for intracranial aneurysms. World Neurosurg 2011;76(5):477.e1–6.

36. Islak C, Kocer N, Albayram S. Bare stent-graft technique: a new method of endoluminal vascular reconstruction for the treatment of giant and fusiform aneurysms. AJNR Am J Neuroradiol 2002; 23:1589–95.

37. Leibowitz R, Do HM, Marcellus ML, et al. Parent vessel occlusion for vertebrobasilar fusiform and dissecting aneurysms. AJNR Am J Neuroradiol 2003;24:902–7.

38. Aymard A, Gobin YP, Hodes JE, et al. Endovascular occlusion of vertebral arteries in the treatment of unclippable vertebrobasilar aneurysms. J Neurosurg 1991;74:393–8.

39. Nakatomi H, Segawa H, Kurata A, et al. Clinicopathological study of intracranial fusiform and dolichoectatic aneurysms: insight on the mechanism of growth. Stroke 2000;31(4):896–900.

40. Kissela BM, Sauerbeck L, Woo D, et al. Subarachnoid hemorrhage: a preventable disease with a heritable component. Stroke 2002;33(5):1321–6.

41. Flemming KD, Wiebers DO, Brown RD, et al. Prospective risk of hemorrhage in patients with vertebrobasilar fusiform intracranial aneurysm.

J Neurosurg 2004;101:82–7.

42. Mangrum WI, Huston J, Link MJ, et al. Enlarging vertebrobasilar fusiform intracranial aneurysms: frequency, predictors, and clinical outcome of growth. J Nurs Scholarsh 2005;102:72–9.

43. Drake CG. Giant intracranial aneurysms: experience with surgical treatment in 174 patients. Clin Neurosurg 1979;26:12–95.

44. Huber P. Cerebral angiography. New York: Thieme; 1982.

45. Krex D, Schackert HK, Schackert G. Genesis of cerebral aneurysms–an update. Acta Neurochir 2001; 143:429–49.

46. Meng H, Wang Z, Hoi Y, et al. Complex hemodynamics at the apex of an arterial bifurcation induces vascular remodeling resembling cerebral aneurysm initiation. Stroke 2007;38:1924–31.

47. Hegedus K. Ectasia of the basilar artery with special reference to possible pathogenesis. Surg Neurol 1985;24:463–9.

48. Sacks JG, Lindenburg R. Dolicho-ectatic intracranial arteries: symptomatology and pathogenesis of arterial elongation and distention. Johns Hopkins Med J 1969;125(2):95–106.

49. Shokunbi MT, Vinters HV, Kaufmann JC. Fusiform intracranial aneurysms. Clinicopathologic features. Surg Neurol 1988;29(4):263–70.

50. Hulten-Gyllensten IL, Lofstedt S, von Reis G. Observations on generalized arteriectasis. Acta Med Scand 1959;163(2):125–30.

51. Cunningham KS, Gotlieb AI. The role of shear stress in the pathogenesis of atherosclerosis. Lab Invest 2005;85(1):9–23.

52. Malek AM, Alper SL, Izumo S. Hemodynamic shear stress and its role in atherosclerosis. JAMA 1999; 282:2035–42.

53. Caro CG, Fitz-Gerald JM, Schroter RC. Atheroma and arterial wall shear: observation, correlation and proposal of a shear dependent mass transfer mechanism for atherogenesis. Proc R Soc Lond B Biol Sci 1971;177:109–59.

54. Kim C, Sohn JH, Choi HC. Vertebrobasilar angulation and its association with sudden sensorineural hearing loss. Med Hypotheses 2012;79(2):202–3.

55. Nijensohn DE, Saez RJ, Feagan TJ. Clinical significance of basilar artery aneurysms. Neurology 1974;24(4):301–5.

56. Boussel L, Rayz V, McCulloch C, et al. Aneurysm growth occurs at region of low wall shear stress: patient-specific correlation of hemodynamics and growth in a longitudinal study. Stroke 2008;39: 2997–3002.

57. Kaiser D, Freyberg MA, Friedl P. Lack of hemodynamic forces triggers apoptosis in vascular endothelial cells. Biochem Biophys Res Commun 1997;231:586–90.

58. Rieder MJ, Carmona R, Krieger JE, et al. Suppression of angiotensin-converting enzyme expression and activity by shear stress. Circ Res 1997;80: 312–9.

59. Korenaga R, Ando J, Kosaki K, et al. Negative transcriptional regulation of the vcam-1 gene by fluid shear stress in murine endothelial cells. Am J Physiol 1997;273:C1506–15.

60. Rubanyi GM, Romero JC, Vanhoutte PM. Flow-induced release of endothelium-derived relaxing factor. Am J Physiol 1986;250:H1145–9.

61. Nagahiro S, Takada A, Goto S, et al. Thrombosed growing giant aneurysms of the vertebral artery: growth mechanism and management. J Neurosurg 1995;82(5):796–801.

62. Schubiger O, Valavanis A, Wichmann W. Growth-mechanism of giant intracranial aneurysms; demonstration by CT and MR imaging. Neuroradiology 1987;29:266–71.

63. Steinberg GK, Drake CG, Peerless SJ. Deliberate basilar or vertebral artery occlusion in the treatment of intracranial aneurysms. J Neurosurg 1993;79:161–73.

64. Kellner CP, Haque RM, Meyers PM, et al. Complex basilar artery aneurysms treated using surgical basilar occlusion: a modern case series. Clinical article. J Neurosurg 2011;115(2):319–27.

65. Pelz DM, Vinuela F, Fox AJ, et al. Vertebrobasilar occlusion therapy of giant aneurysms. Significance of angiographic morphology of the posterior communicating arteries. J Neurosurg 1984;60:560–5.

66. Uda K, Murayama Y, Gobin P, et al. Endovascular treatment of basilar artery trunk aneurysms with Guglielmi detachable coils: clinical experience with 41 aneurysms in 39 patients. J Neurosurg 2001;95:624–32.

67. Massoud TF, Turjman F, Ji C, et al. Endovascular treatment of fusiform aneurysms with stents and coils: technical feasibility in a swine model. AJNR Am J Neuroradiol 1995;16:1953–63.

68. Higashida RT, Smith W, Gress D, et al. Intravascular stent and endovascular coil placement for a ruptured fusiform aneurysm of the basilar artery. Case report and review of the literature. J Neurosurg 1997;87(6):944–9.

69. Lanzino G, Wakhloo AK, Fessler RD, et al. Efficacy and current limitations of intravascular stents for intracranial internal carotid, vertebral, and basilar artery aneurysms. J Neurosurg 1999;91:538–46.

70. Nelson PK, Lylyk P, Szikora I, et al. The pipeline embolization device for the intracranial treatment of aneurysms trial. AJNR Am J Neuroradiol 2011; 32(1):34–40.

71. Lylyk P, Cohen JE, Ceratto R, et al. Endovascular reconstruction of intracranial arteries by stent placement and combined techniques. J Neurosurg 2002; 97:1306–13.

72. Ansari SA, Lassig JP, Nicol E, et al. Thrombosis of a fusiform intracranial aneurysm induced by overlapping neuroform stents: case report. Neurosurgery

2007;60:E950–1.

73. Crowley RW, Evans AJ, Kassell NF, et al. Endovascular treatment of a fusiform basilar artery aneurysm using multiple "in-stent stents". Technical note. J Neurosurg Pediatr 2009;3:496–500.

74. Cohen JE, Gomori JM, Moscovici S, et al. Successful endovascular treatment of a growing megadolichoectasic vertebrobasilar artery aneurysm by flow diversion using the "diverter-in-stent" technique. J Clin Neurosci 2012;19(1):166–70.

75. Fiorella D, Woo HH, Albuquerque FC, et al. Definitive reconstruction of circumferential, fusiform intracranial aneurysms with the pipeline embolization device. Neurosurgery 2008;62:1115–21.

76. Tan LA, Moftakhar R, Lopes DK. Treatment of a ruptured vertebrobasilar fusiform aneurysm using pipeline embolization device. J Cerebrovasc Endovasc Neurosurg 2013;15(1):30–3.

77. Siddiqui AH, Abla AA, Kan P, et al. Panacea or problem: flow diverters in the treatment of symptomatic large or giant fusiform vertebrobasilar aneurysms. J Neurosurg 2012;116(6):1258–66.

78. Mosorin M, Juvonen J, Biancari F, et al. Use of doxycycline to decrease the growth rate of abdominal aortic aneurysms: a randomized, double-blind, placebo-controlled pilot study. J Vasc Surg 2001; 34:606–10.

79. Vammen S, Lindholt JS, Ostergaard L, et al. Randomized double-blind controlled trial of roxithromycin for prevention of abdominal aortic aneurysm expansion. Br J Surg 2001;88:1066–72.

80. Humphrey JD, Taylor CA. Intracranial and abdominal aortic aneurysms: similarities, differences, and need for a new class of computational models. Annu Rev Biomed Eng 2008;10:221–46.

81. Lou M, Caplan LR. Vertebrobasilar dilatative arteriopathy (dolichoectasia). Ann N Y Acad Sci 2010;1184:121–33.

82. Passero SG, Rossi S. Natural history of vertebrobasilar dolichoectasia. Neurology 2008;70:66–72.

83. Hurks R, Hoefer IE, Vink A, et al. Different effects of commonly prescribed statins on abdominal aortic aneurysm wall biology. Eur J Vasc Endovasc Surg 2010;39(5):569–76.

84. Ferguson CD, Clancy P, Bourke B, et al. Association of statin prescription with small abdominal aortic aneurysm progression. Am Heart J 2010; 159(2):307–13.

85. Shores J, Berger KR, Murphy EA, et al. Progression of aortic dilation and the benefit of long-term β-adrenergic blockade in Marfan's syndrome. N Engl J Med 1994;330:1335–41.

86. Keane MG, Pyeritz RE. Medical management of the Marfan syndrome. Circulation 2008;117:2802–13.

87. Brooke BS, Habashi JP, Judge DP, et al. Angiotensin II blockade and aortic-root dilation in Marfan's syndrome. N Engl J Med 2008;358:2787–95.

88. Propranolol Aneurysm Trial Investigators. Propranolol for small abdominal aortic aneurysms: results of a randomized trial. J Vasc Surg 2002;35(1):72–9.

89. Brinkerhoff BT, Poetker DM, Choong NW. Longterm therapy with bevacizumab in hereditary hemorrhagic telangectasia. N Engl J Med 2011;364(7): 688–9.

90. Hammill AM, Wentzel M, Gupta A, et al. Sirolimus for the treatment of complicated vascular anomalies in children. Pediatr Blood Cancer 2011;57(6): 1018–24.

91. Iacobas I, Burrows PE, Adams DM, et al. Oral rapamycin in the treatment of patients with hamartoma syndromes and PTEN mutation. Pediatr Blood Cancer 2011;57(2):321–3.

92. Klement G, Cervi D, Orbach D, et al. PTEN associated lesions regress in response to the anti-angiogenic therapy with thalidomide/Celebrex. Presented at the 17th International Workshop on Vascular Anomalies. Boston, June 21–24, 2008.

93. Greenberg E, Katz JM, Janardhan V, et al. Treatment of giant vertebrobasilar artery aneurysm using stent grafts. J Neurosurg 2007;107:165–8.

9 基底动脉瘤的血管内治疗

Evan S. Marlin，Daniel S. Ikeda，Andrew Shaw，
Ciarán J. Powers，Eric Sauvageau

关键词：基底动脉尖动脉瘤；大脑后动脉瘤；小脑上动脉瘤；小脑前下动脉瘤；支架辅助弹簧圈栓塞；球囊重塑技术

关键点：

- 后循环动脉瘤占全部颅内动脉瘤的 15%，其中 50%～80% 位于基底动脉尖。
- 多数基底动脉尖动脉瘤是宽颈动脉瘤，需要特殊技术治疗，以保证载瘤动脉通畅和病灶完全栓塞。
- 治疗后的基底动脉瘤需要密切随访以免迟发性再通。
- 除了基底动脉尖动脉瘤，基底动脉动脉瘤也可能涉及大脑后动脉、小脑上动脉和小脑前下动脉。

引言

现已发现颅内动脉瘤在人群中所占的发生率比例大约为 3%～5%，每年破裂率大约为在 10 万人中大约有 10 个人颅内动脉瘤会破裂。其中后循环动脉瘤大约占所有颅内动脉瘤 15%[1,2]。最常见的后循环动脉瘤是基底动脉尖动脉瘤，占全部后循环动脉瘤的 50%～80%[3]。其他的基底动脉瘤包括：基底动脉干、基底动脉与大脑后动脉、小脑上动脉，以及小脑前下动脉结合部等。

传统的后循环动脉瘤显微外科治疗往往需要重度牵拉脑组织和临时阻断供血动脉，这可能导致非常严重的残疾甚至死亡。特别是，第三颅神经麻痹，穿支损伤和牵拉损伤是非常常见的[4,5]。因此，血管内治疗已经成为这类病变的主要治疗手段。

基底动脉解剖

双侧椎动脉在脑桥水平汇合成基底动脉，然后基底动脉沿脑桥腹侧走行直至在

脚间池终止并分叉为双侧大脑后动脉。在上行过程中，基底动脉发出许多穿支血管供应脑桥和中脑，包括脑桥中央支、周围支和外侧支。基底动脉成对发出 3 对动脉，既小脑前下动脉（AICA），小脑上动脉（SCA）和大脑后动脉（PCA）。小脑后下动脉（PICAs）通常起源于椎动脉，AICA 和 SCA 形成广泛的侧支动脉网供应 PICA 供应区域之外的小脑区域。

基底动脉除了与脑干关系密切之外，其分支与颅神经也关系密切。第三颅神经直接从中脑发出，走行于 PCA 下部和 SCA 上部。在其侧方是穿过小脑幕硬膜前的部分滑车神经，SCA 与三叉神经关系密切，而远端 AICA 与前庭神经关系密切。

由于基底动脉走行平直且动脉瘤位于顶端，适合进行血管内治疗。而且，基底动脉的位置并不会影响血管内治疗的入路；相反，开放外科手术的入路则受基底动脉的位置影响。如果重要穿支起源于瘤颈部而非动脉瘤囊，则血管内治疗是合适的。大约 60% 的基底动脉尖动脉瘤是宽颈的，并且累及大脑后动脉起始部，使得治疗具有一定挑战性[6]，需要用多种方法保证关键血管的通畅。

临床表现和诊断

大量的后循环动脉瘤是在对一些无关症状检查时偶然发现的。未破裂动脉瘤可能表现为占位效应相关症状或颅神经麻痹。相对少见的情况，血栓化的或巨型基底动脉瘤可表现为脑积水或三脑室占位效应[7]。由于后循环动脉瘤发生率较低，其自然病史并不十分明晰。然而，国际未破裂颅内动脉瘤研究（ISUIA）显示，取决于动脉瘤大小，未破裂后循环动脉瘤 5 年期破裂率为 2.6%～50%[1,8]。后循环动脉瘤，特别是基底动脉尖动脉瘤，如果有蛛网膜下腔出血病史，预后一般很差。由于存在破裂风险，且破裂后预后不良，对于这类病变要争取积极治疗，特别是对于直径>7mm 和预期存活年限超过 5 年的患者。

后循环动脉瘤破裂者，临床表现和预后比前循环动脉瘤破裂者显著严重，即便治疗的情况下，48h 存活率低至 32%，30d 存活率仅为 11%[9]。远期预后水平与基底动脉－脑干位置关系及出血是否破入第四脑室相关。继发于破裂的基底动脉瘤的梗阻性脑积水也是非常常见的。

血管内治疗考量

历史

血管内治疗最初应用于难以手术治疗的后循环动脉瘤。早期治疗主要是应用可脱球囊闭塞近端载瘤动脉[10,11]。1992 年，Guglielmi 发明了可解脱弹簧圈，开创了动脉瘤治疗领域的革命性变化。可解脱弹簧圈最初仅用于治疗难以手术夹闭且可能预后差的动脉瘤患者治疗[12]。因此，早期研究显示可解脱弹簧圈主要用于后循环动脉瘤治疗[12-15]。1997 年的一项 403 例弹簧圈治疗颅内动脉瘤研究中，57％为后循环动脉瘤[15]。随着弹簧圈的应用，急性破裂动脉瘤也获得治疗，显著降低了再出血风险，同时也可以侵袭性治疗预防迟发性脑缺血，预防脑血管痉挛[3]。

治疗技术和原则

一些基本原则和方法有助于确保介入治疗安全可靠。介入治疗通常应在气管插管全麻状态下进行。所有的鞘、指引管、微导管需要以肝素盐水持续冲洗。一般来说，治疗过程开始时需要以微穿针穿刺，逐渐扩大口径至 6F 短鞘，如果股动脉路径迂曲，则需要使用 6F 长鞘。一旦路径开通，应按照 70U/kg 剂量静脉持续滴注肝素，维持活化凝血时间（ACT）至 250s。在整个治疗过程中应监测 ACT，确保充分肝素化。注重肝素化问题并且监测 ACT，可以预防灾难性的血栓性并发症。当然，一旦术中动脉瘤破裂，必须立即使用鱼精蛋白中和肝素。合适的指引管和超选导管用于选择目标血管。一旦指引管到位目标血管，应予动脉给予 10mg 维拉帕米以防止导管相关性血管痉挛，然后进一步将指引管深入达 V2、V3 水平。直头微导管适用大多数动脉瘤，尤其适用于基底动脉尖动脉瘤，因为该处动脉瘤走行平直。治疗后，再次测量 ACT，如需要，则追加肝素。对于支架置入或瘤颈处大量弹簧圈裸露的动脉瘤，术后以 8U/(kg·h) 剂量泵入肝素过夜，以预防迟发性血栓栓塞并发症。如果发生迟发性血栓栓塞，应在最初 24h 使用阿昔单抗，并且每日氯吡格雷剂量增加，术后应严格控制收缩压低于 160mmHg。

基底动脉尖动脉瘤

基底动脉尖动脉瘤是最常见的后循环和基底动脉动脉瘤（图 9.1）。约占全部后循环动脉瘤的 50％，全部颅内动脉瘤的 5％。该部位动脉瘤通常符合 Rhoton 第三定律，指向一般朝向上，与血流方向一致[16]。BA 和基底动脉尖动脉瘤的解剖学特点非常利于血管内治疗，也最终决定动脉瘤的治疗方法和预后。血管内治疗往往需要涉及处理大脑后动脉，长时间血流高流量也会导致弹簧圈压缩，并需要再次治疗。

窄颈动脉瘤可以单纯弹簧圈栓塞；然而，60％的基底尖动脉瘤属于宽颈动脉瘤（>4mm）。因此，多种技术已经被使用以防止弹簧圈疝到基底动脉或大脑后动脉管腔，以避免载瘤动脉闭塞，常用的技术包括球囊成型、支架辅助弹簧圈和多微导管技术。

球囊成型技术是利用不可脱球囊将动脉瘤颈与载瘤动脉隔绝，在封闭瘤颈的同时栓塞动脉瘤。操作时在微管进入瘤囊内以后，扩张球囊封闭动脉瘤颈，弹簧圈可以释放于动脉瘤内却不至于脱出至载瘤动脉内。球囊通常应跨越动脉瘤颈至优势侧的 P1 以保护血管。高顺应性球囊，比如 HyperForm（Covidien，Plymouth，MN，

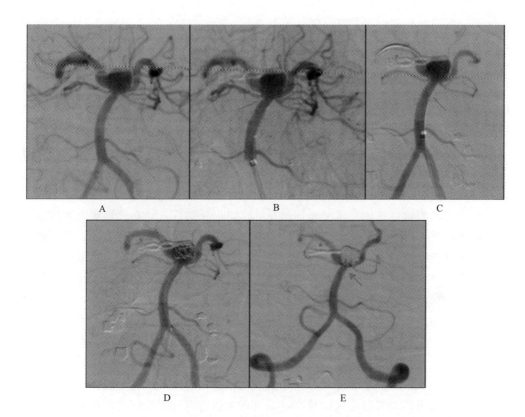

图 9.1　一位 57 岁老年女性患者，20 岁因基底动脉尖动脉瘤破裂行夹闭术，2 年前脑
血管适影阴性，新近出现头痛症，发现复发的基底动脉尖动脉瘤，大小约 9mm×14mm

（A）基底动脉尖宽颈动脉瘤，累及双侧 PCAs，星号指的是前次手术动脉瘤夹；

（B、C）左、右侧 PCAs 放置微管，Y 型支架保护动脉瘤颈，箭头所指为支架近端；

（D）微管穿过 Y 型支架进入瘤囊释放弹簧圈；（E）最后血管造影显示瘤颈小量残余，

双侧 PCA 通畅，箭头所指为支架近端

USA）或 TransForm（Stryker，Kalamazoo，MI，USA）均可在瘤颈口塑形，保护双侧 P1。在弹簧圈解脱前泄掉球囊，有助于确保弹簧圈不至于脱垂至载瘤动脉内。大圈有助于瘤内成篮，而球囊可以避免弹簧圈疝入载瘤动脉。在弹簧圈栓塞的整个过程中应该间断性充盈球囊。1 项 52 例动脉瘤的栓塞研究中，球囊辅助下完全栓塞 40 例（77%），次全栓塞 9 例（17%），不完全栓塞 3 例（6%）[17]。

　　球囊重塑技术尤其在动脉瘤急性破裂时更为有利，因为避免了支架置入和双联抗血小板治疗，但是其缺陷在于球囊充盈时短暂阻断血流而泄球囊时弹簧圈可能由于缺乏球囊支撑而失去稳定性。

　　双球囊保护技术已有报道，但较少应用，因为新型球囊顺应性很好，所以同时放置双球囊成为可能。栓塞期间，双球囊应置于双侧 PCA，间断充盈球囊。比较繁琐的是，双球囊技术需要双侧股动脉穿刺，栓塞风险较高[18,19]。

　　支架辅助栓塞可以保护弹簧圈脱出到 BA，避免 PCAs 闭塞（图 9.1）。支架的构型要取决于动脉瘤颈和双侧 P1 的融合情况。如果单侧 P1 和动脉瘤颈融合，通常单支架辅助即可。然而，如果瘤颈部非常宽，则需置入 Y 型支架，双支架从基底动脉顶部铺至双侧 PCA 的 P1 段。之后，栓塞微管可进入动脉瘤内，输送弹簧圈栓塞；也可在支架放置前预先将微管置于动脉瘤内。一项多中心研究，7 个机构采用 Y 型支架治疗 45 例动脉瘤，取得较好结果：92％的动脉瘤 Raymond Ⅰ 级和 Ⅱ级闭塞，83％的动脉瘤 Raymond Ⅲ 级闭塞，但后期造影显示动脉瘤有进一步闭塞，10％的动脉瘤复发，需要再次治疗[20]。在这个研究中，血栓性并发症的发生率并不高，为 4％～8％。支架内狭窄并不常见，均为无症状性[20]。

　　必须指出的是，应用支架必须辅助双联抗血小板治疗，这在蛛网膜下腔出血急性期需要慎重。因为，后期治疗很可能需要强化药物治疗、脑室外引流、甚至进一步的脑室-腹腔分流手术，而抗血小板药物会显著增加这类治疗的出血风险[21,22]。对于需要支架辅助弹簧圈栓塞治疗的病例，笔者尝试瘤囊适度填塞确保预防急性再出血，二次或延期治疗达到动脉瘤完全闭塞。

　　对于择期治疗的动脉瘤，需在治疗前口服阿司匹林和氯吡格雷，至少 7d。术后即刻起，给予持续泵注肝素 [8U/(kg·h)] 过夜，以防止迟发性血栓事件的发生。双抗治疗最少需维持 6 周，之后长期口服阿司匹林。可能高达 47％的患者存在氯吡格雷抵抗，如果术前能够有效评估可降低血栓栓塞风险。笔者倾向于使用开环支架，因为闭环支架扭曲风险较高，如出现类似情况还需要行支架内成形术，增加手术风险。然而，临床研究显示两种支架的预后无显著差别[20]。

　　宽颈动脉瘤另一种治疗方法是双微管技术[23,24]。双微管技术可以在载瘤动脉暂时闭塞风险较高时代替球囊塑形，也可在动脉瘤急性破裂期弹簧圈栓塞时避免支架的使用。该技术需要在动脉瘤内同时放置 2 根微管，第一根微管输送大的成篮圈但并不解脱，第二根微管输送第二个成篮圈，2 个弹簧圈形成交锁状态，有助于保持稳定防止疝入或脱垂至载瘤动脉。然后，依次解脱弹簧圈，并持续填塞。串联弹簧圈输送法也需要依赖双重微导管技术，每个微管部分释放弹簧圈，顺序推出，可以形成一个复杂形状的弹簧圈体，防止塌陷。如果应用该技术，需要特别注意输送至弹簧圈末端时微导管的移位，可能导致整体弹簧圈体的位置变化。

　　最后，基底尖动脉瘤治疗时较少采用的方式还包括跨循环技术，如经后交通动脉，或者使用血流导向技术。跨循环途径需要双指引管，一根指引管置于颈内动脉，微管通过较粗的后交通动脉到达基底动脉，另一根微管通过置于椎动脉的指引管进入基底尖动脉瘤[25]。这种情况下血栓栓塞并发症的风险有所提高，另几项研究探讨了血流导向支架的应用，包括 Pipeline 栓塞装置（PED；Micro Therapeutic Inc，Irvine，CA，USA）[25]。应用这种技术需要辅助双联抗血小板治疗，同时可能增加脑桥穿支血管损伤的风险。PEDs 治疗 BA 动脉瘤的长期预后尚不清楚，限制了它的广泛应用。

基底动脉主干动脉瘤

基底动脉主干动脉瘤占全部颅内动脉瘤的比例不到1%，占椎基底动脉瘤的8%[26]。基底动脉干动脉瘤多数为夹层，较囊状动脉瘤常见。基底动脉囊状动脉瘤多见于远端1/3，一般归类于小脑前下动脉瘤。1项包含8例基底动脉囊状动脉瘤的病例研究，7例为蛛网膜下腔出血，8例单纯弹簧圈栓塞后7例完全或近全栓塞；1例因血管痉挛死亡，2例弹簧圈压缩、动脉瘤复发而再次治疗[26]。

基底动脉夹层或梭形动脉瘤残死率高，由于导致进行性加重的脑干受压和蛛网膜下腔出血，2年存活率低至20%[27,28]。这类病变往往需要血管重塑或联合支架植入或支架辅助弹簧圈栓塞。血流导向装置的应用取得了许多成功经验，但需要谨慎使用，因为长期穿支闭塞和基底动脉血栓的风险尚未完全清楚[27,29]。

大脑后动脉瘤

大脑后动脉瘤并不常见，约占所有颅内动脉瘤的1%，通常体积较大，性质上多是囊状和梭形动脉瘤的混合体，累及P1和P2段，常位于P2与后交通动脉连接部（图9.2）[30]。通常，这类动脉瘤的临床症状表现为蛛网膜下腔出血，视觉缺损或第3颅神经功能障碍。Ciceri[31]的小样本研究显示，66%的PCA动脉瘤治疗后无载瘤动脉闭塞，操作相关性残疾率10%，其余的大约三分之一需要牺牲载瘤动脉。一例P3段巨大动脉瘤因海马受压表现为失忆。P1段动脉瘤治疗时必须保留载瘤动脉，因为这一段通常发出末端的丘脑穿支动脉和Percheron动脉。另一项10例P2段动脉瘤的小样本研究发现，可以耐受远端血管闭塞，这与脉络膜前、后动脉，胼周动脉、大脑中动脉和后动脉分支之间的血流动力学动态平衡有关[32]。

小脑上动脉瘤

小脑上动脉瘤起源于基底动脉上SCA和PCA起点之间（图9.3）。SCA动脉瘤适合血管内治疗，残死率较低，通常需要球囊辅助治疗以保护SCA起点和基底动脉腔。尽管相关的病例报道较少，Haw等[33]的病例组包括12枚SCA动脉瘤，11例患者，其中7例为蛛网膜下腔出血，本组中半数动脉瘤彻底栓塞，另外一半仅有少量瘤颈残留。发生1例SCA卒中，其余10例均预后良好。Uda等[34]的病例组结果相近，包含13例SCA动脉瘤，10例预后良好，随访无进一步复发和再出血。SCA远端动脉瘤或许与动静脉畸形或创伤相关，由于AICA和PICA可能提供足够的侧支代偿，所以这类动脉瘤可以通过牺牲血管来获得治疗。

小脑前下动脉瘤

小脑前下动脉瘤相对罕见，约占全部颅内动脉瘤的1%（图9.4）[35,36]，主要临床表现包括蛛网膜下腔出血或脑干压缩。另外，远端或内听道段AICA动脉瘤由

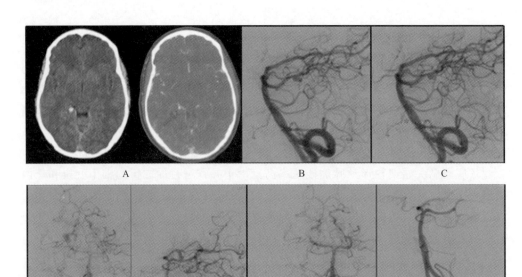

图 9.2　43 岁男性患者，蛛网膜下腔出血，Hunt-Hess 分级 2 级，Fisher 分级 2 级

（A）CT 和 CTA 显示出血位置，（B）DSA 动脉中期像显示 P2 段梭形动脉瘤，

（C）双微导管栓塞瘤顶和流出道，星号标志 BA 处的双微导管，（D）出院后

短期随访显示弹簧圈压缩，血流通过时间延长，（E）支架辅助弹簧

圈栓塞，彻底闭塞动脉瘤

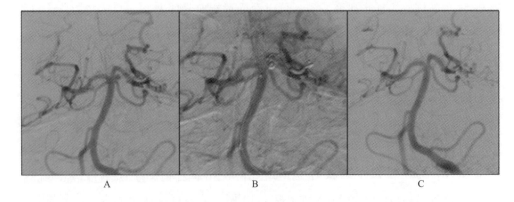

图 9.3　58 岁女性患者，曾因后交通动脉瘤手术夹闭，偶然发现的

左侧 4mm 大小的 SCA 动脉瘤

（A）造影动脉中期前后位投影显示囊状 SCA 动脉瘤，星号显示的是前次手术的动脉瘤夹，

（B）球囊塑形、保护弹簧圈栓塞动脉瘤，（C）SCA 动脉瘤完全闭塞

于压迫前庭神经表现听力丧失（图 9.4）[37]。由于比邻脑桥和小脑中脚，这个部位动脉瘤外科手术非常困难。此外，AICA 动脉瘤与 Ⅵ ～ Ⅷ 颅神经关系密切[38]。

AICA 近端动脉瘤适合血管内栓塞，而远端 AICA 动脉瘤常需要牺牲血管。通常认为，AICA 远端闭塞是否能够耐受取决于 PICA 和 SCA 供血区域的大小，如果 PICA 和 SCA 对于 AICA 供血区有强大的代偿，则完全可以闭塞远端 AICA。

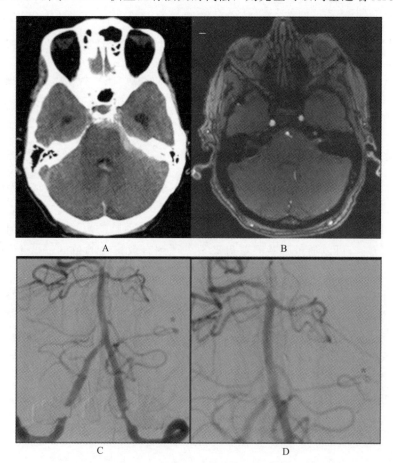

图 9.4　91 岁女性患者，多种基础疾病，左侧听力障碍伴急性头痛数周，蛛网膜下腔
出血蛛 Hunt-Hess 分级 3 级，Fisher 分级 3 级
（A）CT 显示桥前池和桥小脑角池蛛网膜下腔出血，（B）核磁显示 AICA 远端动脉瘤，
星号标注，（C）关于患者可能的预后不良与家属沟通后，选择积极的临床治疗，
诊断性脑血管造影显示 AICA 内听道段的远端动脉瘤，（D）弹簧圈栓塞 AICA 远端
动脉瘤，3d 后，患者出现脸部下垂和完全的听力丧失，提示远端血管血栓形成和卒中

并发症和治疗关注点

手术相关残死率

关于手术相关性残死率，ISUIA 并没有对开放外科治疗和血管介入治疗给出

充分的比较[39,40]。然而，回顾性分析和病例研究表明弹簧圈栓塞对于完全或近全隔绝基底动脉尖动脉瘤非常有效，围术期并发症很低。BA 动脉瘤治疗相关并发症最常见的包括：治疗失败、围术期动脉瘤破裂、弹簧圈错位、血栓和栓塞事件。Henkes 等[3]回顾了 6 例基底动脉尖动脉瘤弹簧圈栓塞治疗，操作相关性残疾率6.6%，死亡率为 1.3%；在他自己的 316 例动脉瘤病例中，残疾率 5.4%，死亡率为 2.2%，22%的破裂动脉瘤并发血管痉挛[3]。

Lozier 等[6]回顾了 12 个中心的 495 例后循环动脉瘤；82%为基底动脉尖动脉瘤，81%为未破裂动脉瘤且临床状况良好。整体手术相关并发症和残疾率分别为12.5%和 5.1%。97.6%的动脉瘤使用弹簧圈栓塞治疗，完全或近全栓塞占 91%。

弹簧圈压缩和动脉瘤再通

基底动脉尖动脉瘤的形状和位置决定了栓塞后弹簧圈压缩风险高。模型显示即便是动脉瘤完全闭塞，弹簧圈体积仅占动脉瘤容积的 30%[41,42]。对于大多数动脉瘤而言，90%～100%闭塞即可以有效防止再出血。动脉瘤出血急性期，栓塞率达到 50%～90%，可以通过弹簧圈覆盖破裂点达到有效止血的目的。低于 50%的闭塞率可能并不能有效防止动脉瘤再破裂[2]。

窄颈动脉瘤较容易获得完全闭塞[34]。宽颈动脉瘤（>4mm）再通风险较高，需要紧密的随访，这种再通与血流动力学和血流冲击相关，可能导致弹簧圈压缩。动脉瘤早期再通对于宽颈动脉瘤和不完全栓塞的动脉瘤是常见的[3,6,12,13]。

Henkes 的病例组中，弹簧圈压缩和动脉瘤再通的比例占 24%[3]。动脉瘤的栓塞程度和弹簧圈密度是其是否复发的最关键的预后指标。首次栓塞率 90%～100%的动脉瘤复发后再治疗比率为 15%，其中 83%成功再次治疗且预后良好，4%发生治疗相关性残疾[3]。Lozier[6]的病例组中，完全栓塞动脉瘤的再通率为 10%，近全栓塞的再通率为 37%，而不全栓塞的再通率高达 60%[6]。

临床预后

后循环动脉瘤开颅夹闭和介入栓塞的比较研究还较少；但是，证据支持栓塞治疗相关的残疾率较低。一项 meta 分析显示，开颅夹闭的不良预后比率为 31.1%，而弹簧圈栓塞的不良预后率为 23.4%；而二者的再出血率分别是 1.2%和 2.3%。对于弹簧圈栓塞的动脉瘤，再出血率与栓塞的程度相关[4]。

瘤颈超过 4mm 的动脉瘤完全栓塞并不容易，弹簧圈可能移位或疝入到载瘤动脉中。文献报道的完全栓塞率差别很大，21%～84%[3,12,43-45]。Henkes[3]病例组中，完全栓塞率为 61%，其中 11 例再出血，完全栓塞动脉瘤的再破裂率为 1.3%，而部分栓塞动脉瘤的再破裂率为 2.1%。首次随访复查，完全栓塞患者中 78.0%无复发[3]。宽颈动脉瘤的再通风险较高，Lozier[6]发现，年再破裂风险为 0.7%，

85％的患者可以恢复独立生活能力，随访的总体残疾率为9.8％[6]。

McDougall[13]的33例基底动脉尖动脉瘤组中，51.5％的患者即刻闭塞率超过90％。其中，20例为宽颈动脉瘤，23例为蛛血发病，造影随访发现21.0％完全闭塞，63.2％闭塞率在90％～100％之间。1例患者6个月时因动脉瘤复发出血。

其他的小样本病例资料结果也类似。Bavinzski等[12]报道了1组45例弹簧圈栓塞的基底动脉尖动脉瘤，其中75％蛛血起病，73％预后良好，完全栓塞率67％，20％的患者栓塞率在90％～100％。57％的宽颈动脉瘤复发，8％的窄颈动脉瘤复发。1例破裂动脉瘤再出血，未破裂动脉瘤栓塞后无再出血病例。Raymond等[14]治疗了31例基底尖动脉瘤，成功率94％，42个月内7例复发，5例再次治疗，无1例再出血。

关于功能康复，Henkes[3]病例组中，82.0％的患者恢复独立生活能力[2]。Lozier[6]的病例系列结果类似，84.0％的患者独立生活，6.8％的患者需要依靠他人生活，而9.5％死亡。按照破裂和未破裂分类，随访时80.2％的破裂患者独立生活而90.6％的未破裂患者独立生活[6]。

随访

关于随访，尽管目前并没有一定的共识，但推荐密切随访，特别是宽颈的基底动脉尖动脉瘤。

所有患者6个月时最好行诊断性脑血管造影（DCA），以明确是完全闭塞还是有早期再通。对于破裂动脉瘤，1年后需行无创的影像学诊断，连续2年，每年1次，然后每2～5年1次。对于未破裂动脉瘤，1年后需行无创的影像学诊断。如果没有复发，患者可以出院，但仍需继续随访。如果发现动脉瘤复发或弹簧圈压缩，则需要再次治疗或密切随访。对于复发的破裂宽颈动脉瘤，如果首次治疗没有支架辅助，再次治疗是非常必要的，这与美国心脏协会的指南推荐是一致的[46]。

作者更倾向于增强MRI作为无创检测方法，因为弹簧圈和支架所致的伪影较CT轻。而钆增强的MRI改善了支架的显影效果。

关于抗血小板治疗，支架患者需要维持双抗治疗至少3个月。3个月后，如果患者无任何症状且无血栓性并发症，则停掉氯吡格雷，但阿司匹林仍需要全量口服。如果动脉瘤闭塞彻底，6个月时阿司匹林可以减量至81mg/d。

迟发性血栓事件

为预防迟发性血栓事件，需要联合抗血小板治疗。对于急性破裂的宽颈动脉瘤，或者弹簧圈暴露于血液循环的患者，CT显示头颅情况稳定后开始口服阿司匹林。这类患者急性期尽量避免使用支架，以免与双联抗血小板治疗冲突。

所有的支架患者均需要双联抗血小板治疗。某些患者有氯吡格雷抵抗，这类患者围术期的缺血风险较高，因为血小板作用靶点 $P2Y_{12}$ 可能对氯吡格雷有完全不同的反应[47,48]。利用 VerifyNow $P2Y_{12}$ 分析仪（Accumetrics，SanDiego，CA，USA）对血小板抑制率进行实时检测有助于指导治疗[49]。然而，对于存在氯吡格雷抵抗的患者如何药物治疗目前尚无定论。在笔者单位，氯吡格雷剂量加大至150mg，而其他单位建议在标准氯吡格雷的基础上增加西洛他唑和噻氯匹定[50]。

总结

　　基底动脉瘤占全部颅内动脉瘤的小部分；然而，却包括很多不同类型，需要多种技术才能有效治疗。基底尖动脉瘤最常见、多宽颈，需要支架或球囊辅助弹簧圈栓塞。对于支架患者，双联抗血小板治疗可有效预防迟发性血栓并发症。该部位动脉瘤治疗后需要密切随访，以确保完全闭塞。对于基底尖动脉瘤迟发性再次治疗并不罕见，特别是破裂动脉瘤。

参考文献

1. Unruptured intracranial aneurysms–risk of rupture and risks of surgical intervention. International Study of Unruptured Intracranial Aneurysms Investigators. N Engl J Med 1998;339(24):1725–33.

2. Henkes H, Fischer S, Weber W, et al. Endovascular coil occlusion of 1811 intracranial aneurysms: early angiographic and clinical results. Neurosurgery 2004;54(2):268–80 [discussion: 280–5].

3. Henkes H, Fischer S, Mariushi W, et al. Angiographic and clinical results in 316 coil-treated basilar artery bifurcation aneurysms. J Neurosurg 2005;103(6):990–9.

4. Li H, Pan R, Wang H, et al. Clipping versus coiling for ruptured intracranial aneurysms: a systematic review and meta-analysis. Stroke 2013;44(1):29–37.

5. Peerless SJ, Hernesniemi JA, Gutman FB, et al. Early surgery for ruptured vertebrobasilar aneurysms. J Neurosurg 1994;80(4):643–9.

6. Lozier AP, Connolly ES Jr, Lavine SD, et al. Guglielmi detachable coil embolization of posterior circulation aneurysms: a systematic review of the literature. Stroke 2002;33(10):2509–18.

7. Liu JK, Gottfried ON, Couldwell WT. Thrombosed basilar apex aneurysm presenting as a third ventricular mass and hydrocephalus. Acta Neurochir 2005;147(4):413–6 [discussion: 417].

8. Wiebers DO, Whisnant JP, Huston J 3rd, et al. Unruptured intracranial aneurysms: natural history, clinical outcome, and risks of surgical and endovascular treatment. Lancet 2003;362(9378):103–10.

9. Schievink WI, Wijdicks EF, Piepgras DG, et al. The poor prognosis of ruptured intracranial aneurysms of the posterior circulation. J Neurosurg 1995; 82(5):791–5.

10. Higashida RT, Halbach VV, Cahan LD, et al. Detachable balloon embolization therapy of posterior circulation intracranial aneurysms. J Neurosurg 1989;71(4):512–9.

11. Zeumer H, Bruckmann H, Adelt D, et al. Balloon embolization in the treatment of basilar aneurysms. Acta Neurochir 1985;78(3–4):136–41.

12. Bavinzski G, Killer M, Gruber A, et al. Treatment of basilar artery bifurcation aneurysms by using Guglielmi detachable coils: a 6-year experience. J Neurosurg 1999;90(5):843–52.

13. McDougall CG, Halbach VV, Dowd CF, et al. Endovascular treatment of basilar tip aneurysms using electrolytically detachable coils. J Neurosurg 1996;84(3):393–9.

14. Raymond J, Roy D, Bojanowski M, et al. Endovascular treatment of acutely ruptured and unruptured aneurysms of the basilar bifurcation. J Neurosurg 1997;86(2):211–9.

15. Vinuela F, Duckwiler G, Mawad M. Guglielmi detachable coil embolization of acute intracranial aneurysm: perioperative anatomical and clinical outcome in 403 patients. J Neurosurg 1997;86(3):475–82.

16. Rhoton AL Jr. Aneurysms. Neurosurgery 2002; 51(Suppl 4):S121–58.

17. Moret J, Cognard C, Weill A, et al. The "remodelling technique" in the treatment of wide neck intracranial aneurysms. Angiographic results and clinical

follow-up in 56 cases. Interv Neuroradiol 1997; 3(1):21–35.

18. Khatri R, Cordina SM, Hassan AE, et al. Sequential sidelong balloon remodeling technique in coil embolization of a wide-necked basilar tip aneurysm. J Vasc Interv Neurol 2013;6(1):7–9.

19. Shima H, Nomura M, Muramatsu N, et al. Embolization of a wide-necked basilar bifurcation aneurysm by double-balloon remodeling using HyperForm compliant balloon catheters. J Clin Neurosci 2009;16(4):560–2.

20. Fargen KM, Mocco J, Neal D, et al. A multicenter study of stent-assisted coiling of cerebral aneurysms with a Y configuration. Neurosurgery 2013; 73(3):466–72.

21. Mahaney KB, Chalouhi N, Viljoen S, et al. Risk of hemorrhagic complication associated with ventriculoperitoneal shunt placement in aneurysmal subarachnoid hemorrhage patients on dual antiplatelet therapy. J Neurosurg 2013;119(4):937–42.

22. Kung DK, Policeni BA, Capuano AW, et al. Risk of ventriculostomy-related hemorrhage in patients with acutely ruptured aneurysms treated using stent-assisted coiling. J Neurosurg 2011;114(4): 1021–7.

23. Kwon OK, Kim SH, Kwon BJ, et al. Endovascular treatment of wide-necked aneurysms by using two microcatheters: techniques and outcomes in 25 patients. AJNR Am J Neuroradiol 2005;26(4): 894–900.

24. Baxter BW, Rosso D, Lownie SP. Double microcatheter technique for detachable coil treatment of large, wide-necked intracranial aneurysms. AJNR Am J Neuroradiol 1998;19(6):1176–8.

25. Chalouhi N, Tjoumakaris S, Dumont AS, et al. Treatment of posterior circulation aneurysms with the pipeline embolization device. Neurosurgery 2013; 72(6):883–9.

26. Van Rooij WJ, Sluzewski M, Menovsky T, et al. Coiling of saccular basilar trunk aneurysms. Neuroradiology 2003;45(1):19–21.

27. van Oel LI, van Rooij WJ, Sluzewski M, et al. Reconstructive endovascular treatment of fusiform and dissecting basilar trunk aneurysms with flow diverters, stents, and coils. AJNR Am J Neuroradiol 2013;34(3):589–95.

28. Rinkel GJ, Djibuti M, Algra A, et al. Prevalence and risk of rupture of intracranial aneurysms: a systematic review. Stroke 1998;29(1):251–6.

29. Liu L, Jiang C, He H, et al. Delayed thrombosis of the basilar artery after stenting for a basilar trunk dissection aneurysm. A case report and review of the literature. Interv Neuroradiol 2010;16(1): 77–82.

30. Drake CG, Amacher AL. Aneurysms of the posterior cerebral artery. J Neurosurg 1969;30(4): 468–74.

31. Ciceri EF, Klucznik RP, Grossman RG, et al. Aneu-

rysms of the posterior cerebral artery: classification and endovascular treatment. AJNR Am J Neuroradiol 2001;22(1):27–34.

32. Hallacq P, Piotin M, Moret J. Endovascular occlusion of the posterior cerebral artery for the treatment of p2 segment aneurysms: retrospective review of a 10-year series. AJNR Am J Neuroradiol 2002;23(7):1128–36.

33. Haw C, Willinsky R, Agid R, et al. The endovascular management of superior cerebellar artery aneurysms. Can J Neurol Sci 2004;31(1):53–7.

34. Uda K, Murayama Y, Gobin YP, et al. Endovascular treatment of basilar artery trunk aneurysms with Guglielmi detachable coils: clinical experience with 41 aneurysms in 39 patients. J Neurosurg 2001;95(4):624–32.

35. Bambakidis NC, Manjila S, Dashti S, et al. Management of anterior inferior cerebellar artery aneurysms: an illustrative case and review of literature. Neurosurg Focus 2009;26(5):E6.

36. Li X, Zhang D, Zhao J. Anterior inferior cerebellar artery aneurysms: six cases and a review of the literature. Neurosurg Rev 2012;35(1):111–9 [discussion: 119].

37. Yamakawa H, Hattori T, Tanigawara T, et al. Intracanalicular aneurysm at the meatal loop of the distal anterior inferior cerebellar artery: a case report and review of the literature. Surg Neurol 2004; 61(1):82–8 [discussion: 88].

38. Gonzalez LF, Alexander MJ, McDougall CG, et al. Anteroinferior cerebellar artery aneurysms: surgical approaches and outcomes–a review of 34 cases. Neurosurgery 2004;55(5):1025–35.

39. Molyneux A, Kerr R, Stratton I, et al. International Subarachnoid Aneurysm Trial (ISAT) of neurosurgical clipping versus endovascular coiling in 2143 patients with ruptured intracranial aneurysms: a randomised trial. Lancet 2002;360(9342):1267–74.

40. Molyneux AJ, Kerr RS, Yu LM, et al. International subarachnoid aneurysm trial (ISAT) of neurosurgical clipping versus endovascular coiling in 2143 patients with ruptured intracranial aneurysms: a randomised comparison of effects on survival, dependency, seizures, rebleeding, subgroups, and aneurysm occlusion. Lancet 2005;366(9488): 809–17.

41. Kawanabe Y, Sadato A, Taki W, et al. Endovascular occlusion of intracranial aneurysms with Guglielmi detachable coils: correlation between coil packing density and coil compaction. Acta Neurochir 2001; 143(5):451–5.

42. Piotin M, Mandai S, Murphy KJ, et al. Dense packing of cerebral aneurysms: an in vitro study with detachable platinum coils. AJNR Am J Neuroradiol 2000;21(4):757–60.

43. Eskridge JM, Song JK. Endovascular embolization of 150 basilar tip aneurysms with Guglielmi detachable coils: results of the Food and Drug Administra-

tion multicenter clinical trial. J Neurosurg 1998; 89(1):81–6.

44. Guglielmi G, Vinuela F, Duckwiler G, et al. Endovascular treatment of posterior circulation aneurysms by electrothrombosis using electrically detachable coils. J Neurosurg 1992;77(4):515–24.

45. Tateshima S, Murayama Y, Gobin YP, et al. Endovascular treatment of basilar tip aneurysms using Guglielmi detachable coils: anatomic and clinical outcomes in 73 patients from a single institution. Neurosurgery 2000;47(6):1332–9 [discussion: 1339–42].

46. Johnston SC, Higashida RT, Barrow DL, et al. Recommendations for the endovascular treatment of intracranial aneurysms: a statement for healthcare professionals from the Committee on Cerebrovascular Imaging of the American Heart Association Council on Cardiovascular Radiology. Stroke 2002;33(10):2536–44.

47. Pinto Slottow TL, Bonello L, Gavini R, et al. Prevalence of aspirin and clopidogrel resistance among patients with and without drug-eluting stent thrombosis. Am J Cardiol 2009;104(4):525–30.

48. Muller-Schunk S, Linn J, Peters N, et al. Monitoring of clopidogrel-related platelet inhibition: correlation of nonresponse with clinical outcome in supraaortic stenting. AJNR Am J Neuroradiol 2008; 29(4):786–91.

49. Fukuoka T, Furuya D, Takeda H, et al. Evaluation of clopidogrel resistance in ischemic stroke patients. Intern Med 2011;50(1):31–5.

50. Maruyama H, Takeda H, Dembo T, et al. Clopidogrel resistance and the effect of combination cilostazol in patients with ischemic stroke or carotid artery stenting using the VerifyNow P2Y12 Assay. Intern Med 2011;50(7):695–8.

10 脑血管痉挛

Christopher D. Baggott，Beverley Aagaard-Kienitz

关键词：脑血管痉挛，蛛网膜下腔出血，神经功能缺损，迟发缺血性神经损害

关键点：

- 动脉瘤性蛛网膜下腔出血后的血管痉挛造成的迟发梗死性的神经功能缺损早已众所周知，而且其发生率也非常的高。
- 对脑血管痉挛的炎症因子，基因和结构的病理生理学的研究已经转化为降低迟发梗死性神经功能损伤的治疗手段。
- 积极的循证治疗脑血管痉挛是必不可少的，主要包括邻近神经的调节，生理性放大，药物的应用和血管内治疗。
- 目前我们对脑血管病的认识和治疗是远远不够的，严格的临床试验和基础研究能对疾病的进展过程的理解有重要意义。

引言

　　血管痉挛是由于动脉壁平滑肌的收缩造成的局灶性或弥漫性的短暂的血管径的狭窄，可以通过造影，影像学（经颅多普勒，核磁，CT）以及动脉夹闭时直视下发现。动脉瘤性蛛网膜下腔出血是造成严重脑血管痉挛的最常见原因。尽管在过去30年里动脉瘤外科手术和介入治疗取得了重要进展，且神经重症监护水平也有了很大的提高，脑血管痉挛仍然是早期出血后造成患者致死、致残的主要原因。这仍然是一个严重的问题，因为在美国，动脉瘤性蛛网膜下腔出血事件大约是每年21000～33000例[1]，其中有67％的患者发生脑血管痉挛，30％～40％是症状性血管痉挛，10％～45％的患者会演变为脑梗死[2-6]。血管痉挛会使25％～50％的患者遗留后遗症，只有30％～45％的患者能回到与之前相当的工作岗位[7,8]。脑血管痉挛还是10％～23％的动脉瘤性蛛网膜下腔出血患者的死亡原因[7,8]。

　　动脉瘤性蛛网膜下腔出血造成的血管痉挛及神经功能缺损仍然是一个未能完全理解的复杂的事件链，包括至今尚未明确的一系列综合作用通路，如炎症，血管活性因子的改变，紊乱的血管调节机制，微循环血栓，较差的侧支循环和基因的影

响。即使已经有出版的指南，但目前还没有对其治疗方法和时间达成共识[9]。

血管痉挛的研究史

第一例可疑的脑血管痉挛的案例是在 1859 年由一位名叫 Sir William Gull[10]的英国医生报道，这个案例是一个名叫 Fanny S-的 30 岁女性患者。案例中提出并讨论了"左侧大脑中动脉动脉瘤破裂后出现的逐渐加重的脑梗死，并在第六天死亡"的病情变化。第一例确诊的蛛网膜下腔出血的案例是在 1850 年 11 月 4 日第一次被描述记载。

患者首先出现一过性的感觉丧失然后出现了严重的头痛、恶心、呕吐。第 2 天，1850 年 11 月 5 日，患者出现了昏迷和右侧肢体偏瘫，后转入 Guy's 医院继续治疗。转院后，在发病第 3 天，她的意识水平逐渐恢复，可以吃东西和勉强可以讲话了。在入院后的第 4 天，她能够辨认出来探望她的亲戚并且能够说出"我的侄子"。然而，在入院后第 5 天的晚上，即蛛网膜下腔出血后的第 6 天，出现了进行性的神经功能的损伤并死亡。尸体解剖发现了大脑中动脉有一个破裂的动脉瘤，其邻近部位还发现一个未破裂动脉瘤，大脑外侧裂发现的大块血栓可能和邻近的大量的梗死软化灶有关。这一系列的临床进程和尸检发现对于继发于脑血管痉挛的脑梗死是非常令人信服的，尽管当时脑血管痉挛的机制并不清楚[10]。

在过去几十年里已经有大量的学者为试图阐释脑血管痉挛的原因做出了杰出的贡献。1942 年，Echlin[11]在动物实验中证实了电通路和机械通路的激活可以诱发软脑膜动脉的痉挛，从而降低局部脑血流量造成一过性局灶性的脑缺血。在 Zucker[12]1949 年的文献中，详细描述了在多种动物组织的试管试验中一系列变化，证实了动物血清中某些物质可刺激平滑肌细胞收缩。1949 年，Robertson[13]推断在破裂动脉瘤的患者中缺血损伤通常是由于动脉收缩造成的，脑血管痉挛是比我们既往所认识到的缺血更常见的原因。1951 年，Ecker 和 Riemenschneider[14]通过一系列造影证实了颅内大动脉的痉挛和 wills 环破裂动脉瘤有关，在一个 6 例动脉瘤的报道中，他们发现最严重的动脉痉挛发生在出血量最大的破裂的动脉瘤附近。这些研究者还发现血管痉挛是一个自限性的进程，因为即使早期造影发现了血管痉挛，但蛛网膜下腔出血 26d 后复查造影并没有发现血管痉挛。1959 年 Fletcher[15]和他的同事在文章中称血管痉挛在破裂动脉瘤中非常常见，而且指出随着手术夹闭动脉瘤的增多，直视下观察到血管收缩的情况也越来越常见。同年，Pool[16]和他的同事发现在手术中局部应用罂粟碱可以改善由于手术操作诱发的血管痉挛的预后。1964 年，Stornelli 和 French[17]报道了一个 28 例的病例研究，发现在血管造影时，在死亡患者中比在康复患者中更容易出现血管痉挛。1970 年，Gabrielsen 和 Greitz[18]发表了关于正常的颈动脉大小及其主要分支的文章。这一信息促使 Weir[19]和同事在 1978 年提出了人类脑血管痉挛的时间进程。在对 293 例患者进行一系列血管造影评估后，他们得出的结论是血管痉挛发生在 SAH 后第 3 天，高峰期为第 6～8 天，在第 12 天血管痉挛基本上缓解。1980 年，Fisher[20] 和同事在 47 例动脉瘤破裂的患者分析中注意到，"蛛网膜下腔出血主要部位和严重血管痉挛的位置几乎完全对应。"文中还提出了蛛网膜下腔出血的 Fisher CT 分级。此外，尽管研究的病例数并不多，Fisher 和同事注意到"蛛网膜下腔出血在特点的位置聚集是血管痉挛的重要病因"，因此，提出 CT 作为识别脑血管痉挛高风险人群的重要工具。

在 20 世纪 70，80 年代，在药物治疗和介入治疗方面，对保持和提高脑血流量（CBF）并减少血管痉挛的努力一直在全面开展。1976 年，Hunt 和 Kosnik[21] 公布了他们通过术后高血压来缓解由于脑血管痉挛造成的脑缺血；而且他们还用扩张血流量的方法来进行血管扩张治疗。在 1979 年，Zervas[22] 和同事发表一项随机研究，以明确应用利血平和卡那霉素是否可降低蛛网膜下腔出血后脑缺血事件的发病率。而在 1982 年，Kassell[23] 和同事发表一篇包含了 58 例患者的文章，其中有 47 例使用血管内扩容和诱发动脉高压治疗以逆转神经损伤的试验。1984 年由 Zubkov[24] 及其同事开发球囊成形术以治疗 SAH 引起的血管痉挛。然后，在 1989 年，Pickard[25] 和同事们发表了一篇英国动脉瘤尼莫地平试验，这是一项双盲、安慰剂对照、随机试验，对于血管痉挛的单一药物治疗方案是 I 级推荐，A 级证据[26]。20 世纪 90 年代和 21 世纪初继续进行了大量的调查，旨在防止蛛网膜下腔出血诱发的血管痉挛的发生和改善神经系统预后，但没有取得任何重大突破。

许多药物〔镁，他汀，硝普钠，内皮素（ET）受体拮抗剂，游离自由基清除剂等〕均已尝试过。预防/治疗血管痉挛和限制神经损伤试验均告失败，其中原因包括继发性出血是一个有极其复杂分子学机制和炎症反应的过程，还受个体的基础血管解剖和遗传学的影响。虽然单药治疗的方法可能是很有吸引力的，但解决这样一个复杂的问题需要综合治疗方法才能成功。此外，随着人们对于大血管痉挛是造成神经系统预后差的唯一原因以及完全重新评估蛛网膜下腔出血严重后遗症这一认识逐步加深，增加对微血管痉挛、微血管血栓栓塞、遗传因素和皮质扩散去极化（SD）的研究是很有必要的。为了减少脑血管痉挛与蛛网膜下腔出血后神经功能恢复，所有的基本机制和共同的途径需要更加充分的阐明和多学科联合处理。发表的刊物和研究不胜枚举而且太过详细，因此在一篇文章内无法完全描述；另外，这个领域是如此复杂，不是所有的领域的研究或文章都可以包括在这篇文章中。因为血管痉挛在神经损伤和患者预后中发挥作的用仍然不清楚，但由于血管痉挛作用与神经损伤和预后明显相关，药物和其他的治疗手段以预防和治疗血管痉挛为主。因此，一部分文献的亮点就是提出了关于生物化学机制、遗传、衡量标准和实验性的药物的使用和目前的治疗机制这些观点，而且这些文献可以大大鼓励读者阅读原文和深入研究其他相关领域感兴趣的内容。

炎症的作用和生物学机制在血管痉挛中的作用

在 2007 年的文章中，Humphrey[27] 和他的同事们描述了蛛网膜下腔出血后内环境的复杂性，并提出脑血管痉挛的生物化学机制框架理论。他们假设"血管痉挛机制及其潜在解决方案在于初始出血引起的急性血管收缩，短期化学介质介导的血管结构的生长和重塑（G＆R）以应对增长的血管外血栓，这会加重狭窄，管壁也会增厚，这一变化使得管壁更加僵硬且对外源性血管扩张剂无反应，最后随着血凝块的溶解和血管恢复正常，以化学介质介导的血管生长重塑演变为血管扩张直至恢复正常管径"（如图 10.1、图 10.2 所示）。出血后，组织外血凝块导致一氧化氮

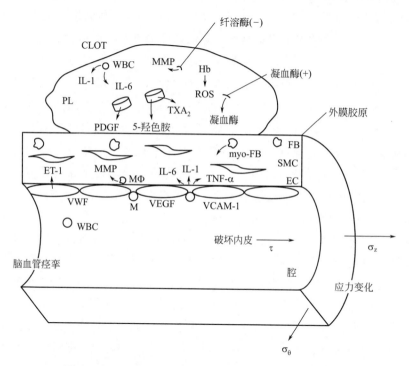

图 10.1　Humphrey[27] 等人的示意图阐释了一些分子参与
血管外血栓形成和溶解的分子学机制

显示了血栓通过凝血酶-纤维蛋白连接，激活血小板，释放血管收缩剂的过程。与此同时，发生自由基链反应，因为一氧化氮和血红蛋白相互作用，导致活性氧自由基（ROS）的产生。这个过程加剧了血管壁平滑肌收缩与血管的痉挛。血液流经管腔的剪切力可以破坏内皮细胞，导致增加单核细胞（M）和巨噬细胞（M-F）内皮损伤部位聚集。结果基质金属蛋白酶（MMP）对血管壁的永久损伤刺激了破坏性趋化因子和蛋白酶的生产

EC—内皮细胞；ET-1—内皮素-1；FB—成纤维细胞；Hb—血红蛋白，IL—白介素；myo-FB—肌成纤维细胞；MΦ—巨噬细胞；M—单核细胞；MMP—基质金属蛋白酶；PDGF—血小板衍生生长因子；ROS—活性氧；SMC—平滑肌细胞；TXA$_2$—血栓素 A$_2$；TNF—肿瘤坏死因子；VCAM—血管细胞黏附分子；VEGF—血管内皮生长因子；VWF—von Willebrand 因子；WBC—白细胞；σ_z—平均轴向负荷引起的壁面应力；σ_θ—平均压力引起的周向应力；τ—流动诱导壁面切应力

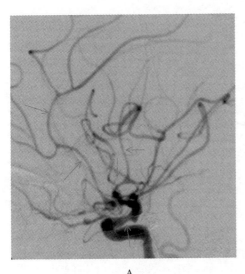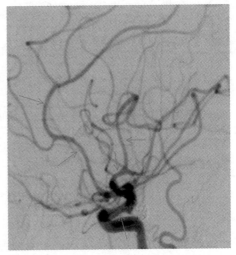

图 10.2　输注维拉帕米可改善不适合球囊血管成形术的小血管的管径（A）；

经动脉输注维拉帕米（15mg）20min 后造影（B），箭头显示在注射维拉帕米前（A）

管径较窄、血管痉挛，较大剂量注射维拉帕米后（B）管径扩张

（NO）清除剂的增加，包括活性氧物质和氧合血红蛋白，并且血管收缩物质也增加了，包括血清素，血栓素 A2，ET-1 和凝血酶，使得血管向收缩发展。

　　血栓相关的促细胞分裂剂，包括血小板源性生长因子、转化生长因子 B，和内皮素-1，可以促进内膜平滑肌细胞的增殖/迁移，平滑肌细胞和外膜成纤维细胞的生长。这些变化可能导致合成过多的胶原，造成血管壁的增厚和管壁韧性增加。严重血管收缩可能会破坏内皮细胞，导致内皮细胞产生 NO 和前列环素（PGI2）减少，并导致血管对血管扩张剂的反应性降低，进而加重血管的收缩。表达上调的多重黏附和趋化因子（细胞黏附分子-血管细胞黏附分子 1、细胞内细胞黏附分子 1 和单核细胞趋化蛋白 1）通过螯合/激活白细胞和单核吞噬细胞，进而促进炎症反应（白介素 1、白介素 6、白介素 8 和组织坏死因子 a）和降解反应［巨噬细胞和基质金属蛋白酶（MMP）-MMP-1、MMP-2 和 MMP-9］。因此，蛛网膜下腔的血栓和内皮细胞的破坏启动了一系列级联反应导致管壁平滑肌细胞和细胞外基质的变化，其最终结果是腔内狭窄和血管壁增厚。然而，血管壁生物力学的改变（壁内压力降低但管壁剪切力增加）转而可以刺激血管扩张剂（NO）、血小板抑制剂（PGI2）和生长因子［血管内皮生长因子（VEGFs）］的产生。这些因素，结合血管外血栓清理和内皮修复，促进血管壁重塑，最终可以使血管恢复正常管腔。考虑到现在提出和已经解决的因素，这个级联的复杂性如上所述（甚至比现在理解的更加复杂）阐明了为什么单一的药物治疗和单靶点的治疗是不太可能奏效的。此外，血管痉挛似乎与微血栓形成[28]，弥漫的皮层去极化一起发生[29]，进一步显示了这一过

程的复杂性和多模式治疗的必要性。

血管痉挛的基因学研究

越来越多的研究在向基因突变和基因多态性对脑血管痉挛的发展的领域进军了。已经有几个基因纳入对血管痉挛相关的评估：eNOS，Hp，PAI-1，ApoE，RyR1 和 CBS（参见参考文献中的表 1[30]）。

一氧化氮

NO，由 NO 合酶（NOS）诱导生成的内皮源性的舒张因子。在脑动脉的内皮细胞中内皮 NOS（eNOS），发现与染色体 7q35 有关。eNOS 的生物利用度的减少与脑血管痉挛有关。eNOS 的几种基因突变和多态性已经研究清楚，至少可能与部分易患患者血管痉挛有关。在冠心病学文献研究中，Nakayama 和同事[31]发现 786T＞C 突变导致在 eNOS 基因启动子活性显著降低而且在突变患者中冠状动脉痉挛发病率明显高于对照组（$P<0.0001$）。在脑血管的研究中，Khurana 和同事们[32]进行了 51 名 SAH 患者的 3 种 eNOS 基因多态性的基因组 DNA 测定。

在 28 例 Fisher 3 型蛛网膜下腔出血的患者中，21 发生血管痉挛，这些患者中有 90％（19/21）是胞嘧啶等位基因杂合（18/19）或纯合（1/19）。7 例患者中 4 例异常等位基因阳性无血管痉挛，10 例患者中有 8 例发生无症状血管痉挛，11 例为症状性血管痉挛（$P=0.046$）。

Ko 和同事[33]也发现了 786T＞C 单核苷酸多态性（SNP）增加了动脉瘤性蛛网膜下腔出血后血管痉挛的风险。在他们的 347 例蛛网膜下腔出血患者的前瞻性队列研究中，有 181 例血管造影诊断为血管痉挛。三种内皮型一氧化氮合酶的多态性的基因型：内含子 4 长串联重复序列基因数量变异，启动子 SNP（786t＞C，SNP）和外显子 7 编码 SNP（894g＞T 编码 e298d）。他们采用多变量 Logistic 回归量化地记录了与 eNOS 基因多态性有关的血管痉挛。对于 eNOS 启动子 786T＞CSNP，他们发现 CC 基因型，与任何 T 基因型相比（CT 或 TT），增加了血管痉挛的相关风险 [优势比（OR）2.97；95％ CI，$1.32 \sim 6.67$；$P=0.008$]。对 eNOS 894 位基因 G 替换为 T 或变长的串联重复序列与血管痉挛没有关系。他们得出结论，影响 NO 调节的遗传变异会增加血管造影造成血管痉挛的风险，启动子 SNP（786T＞C）在血管痉挛中的具体作用可能是通过调节 NO 的途径实现的。

Starke 及其同事[34]也报告过 eNOS 启动子 SNP786 位碱基 T 的突变可能会增加动脉瘤性蛛网膜下腔出血后脑血管痉挛的风险。在他们的前瞻性研究中，分别从 77 例观察到有血管痉挛的患者中提取了遗传物质。他们发现在血管痉挛的患者中与 CT（35％）或 CC 基因型（0）相比，TT 基因型（61％）明显增加（$P=0.003$）。Fisher 评分和基因型在单因素分析中是唯一显著的血管痉挛的预测因子，而基因型是多变量分析中唯一独立的血管痉挛预测因子。存在 eNOS 基因的 T 等位基因的患者更可能有严重的血管痉挛。症状性血管痉挛的患者中含 T 等位基因型的绝对危险度是 3.3，而 TT 性基因是 10.9。有 T 等位基因的患者血管造影发生血管痉挛的可能性是普通人的 3.6 倍。严重的血管痉挛且需要血管内治疗的患者也更可能是 T 等位基因的携带者（OR 3.5；95% CI，1.3～9.5；$P = 0.016$；TT OR.12）。然而，基于基因型的梗死的分析并没有发现差异。因此研究员得出结论，遗传分析可以为患者发生血管痉挛的风险进行危险分层；因此，早期识别有 T 等位基因的患者可能会改善早期治疗和潜在的治疗效果，提高患者的预后。

利阿诺定

Ryanodine 受体（RyR）是一类位于内质网的钙离子的释放通道，通过介导钙离子释放来调节管腔内钙离子的浓度。血管平滑肌有 3 种受体的亚型（RyR1，RyR2 和 RyR3）[35,36]，参与调节脑动脉管腔的调节[37,38]，RyRs 受体，尤其是 RyR1 与蛛网膜下腔出血后症状性血管痉挛相关。在 46 名患者基因的相关的队列研究中，Rueffert 和同事[39]发现蛛网膜下腔出血的患者中基因型杂合携带者 RyR1 c.6178 基因中 G 替换为 T（G>T）的基因多态性与 C>TorG>A 相比症状性血管痉挛的风险增加（OR 值 6.4；95% CI，1.1%～37.8%；$P = 0.04$）。

进一步的证据在使用 RyR1 拮抗剂的研究发现，证明了 RyR1 在脑血管痉挛中的作用。丹曲林，一种特殊的 RyR1 拮抗剂，在大鼠实验中已经证实可以预防大脑基底动脉和股动脉血管收缩[40]，输注丹曲林的 3 名患者通过 TCD 速度测量显示出血管收缩程度减低[41]。

炎症标志物

基因组学与蛋白质组学的发展可以帮助我们识别特殊的炎症的标志物以预测血管痉挛和神经系统预后。一个可能的标记物是 25kDa 蛋白，高迁移率族蛋白 1（HMGB1），在细胞核中促进基因转录非组蛋白的 DNA 结合蛋白[42]。当 HMGB1 被释放到细胞外基质时，会刺激促炎细胞因子产生[43]。HMGB1 是由坏死的神经细胞释放入脑脊液（CSF），因此可以作为早期脑缺血和神经系统的损伤的标志物。King 及其同事[44]评估了 CSF 中的 HMGB1，并在所有 SAH 患者（$n = 9$）CSF 样品中发现了 HMGB1，而在对照组的患者（$n = 7$）中并未发现 HMGB1。虽然目前 HMGB1 的全部功能还不能完整阐明他们假设，"HMGB1 可能代表一种蛛网膜下腔出血后急性损伤和继发性神经血管损伤的临床相关机制的联系"。另一种潜在的生物标志物是 MMPs 家族的 MMP-9。金属蛋白酶调节细胞外基质和基底层；这些细胞外蛋白酶和膜结合蛋白酶主要起细胞外降解和重塑基质中的所有成分的作用，并执行细胞表面的基本功能，包括信号传递和细胞死亡[27,45]。MMP 活性受基因转录，酶原激活和组织抑制剂-金属蛋白酶的调节[46]。McGirt 及其同事[47]研究了 von Willebrand 因子（vWF），MMP-9 和 VEGF 水平作为预测脑血管痉挛的预后标志物。前瞻性测定 38 例动脉瘤性蛛网膜下腔出血患者以及对照组中 7 例未破裂动脉瘤患者（允许动脉瘤夹闭）静脉血清中的 vWF、mm-9，和 VEGF 水平。为确定这些标记物是否为血管痉挛性缺血特异性标记物，同时获取 42 位非出血性卒中患者发病 24h 内的血液样本，38 例蛛网膜下腔出血患者中 22 例（57％）发展为血管痉挛。他们发现脑血管痉挛发生之前 vWF，MMP-9 和 VEGF 水平在血清中含量已经增加，因此可以作为预测蛛网膜下腔出血后脑血管痉挛发作的标记物。此外，这些标记物并未在未破裂动脉瘤以及对照组患者或缺血性卒中的患者中升高。在他们的研究中，vWF 水平超过 5500ng/ml，VEGF 水平超过 0.12ng/ml，MMP-9 水平超过 700ng/ml，每一种都会独立增加随后血管痉挛发生的概率（分别增加 18 倍、20 倍、25 倍）。Wang 和同事[48]报道的近期动物研究表明在蛛网膜下腔出血的大鼠模型中 MMP-9 的表达在第 3 天达到顶峰，并在第 14 天恢复至正常水平。他们还评估了选择性 MMP-9 抑制剂 SB-3CT 对血管痉挛达高峰时（第 3 天）的影响。通过 SB-3CT 检测小脑延髓池横截面的基底动脉，他们发现在出血后第 3 天血管痉挛概率显著减少。因此，MMP-9 水平的升高与脑血管痉挛的发展在时间上是同步的，MMP-9 抑制剂的使用时可抑制或减少大鼠蛛网膜下腔出血后血管痉挛的发生。

血管痉挛的检测/监测

对于无法由脑积水或再出血解释的新的局灶性神经缺损，症状性脑血管痉挛是最客观的原因，但是，在恰当的时间发现脑部压力自动驱动效应引起的平均动脉压（MABP）的升高，或轻微的症状变化，如出现头痛恶化，体温升高，恶化颈部僵硬或进行性低钠血症，这些在神经系统查体中发生的细微变化，均应引起临床医生的高度警觉[20,26,49,50]。

这些在一项前瞻性试验中，在蛛网膜下腔出血后 48h 内的血管造影性血管痉挛已有 10％的病例被报告[51]。症状性血管痉挛发生在 SAH 后 3 天内是很罕见的，发生的高峰大约在第 8 天，大约 4％的病例在发病后第 13 天出现[50,52,53]；然而，多次发生 aSAH 的患者这一过程可能延长。Fisher 分级是常用的可以帮助预测血管痉挛的发生的评价工具[20]。

如果 SAH 后出现迟发性神经功能损伤，确立一个广泛的鉴别诊断是非常重要的，尤其当神经系统损伤并非局灶性的。除了血管痉挛，鉴别诊断中对于蛛网膜下腔出血后迟发性神经功能缺损的可能原因还必须考虑低钠血症、缺氧、高碳酸血症、肺炎、尿路感染、菌血症、药物反应、尿毒症、发热、动脉瘤再出血、脑积水、术后并发症（脑卒中、血肿、感染等）、脑水肿、癫痫发作和发作后状态。

经常仔细评估神经系统的查体是必不可少的，但它并不足以检测症状性脑血管痉挛，特别是在高分的患者中要警惕明显的再出血性改变。颅内压镇静（ICP）或呼吸道管理的患者仍可能遭受与血管痉挛相关的脑缺血，但仅凭神经系统查体难以发现。评估大血管管径的工具，例如 TCD 与灌注成像结合 CT 血管造影（CTA）和磁共振血管造影，以及血管痉挛的生理影响评价，如脑电图（EEG）、近红外光谱学（NIRS）和脑组织氧含量监测，都是适当地辅助检测症状性脑血管痉挛[26,54-67]。

目前仍需要更多的工作来阐释这些神经系统辅助检查手段在血管痉挛诊断中的作用。本文主要讨论 TCD，CTA，灌注成像和脑电图，因为这些检查方法经常在作者机构中用于评估脑血管痉挛。

经颅多普勒

在 1982 年，Aaslid 及其同事[67]推荐的 TCD 已成为检测的脑血管痉挛的主要检测手段。TCD 是廉价便携式的无创超声技术，可以通过颞窗透声窗测量大脑大动脉的近端的血流速度和方向。根据美国神经病学专家委员会共识，TCD 对于严重血管痉挛检查是 A 级推荐，Ⅱ级证据，对严重痉挛的诊断是相当可靠的，尽管它的敏感性和特异性都是可变的[64]。大脑中动脉正常平均流速是（62±12）cm/s。血管造影上见到的明显的大脑中动脉痉挛对应于平均流速为 120cm/s。大脑中动脉平均流速为 200cm/s，甚至更快时提示大脑中动脉严重痉挛并在血管造影上可见50% 及以上的狭窄[68]。TCD 的优点是可以在患者的床边进行操作（因此不需要搬运身上连接许多线和管道的危重患者），而且对于检测血管狭窄是具有高度特异性的，无副作用而且可以根据临床需要进行重复检测。TCD 的局限性在于它的准确性与操作者的水平密切相关，探测需要良好的声学窗口，它的敏感性不足60%[69]，高血压诱发会假阳性结果[70]，对在血管造影中可见的大脑前动脉供血区的血管痉挛反应很差[71]，与灌注成像比，TCD 对小血管痉挛反映不佳[72]。动脉瘤性蛛网膜下腔出血的管理指南显示：一份来自卒中委员会和美国心脏协会专业人士联合发出的声明，这份声明旨在为专业的医疗保健专业人士提供指导，指出TCD 尚未得到充分证据能够提高 SAH 的预后，它和其他辅助检查手段一样都是"有利于用药指导并可与其他检查手段一起互为补充[26]"。

CT、CT 血管造影（CTA）和 CT 灌注（CTP）

CTA 和 CT 灌注（CTP）成像越来越多用于评估患者临床血管痉挛相关性的缺血，特别是那些有神经功能缺损的患者。CT 的优点包括无创精确评估、快速图像采集和重建和无解剖成像限制（如 TCD）。在最近发表的荟萃分析，CTA 汇总估计有 79.6% 敏感度（95%CI，74.9%～83.8%）和 93.1% 特异性（95%CI，91.7%～94.3%）。CTP 合计估计有 74.1% 的敏感度（95%CI，58.7%～86.2%）

和93.0%特异性（95%CI，79.6%～98.7%）[73]。虽然可能因为金属植入物（夹子，线圈和其他金属器件）产生的伪影导致CT/CTA图像质量的下降，校正算法的使用正在逐渐减少人造物的影响并提高成像质量，这也是同样适用于C臂CT[74]。此外，CT，CTA和CTP图像可在同一次检查中获得，可以结合每种图像的成像优点提供快速准确的诊断。虽然便携式CT扫描仪正在更广泛地应用于神经内科监护室，但目前大多数患者仍需送往放射科进行图像扫描，这种检查的缺点就是不适用于病情不稳定且危重患者的诊断治疗。

CT血管造影

1997年，Ochi和同事[75]首先用CTA评估脑部血管痉挛，他们发表了2例证实这种无创性血管成像能够准确识别经血管造影证实的血管痉挛。CT成像技术不断发展和多层螺旋CTA出现使得在低剂量造影剂的条件下显著改进的低空间分辨率成为可能。Yoon和同事[76]研究了17例怀疑血管痉挛的患者中的251段血管，发现CTA与DSA在显示整体、近端和远端脑动脉血管痉挛程度的一致性分别是95.2%，96%，和94.1%。Otawara及其同事[77]研究了20例患者分别用多层螺旋CTA和DSA评价血管痉挛的严重程度，发现CTA与DSA在显示整体、近端和远端段脑动脉血管痉挛程度的一致性分别是91.6%，90.8%和92.3%。CTA技术包括静脉注射（IV）的碘注射造影剂然后进行快速扫描。虽然CTA仍然不及DSA分辨率高，但CTA有快速、无创、廉价的优点，可以作为DSA筛查脑血管痉挛患者的替代检查。CTA对于危重患者或病情不稳定的患者是非常有优势的检查，这些患者可能无法忍受长时间的造影成像过程。准确把握造影剂流速并把握正确的图像采集时间是至关重要的，并会影响图像重建的质量。这项研究中碘造影剂对于有明显肾功能不全的患者来说是一个问题；然而，使用低量造影剂的新算法正在蓬勃发展。额外的肾保护方法，如用碳酸氢钠水化[78]，口服乙酰半胱氨酸水化[79]和等渗非离子型对比剂水化[80]，可能降低肾损伤。

CT灌注

CTP研究越来越多地用于评估继发于脑血管痉挛造成的灌注不良的证据。一系列应用PET-CT和氙CT技术来验证应用CTP测量CBF的准确性的研究显示了良好的相关性[81]。CTP是一种在毛细血管水平研究在快速输注增强剂期间的脑活动的功能成像；通过增强剂流入到流出期间的重复扫描可得到脑实质增强剂衰减变化的结果。动脉、静脉和感兴趣区域（ROI）的脑实质区域的时间衰减曲线均可获得。后期处理计算CBF的定量灌注参数为每100g脑组织/min血流量（ml），脑血容量（CBV）为每100g脑组织血流量（ml）和平均通过时间（MTT）。目前公认的CBV正常范围为在灰质是（4.4±0.9）ml/100g，在白质是（2.3±0.4）ml/100g。MTT正常值范围<5s。

虽然没有脑灌注值的明确诊断阈值设定，但已经有几项研究对于SAH后脑缺血的阈值的检测进行了评估和建议。Dankbaar及其同事[82]发现，与临床症状稳定的患者相比，SAH 后迟发性脑缺血的患者 CBF 显著降低，MTT 升高，灌注不对称的面积更大。具有最佳灵敏度和特异性的诊断阈值的 MTT 值为 5.9s，MTT 的差值为 1.1。MTT 的灵敏度和特异度分别为 70％和 77％。CBF 阈值为 36.3ml/100g·min 或 CBF 在病灶侧和对侧正常半球比值为 0.77 时，其敏感性和特异性分别为 74％，76％，63％和 63％[82]。

一项由 Wintermark 和同事[83]回顾评价了 27 例急性蛛网膜下腔出血患者，这些患者在 12h 内行 CTA/CTP、TCD 和 DSA 检查，这些检查独立量化评价血管痉挛的情况。血管痉挛的治疗也与患者曲线图相关；这 27 名患者共进行了 35 次检查。他们发现 CTA 的定性评估和 CTP 的 MTT6.4s 的阈值代表了最准确（93％）诊断血管痉挛的组合，提供了一种准确筛选可疑血管痉挛患者的检查。MTT 是单独评价时最敏感的参数（阴性预测值 98.7％）。皮质区域 CBF 值≤39.3ml/100g·min 是最准确（94.8％）血管内治疗的指标。

脑电图

20 世纪 70 年代，脑电图已被用于检测颈动脉内膜切除术后可逆性脑缺血[63]。特定的脑电图模式能够显示出与血管痉挛高度的相关性[54,55,61]。实时定量分析已成为一种能够为诊断血管痉挛的客观数据的可靠方法。

Labar 及其同事[59]记录了 11 例 SAH 患者通过连续定量脑电图检查发现了 11 例缺血事件。趋势分析的敏感度总功率变化参数为 91％。这表明脑电图可能是一个症状性的血管痉挛的指标。由 Claassen 及其同事[54]应用连续定量脑电监测集中关注快波 α 活动和慢波 δ 活动以及 α-δ 比值（ADR）得到了有趣的试验结果。该组均是 Hunt-Hess SAH 分级得分 4 或 5 分的患者。34 例患者中，9 例（26％）发展为迟发性脑缺血，这一结果由本研究神经病学医生诊断并由 2 名内科医生回顾确认。该组定义的临床有用的临界值使任何单个 ADR 减少大于基线的 50％（敏感度 89％和特异性 84％）以及 6 个连续记录 ADR 降低小于基线的 10％（灵敏度 100％和特异性 76％）。

更有趣的是，Vespa 和同事们[65]展现的证据表明脑电图改变可能先于脑缺血的临床体征出现。所有血管造影记录到血管痉挛的患者（$n=19$，共 32 例），发现 α 变异随着血管痉挛的出现而减少，随着脑血管痉挛的缓解而增加。虽然相对 α 变异早于血管痉挛的临床诊断 3d，但 19 例患者中有 12 例患者 α 变异的减少对脑缺血并没有诊断意义。"α 变异的减少对诊断血管痉挛有 100％敏感，但只有 50％特异性。"假设连续定量脑电图有良好的敏感性和阴性预测值，它可能在血管痉挛期间发生迟发性神经功能缺损时对于排除血管痉挛的诊断是有意义的。

而且早期基于脑电图变化的干预可能值得研究的；然而，连续定量脑电对诊断脑血管痉挛的特异性较低是其主要限制因素。目前来看，ADR 和 α 变异似乎是最有前途的定量工具，但更多调查显示电位实时频谱脑电图分析也是不错的。

血管痉挛的药物治疗

导管造影不仅仅是脑血管痉挛诊断的金标准而且是快速治疗蛛网膜下腔出血后迟发性神经功能缺损的重要手段。在进行血管痉挛的药物治疗的讨论之前，应明确早期的血管内治疗对于"继发于可疑的脑血管痉挛造成的神经功能缺损和进行血流动力学优化治疗以后症状未能迅速改善的患者"或诊断不明确而血流动力学治疗难以纠正或风险较大的患者，如老年人或有心脏病的患者，是合理的[50]。SAH后药物治疗的目标，包括优化CBF分配，减少脑组织代谢，防止继发性脑积水或脑损伤缺血。

血流动力学治疗

血流动力学治疗，即大家所熟知的"3高（3H）"治疗，被认为是"一种对于症状性血管痉挛可行的治疗方法[26]"。3H疗法包括高血压、高血容量和血液稀释。

已经有2组随机试验对血容量治疗进行了研究。Lennihan和同事[84]进行预防性诱导高血容量与正常血容量双盲随机试验。在预防缺血的高血容量组，患者预后没有改善而且迟发性缺血的概率也没有降低。脑血流量虽然没有变化，但心脏充盈压力却升高了。试验后14d和90d的结果是一样的。Egge及其同事们[85]进行了一项3H疗法与正常血容量未进行高动力循环治疗的对照随机试验。3H治疗包括预防性高血容量 [目标中心静脉压（CVP）$8\sim12cmH_2O$]，诱发性高血压 [目标平均动脉压（MAP）比术前值高20mmHg以上] 和血液稀释（目标血细胞比容$30\%\sim35\%$）。12d后，放射性核素显像和临床检查结果没有差异。在1年后的临床随访中预后也没有区别。预防性高血容量和高血压的花费和其诱发的并发症的治疗高于不进行3H治疗的患者。根据的文献报道，卒中指南指出："避免低血容量是可取的，但没有证据表明预防性高动力治疗是有用的[26]。"

合理的脑血管痉挛的治疗方法应包括血容量的监测和用等渗液体治疗血容量减少（Ⅱa级推荐，B级证据）。低钠血症，可能是由于脑盐消耗和血容量减少的原因，是预后不良的独立危险因素。除了大量应用等渗液体治疗血容量减少，氟氢可的松和高渗盐水用于减少或纠正由于尿钠排泄引起的低钠血症也是合理的[26]。一定范围内的高血压与诱发性高血压在临床是很常用的，尽管没有文献支持这一治疗方法。这种做法源于对于诱发高血压的脑血管痉挛患者可相对逆转迟发性神经功能的缺损。大多数调查者支持在发生症状性血管痉挛的情况下诱发高血压[50]。但并没有有力的证据证明预防性高血压能够降低症状性血管痉挛的发生率[50]。

血液稀释仍存在争议。有证据表明CBF可以增加，但氧气输送能力随着等容血液稀释而下降[26]。尽管没有令人信服的数据支持治疗血管痉挛的理想血细胞比容，但许多调查者主张血细胞比容为 28%～32%[50]。

最后，根据现有的文献和指南，一定范围内诱导性高血压可作为由于脑血管痉挛引起的迟发性神经功能缺损的应急处理，在破裂动脉瘤的早期治疗中是合理的。避免发生低钠血症和低血容量也是合理的。诱导性高血压和高血容量并没有得到现有文献较好支持。血液稀释是存在争议的，也没有得到很好的支持。

口服尼莫地平

对于症状性血管痉挛其他既定的治疗，口服尼莫地平与改善蛛网膜下腔出血后的预后明显相关，但基本机制仍然不明确[86]。英国动脉瘤尼莫地平随机双盲对照试验已证明口服尼莫地平（60mg，每 4h 1 次）与口服安慰剂相比预后明显改善。入院时的人口统计学和临床数据是在 2 组中是相似的，278 例用尼莫地平治疗，276 例使用安慰剂。在给予尼莫地平的患者中，脑梗死的发生率为 22%（61/278），而安慰剂组为 33%（92/276），其发生率大幅减少 34%（95%CI，13%～50%）。不良预后率也显著降低 40%（95%CI，20%～55%），其中尼莫地平组的发生率为 20%（55/278），而安慰剂组的发生率为 33%（91/278）[25]。此外，一项包含 7 项试验，总共 1202 例患者的荟萃分析也证明在所有研究的治疗方法中尼莫地平能改善预后[86]。Bederson 和同事[26]在卒中指南中推荐口服尼莫地平为 A 级证据，I 级推荐。

卒中指南建议血管内治疗作为症状性血管痉挛的合理的治疗手段，可以在 3H 疗法后、治疗的同时或者替代 3H 疗法治疗[26]。其他正在研究中的减少血管痉挛的发生的方法包括心排血量增加、脑池内药物的应用和血凝块的清除[3,5,41,87-94]。

心排血量增加

已经有调查人员研究通过增加心排血量来增加脑血流量的药物治疗，但其结果与高血容量的研究一样，并不令人满意，而且相关的并发症发生率更高，而 CBF 与等容治疗比较并没有变化。Joseph 和同事[94]研究显示应用多巴酚丁胺后，CBF 随着心脏指数 [从 $4.1L/(min \cdot m^2)$ 增加至 $6.0L/(min \cdot m^2)$] 而增加。这次 CBF 的增加类似于应用去氧肾上腺素使得 MAP 从 102mmHg 增加到 132mmHg 导致 CBF 增加。为阐明高血压和增大心输出量的相关作用，Kim 和他的同事[89]回顾性地分析了 174 例患者，发现在高血容量（CVP>8mmHg）和高血压（MAP 目标 110～130mmHg）的患者中败血症、肺部水肿和死亡率均高于优化的正常血容量的心输出量 [$>4.5L/(min \cdot m^2)$]。

脑室内用药

据报道脑池内应用血管活性药物（如罂粟碱、米力农、尼卡地平），在动物体内、外试验以及小规模的人体试验中已经取得满意的结果[88,89,93]。溶栓药物的应用，如尿激酶和组织纤溶酶原激活剂（tPA），结果同样是有争议的。虽然关于这些药物在血管痉挛的治疗中没有达成共识，但进一步调查研究仍正在进行。Kim和同事[89]进行了一项前瞻性研究，脑室内注射罂粟碱（$n=40$），尿激酶（$n=39$），和简单的脑室引流（$n=42$）；值得注意的是，本研究并不包含接受血管内治疗的 SAH。这项研究结果显示应用尿激酶、罂粟碱与脑室持续引流的患者血管痉挛明显减少。然而，在 6 个月后的格拉斯哥评分（GOS）在 3 组间无显著性差异。

尼卡地平缓释片在队列研究（$n=20$）中取得了对人类安全可靠的可喜成果[88]。Nishiguchi 和同事[93]对脑血管痉挛的研究表明脑室内注射米力农在犬科动物模型中是有效的；他们的工作表明脑室内注射药物比静脉注射更加有效，但实验结果并不明确，因为增强效应也可能在某种程度上是呈剂量依赖性的。

米力农和钙通道拮抗剂是稍后再详细讨论，因为经动脉（IA）给药在文献中有更加全面的报道更新。

机械取栓或溶栓药对于血栓的清除都可能是有效的，因为血凝块厚度造成的血管痉挛是伴随血凝块破裂时多种血管活性物质的释放发生的。Kodama 和同事[95]在 1985 年提出了尿激酶的应用。他们发现 Fishe 分级为 3 级且血凝块密度＞60 Houndsfield 单位的 SAH 患者在接受脑室内注射尿激酶和抗坏血酸维生素 C 后，脑血管痉挛的发生率很低，仅为 2.8％。这种迟发性神经系统缺损的发生率与 Dorsch 和 King[96]对 3000 个案件进行回顾性研究得到的 32.5％进行比对。Findlay和同事[87]和 Seifert 及其同事[97]改进了脑室内应用的溶栓药——组织型纤维蛋白溶酶原激活物。

Mizoi 和同事[92]进行了一项前瞻性调查，在开颅手术时通过放置脑室导管应用 tPA。手术时尽可能多将血块去除后放置脑室引流管；每天 tPA 通过引流管进入于蛛网膜下腔直到脑室全部呈 CT 低密度，无论 tPA 使用多久，留置引流管的时间总共 2 周。不仅对照组的 SAH 症状明显比 tTPA 组严重，而且使用 tPA 组的迟发性神经功能缺损的概率显著减少。

介入治疗时机

虽然目前还没有对介入治疗的时间达成共识，但已经有证据表明干预的时机非常关键而且在不可逆缺血损伤发生前的早期介入治疗可以取得更好的结果。

预防和治疗血管痉挛应从诊断动脉瘤性蛛网膜下腔出血就开始了。如前所述，应及时识别并处理新发的神经系统症状和其他并发症（感染、癫痫、低钠血症、脑积水）。影像学对于排除完全性脑梗死或非血管痉挛性神经功能缺损是很有必要的。如果发现血管痉挛或临床高度怀疑血管痉挛而且没有其他的合理解释，应进行经导管血管造影，对于药物难治性症状性血管痉挛应进行积极治疗（球囊血管成形术、经动脉注射血管扩张剂或同时应用）；这应该等同于对急性缺血性脑血管病的关注度与紧迫性。早期＜2h 的积极治疗对药物难治性患者似乎是最有效的预防脑梗死并改善神经功能的方法。1999 年 Rosenwasser 和同事[98]调查了 466 名 Hunt Hess（蛛网膜下腔出血分级）1～4 分的患者，均行开颅夹闭术或介入栓塞术。其中，93 例进展性药物难治性血管痉挛患者进行了球囊扩张术，而且应用动脉注射罂粟碱缓解远端血管痉挛；其中有 84 例 6 个月后能够随访。他们观察到 51 例在 2h 内得到治疗的患者中有 70％临床症状持续改善，33 例超过 2h 治疗的患者中只有 40％症状得到改善。他们因此得出结论，2h 的治疗时间窗可能恢复脑血流量并最终改善患者结局。

　　但是，有更多的证据表明延迟的治疗（＞2h）可能会使部分患者获益，因此治疗甚至应该考虑到症状发作后 12～24h。Rosenwasser 和同事[98]治疗的 98 例患者中有 40％患者治疗时间达 18h 后症状仍有持续性改善。Eskridge 和同事[99]发现，61％的接受球囊扩张术的患者发病 18h 内治疗仍有客观的神经功能改善。Bejjani 和同事[100]发现一个明显倾向：发病 24h 以内接受的血管成形术患者症状仍然会有显著改善（$P=0.0038$）。血管内治疗的相对禁忌证包括局灶性的神经功能缺损超过或等于 24h，影像学显示完全性梗死无明显半暗带和大面积存在梗死再灌注出血风险高。此外，如果 TCD，CTA，和（或）血管造影显示脑血管痉挛但神经功能正常和无症状的患者不应考虑球囊血管成形术。这 2 项研究的结果[101,102]已发表在预防性应用球囊血管成形术上。但是，目前的文献和指南均[9,103]不支持对无症状进行预防性有创治疗。

血管痉挛的血管内治疗

　　对于那些药物难治性血管痉挛或有心脏、肾，或肺合并症的患者除了积极的药物治疗，还可以进行血管内治疗。目前公认的血管内治疗标准包括机械扩张与球囊微导管，动脉注射选择性或超选择性血管舒张药物，或同时应用。目前使用最多的动脉注射的药物包括罂粟碱、钙通道阻滞剂（尼卡地平和维拉帕米）和米力农。其他动脉注射药物中我们只讨论盐酸法舒地尔。

血管成形术

　　血管成形术是对痉挛血管壁的控制性损伤。通过球囊在血管腔内的膨胀使得血管直径恢复到正常或低于正常但会造成血管平滑肌短暂性的功能缺损。Meygyesi 和同事[104]对活体犬科动物的研究表明，接受颈部远端颈动脉血管成形术的动物与对照组相比，在血管造影中使用球囊进行长时间的颈动脉内径的扩张会造成持续至少 7d 的血管平滑肌的功能性损伤。扫描和透射电子显微镜显示血管内膜和内弹力层的扁平化与内皮细胞斑块丢失有关。同一研究人员进行了范围更大、时间更长、更广泛的犬类研究表明长期球囊血管成形术对血管壁的影响可高达 56d。扫描电镜发现与血管造影研究显示了良好的相关性，扩张的正常血管和痉挛血管显示将血管管腔扩大至接近正常大小后便观察到片状内皮剥脱，内弹力层的变薄或拉直。这些在血管成形术造成的血管本质性改变在 28d 后消失。再次指出，血管成形术后所造成的血管平滑肌即时的功能缺损，使得血管在 2 周内对血管收缩剂很少或几乎没有反应[105]。

血管成形术后造成的类似的改变在尸检中也可以发现。Honma 和他的同事[106]评价了 2 例接受球囊血管成形术的患者的脑血管情况，这 2 例患者均于术后第 5d 死亡。在这两个患者中均发现细胞外基质，包括胶原蛋白和内侧肌肉被损伤。1 例患者发现有血管壁内出血和血管壁撕裂、变薄的区域，其中研究人员认为是由于球囊过度充气导致的。

Zubkov 和同事[107]报道在 1 例女性患者中通过对结缔组织加压和内弹力层的拉伸达到对平滑肌加压和拉伸效果，但球囊成形术并没有改变临床结果，患者死于动脉瘤再次破裂出血。他们同时还指出，末端小动脉和通过动脉注射罂粟碱的小动脉仍然处于收缩状态，并且他们观察到患者血管内膜层明显增厚。

目前，球囊血管成形术的应用是基于其有利的治疗证据，但是，许多报道的案例已经证明了球囊血管成形术对于治疗顽固性颅底大血管痉挛的安全性和有效性。球囊血管成形术对血管痉挛治疗的文章已有诸多报道：TCD 流速的降低、脑灌注中 CBF 的改善、神经系统症状的改善[100,108-111]。1989 年，Newell 和同事[112]报告了 10 名对高容量高血压治疗无反应最终接受血管成形术的症状性血管痉挛的患者：8 例（80%）患者术后症状得到持续改善，2 例患者术后通进行了 TCD 评价，显示了平均血流速度的下降。Firlik 和同事[113]研究了 14 例患者，其中 13 例均行术前、术后增强 CT 扫描，每个患者活性氧在 55 到 65。血管成形术后造影可见在 13 例（93%）患者中血管痉挛情况得到改善。12 例（92%）术前活性氧处于阈值的患者的 CBF 明显增加［术前 13ml/(100g·min)，术后 44ml/(100g·min)；$P=0.00005$］。Oskouian 和同事[110]通过研究 CBF、TCD 速度，血管直径的测量来评价血管内治疗对血管痉挛的治疗效果；行单纯血管成形术患者中脑血流量从 (27.8 ± 2.8)ml/(100g·min) 增加到 (28.4 ± 3)ml/(100g·min)（$P=87$）；大脑中动脉血流速度由 (157.6 ± 9.4)cm/s 下降到 (76.3 ± 9.3)cm/s（$P=0.05$），同时脑动脉直径平均增加 24.4%。13 例患者采用球囊血管成形术和动脉注射罂粟碱联合治疗（因对远端血管也有效），CBF 从 (33.3 ± 3.2)ml/(100g·min) 显著增加到 (41.7 ± 10.6)ml/(100g·min)（$P<0.05$），TCD 中流速从 (148.9 ± 2.7)cm/s～(111.4 ± 10.6)cm/s（$P<0.05$），同时血管直径平均增加 42.2%。Hoh 和 Ogilvy[114]发表一篇参考文献高达 2005 篇英文文献的综述，讨论了关于球囊成形术的使用及临床预后的改善。改良血管成形术 530 例，328 例患者（62%）表现出客观性的临床症状的改善。在他们的文献回顾中，发现 108 例患者中有 92 例（85%）在接受了血管成形术后脑血流量较术前有了明显改善[114]。

　　按当前分类标准[9]，球囊血管成形术被列为ⅡA类证据，B级推荐，"脑血管成形术和（或）选择性ⅠA血管扩张疗法对于症状性的脑血管痉挛患者的应用是合理的，特别是对那些对诱导性高血压治疗反应不佳的患者。"然而，最近德国的一项随机对照试验已经结束（Vatter H，个人通信，2014），这项试验比较了侵入性血管内治疗抢救重度血管痉挛患者（包括血管成形术和经动脉用药）与传统治疗方法（未特指但没有动脉内治疗）。研究的目的，如网站上所说，是调查"抢救性治疗是否可明显减少 SAH 后新的迟发性脑缺血"。他们的假说是"通过重复性的动脉内治疗可以使迟发性脑梗死的发生降低 50％。"试验结果将很快公布[114]。

　　球囊血管成形术的优势是比选择性药物注射更持久的治疗血管痉挛，并能改善脑灌注，这才是治疗目标。球囊血管成形术的缺点是其侵入性的，尽管在成像和导管/导丝/球囊技术的发展，仍然有与微丝相关的风险，如血管穿孔、血栓形成、血管夹层、血管闭塞、血管破裂、缺血性或出血性卒中和动脉瘤夹子的移位，所有这些风险均可能导致患者的死亡。球囊血管成形术导致的血管破裂在文献中的报道的范围是 1.1％[114]～4％[115,116]。目前，还没有对球囊的类型（软性与中性的）、治疗方法（从痉挛血管的近端到远端开始或反之过来）或血管成形术的麻醉类型达成共识，但大家对大血管的直径应为 2～3mm 这一点已经明确达成共识，包括硬膜内的颈内动脉、M1 段中段、大脑前动脉 A1 段、椎管内椎动脉、基底动脉、大脑后动脉 P1 段均可适用于血管成形术[103]。

　　虽然血管成形术很少可以在远端血管进行扩张，但更细更远端的血管痉挛（A2、A3、M2、P2、前交通动脉和后交通动脉）应使用动脉注射治疗药物的方法治疗。鉴于远端血管应用球囊血管成形术风险较高，因此不建议在远端血管进行扩张，除非在罕见的情况下，由经验丰富的医生操作。为降低手术期间血栓栓塞的风险，有效的抗凝治疗是很有必要的；静脉注射肝素，由于其起效快，可被鱼精蛋白拮抗和半衰期较短，而成为应用最广泛的全身抗凝的方法。自动摄像跟踪系统可以在血管造影器械中进行快速测量，测量范围是从基线的 2～2.5 倍（通常是 250～300s）。为了减少患者术中移动，增加微导管和微导丝通过颅内血管的安全性，提高小血管及其分支血管的显影，许多学者主张应在术中使用气管插管全麻和应用肌松药物。在导航和球囊扩张时，使用路图和透视也提高了可视性和安全性。应该小心确保在目标血管中进行球囊扩张并且气球的一部分不在较小的分支，如分叉处，因为如果不能认识到球囊扩张时的这一风险很可能会导致血管的破裂。应特别注意，当在迂曲的血管周围进行较细的长节段的血管扩张时，球囊充盈不能使血管拉直。当球体本身已经膨胀的时候，球囊也不应该回缩膨胀，特别是在血管穿支（例如 M1 段），因为这不仅可能增加内皮的损伤，如果在穿支血管部位，可能导致小穿支血管的损伤或闭塞。血管成形术应也不能在动脉瘤夹子的底部进行操作，特别是新近植入的，因为可能会造成夹子移位的风险。球囊扩张的直径应匹配或略小于具有正常血管结构目标血管的预期正常直径；在发育不全的远端椎动脉或大脑前动脉 A1 段，球囊血管成形术并不推荐使用。如果血管痉挛严重，导丝和球囊导管都无法进入血管，可以小剂量应用血管舒张药物，几分钟后可能导丝/导管可进入血管。作者在手术中观察到，如果在血管成形术前给予整个剂量的药物输注，然后血管成形术的结果可能并不能持久；因此，给予最小量药物有助于手术的成功和随后剩余的药物可被输入远端血管床进行治疗。如进入到血管后，如大脑前动脉 A1 段操作依然无法完成或大脑前动脉发育不全，当药剂注入导引导管时，球囊可在大脑中动脉 M1 段暂时性充气，可以使药物定向进入靶血管痉挛段。

单纯用球囊血管成形术治疗，结合药物（能够治疗大血管和远端血管和微血管床）或单独使用药物治疗，必须全程保证足够的脑灌注压。注意监控血压和 ICP 是必不可少的，即使是仅接受血管成形术的患者。目前，作者以及诸多研究人员的治疗方案，几乎总是单用或在术后进行动脉用药治疗远端小血管和微血管的痉挛。

经动脉使用的药物

罂粟碱

罂粟碱，苄基异喹啉类生物碱，是一种能同时扩张动脉和静脉的有效的非特异性平滑肌舒张剂[117]。由于其副作用，目前其他药物使用更多；然而，它仍然是一些机构的首选用药。公认的使用剂量为：在生理盐水中稀释 $3\sim5mg/ml$，通过微导管手推注射大约 $1\sim2ml/min$，$30\sim60min$ 总剂量为每支血管 $100\sim600mg$[118]到 $300\sim500mg$，注射的速度和剂量依赖于通过微导管纪录的 $20\sim35min$ 的 MABP 和 ICP 的值。已有报道证明罂粟碱可在肝素或对比剂（特别是离子型对比剂）中结晶[118]，引起晶体微栓塞导致视力下降，因此推荐在用药前，微导管放置的位置应远离眼动脉。输注药物期间，由于 ICP[119]改变会引起的血压降低和升高，建议用药时进行 ICP 监测。有报告显示在输注罂粟碱后 76% 的患者血管痉挛部分或完全缓解，使得平均动脉直径增加 26.5%[120]、30.1%[110]。据报告有 43% 的患者 CBF 增加了 60% 而且临床症状也得到明显改善[114]，脑血流平均循环时间降低了 38%[121]，在 91 例中有 90 例患者降低了 36%[122]。罂粟碱是一种半衰期约为 2h，药效约 24h 或更短的药物。这是通过 TCDs[109]检测到的血管痉挛的复发和恢复到用药前延迟的脑循环时间发现的[120,123]。这种短时效应，在患者出现症状时，就可经多次导管注射药物。ICP 监测联合罂粟碱注射已被广泛报道，偶尔会导致神经系统预后不良[124]，只要条件允许，输液时均应进行 ICP 监测。其他严重有害影响也已被报道，包括通过损伤神经细胞造成的血脑屏障的破坏[125]；脑干呼吸中枢的抑制[126]；神经毒性作用导致的神经细胞的破坏，MRI 上可见的选择性灰质病变，在组织学上可见的神经元损伤[127]；脑血管痉挛的反常恶化[128-130]和癫痫发作[131]。

法舒地尔

法舒地尔［5-异喹啉磺酰基-1H-(1,3,5-三硝基-1,3,5-三氮杂环-1,4-二氮杂盐酸盐)］是一种蛋白激酶抑制剂和强效的血管扩张剂，已证明可有效治疗脑血管痉挛。法舒地尔和其活性代谢产物，盐酸法舒地尔，通过选择性抑制 Rho 激酶[132]和 Rho 联合激酶从而抑制肌球蛋白轻链磷酸化引起血管扩张[133]。1999 年，Tachibana 和同事[134]第一次报告动脉注射法舒地尔用于脑血管痉挛的治疗。最初的动脉注射法舒地尔速度为 1.5mg/min，总量为 30mg。对 10 例患者 24 个血管分布区（21 个颈内动脉和 3 个椎体动脉）进行了治疗；3 例患者有临床症状。3 例患者中有 2 例（66.7%）症状缓解且无后遗症；第 3 例患者应用法舒地尔后症状暂时缓解，患者随后发展为脑梗死。10 例患者中 9 例在血管造影的 16 个动脉区域的血流得到改善，也没有进展为血管痉挛。无副作用发生也没有监测到显著低血压。

2005 年，Tanaka 和同事[135]发表他们分 34 个阶段连续治疗 23 例局灶性和（或）弥漫性中重度症状血管痉挛患者。13 例在发病 12h 内行第 1 次法舒地尔注射，4 例患者在发病 12～24h 内接受治疗，对 6 例患者发病 24h 后进行治疗。在输液治疗后，所有血管供血区在血管造影上均有改善，血管痉挛在 3 期完全缓解（11.8%），部分痉挛在 30 期缓解。9 例复发的血管痉挛患者，均为先前经过治疗和多次接受法舒地尔注射，为 2～4 次的治疗。盐酸法舒地尔的剂量初始输液剂量为 15～45mg（平均 22.5mg）。在重复治疗中，剂量为 15～45mg（平均 23.2mg）。MAP 显著降低，从 $(139.0\pm3.4)\sim(126.8\pm3.6)$ mmHg（$P<0.0001$）。在 6 例患者中监测 8 次 ICP，增加范围为 1.1～5.2mmHg。15 例患者（65%）临床症状立即得到改善。2 例患者发展为"意识障碍"，后在约 1h 缓解。在 3 个月后的临床随访中，GOS 评分显示 15 例（65%）均恢复良好或遗留轻度残疾。Enomoto 和同事[136]回顾分析了症状性脑血管痉挛的患者的发病率及法舒地尔输注过程中的剂量相关的癫痫发作。203 例患者接受 31 个阶段的治疗。通过超选择性微导管灌注 49 支痉挛的血管近端部分。在第 13 阶段，法舒地尔手推大约超过 10min ［30～75mg（1.2～3.7mg/min）］。在第 18 个阶段，法舒地尔使用输液泵以 3mg/min 的恒定速率连续的输注 ［60mg（1.2mg/ml）］。4 例患者在手推输液期间发生全面或单纯部分性发作（$P<0.05$）。此外输液速度>3mg/min（$P<0.01$），癫痫发生率也比较高。在第 22 个阶段，18 例患者的神经功能在输注法舒地尔后得到改善。MAP 没有观察到变化。

米力农

米力农，一种选择性的环磷酸腺苷（cAMP）——特异性磷酸二酯酶抑制剂，是氨力农衍生物，却比母体药物有高达 30 倍的效力和更少的副作用[137]。主要用于治疗急性和慢性心力衰竭，因为它可以增加心肌收缩力、降低后负荷，改善心室舒张顺应性[138,139]。血管舒张是因为 cAMP 升高可以促进血管平滑肌将钙摄取到内质网中，导致钙的减少，因此降低了血管紧张性[140]。半衰期大约 50min。

首先在临床使用米力农进行动脉注射治疗脑血管痉挛的是 Arakawa 和同事[137]。他们选择 7 名症状性药物难治性血管痉挛的患者进行超选择性或选择性颈动脉或椎动脉注射治疗。米力农用生理盐水稀释至 25% 浓度的液体，注射速率为

1ml/min（0.25mg/min）总剂量为 5～15mg。经颈内动脉颈注射米力农，血管直径平均扩张 76.8%，刚好接近颅内痉挛血管发生率 78.1%；因此，经颈动脉和椎动脉的超选择性注射米力农的血管扩张效果没有统计学差异。输注药物同侧区域的 CBF 值显著增加，从（32.5±3.5）ml/(100g·min) 增加到（39.3±3.3）ml/(100g·min)。患者平均心率或血压没有显著变化。5 例患者中有 3 例需要再次输注药物治疗，每个患者均用相同的治疗方法取得了令人满意的再次血管扩张的治疗效果。由于其半衰期短且动脉瘤性蛛网膜下腔出血后血管痉挛会持续 2 周的时间，静脉注射米力农 [0.50 或 0.75mg/(kg·min)] 被用作预防血管痉挛复发并保持高动力状态的药物。Fraticelli 和同事[141]连续治疗 22 例患者 [第 16 届世界神经外科学联合协会（WFNS）分级 1～3 和第 6 届 WFNS 分级为 4 级的患者]先用 34 种选择性动脉注射米力农然后经静脉连续输注米力农直至 SAH 后的 14 天。在这项研究中，早期发现脑血管痉挛是基于一系列神经系统查体，体温监测和 TCD 评估；当患者出现神经系统症状的改变，高热，或 TCD 流速的变化，单独或联合出现，应高度怀疑血管痉挛。血管造影最终可证实血管痉挛。应在痉挛的血管的供血主动脉（颈内动脉、优势椎动脉）输注米力农（输注 8mg，应超过 30min）。如果血管痉挛仍然存在，可在同一血管再次重复输液治疗。对于其他区域的血管痉挛，米力农输注最大剂量为 24mg。所有患者均接受持续静脉注射米力农；耐受患者中剂量递增原则是从 0.5mg/(kg·min) 增至 1.5mg/(kg·min)。在动脉输液完成后进行静脉输液维持药物血浆浓度。当心动过速（心率＞100 次/min）或血压减少（＞20%）发生时，应停止剂量升高。动脉注射米力农后血管痉挛有显著改善，血管直径总体增长率为（53±37）%（P＜0.0001）。动脉注射米力农后心率和动脉压均稳定。治疗后 48h 内，有 5 例（23%）患者血管造影证明痉挛复发。其中 2 例在此应用米力农后血管痉挛缓解。其余 3 例患者接受血管成形术治疗；82% 的患者预后良好。

　　Romero 及其同事[142]单采用动脉注射米力农（速率为 0.25mg/min，总剂量 10～15mg）而无后续静脉注射补充的方法治疗了 8 例症状性药物难治性脑血管痉挛的患者。所有患者的血管造影均有明显好转。3 名患者血管痉挛复发后再次应用动脉注射米力农后症状缓解。没有患者发生药物输注相关的神经系统或全身并发症。在 3 个月的随访中，患者的 mRs 评分为 2±1。最近，Anand 及其同事的 1 则简报[143]描述他们在 1 例复发性严重血管痉挛的患者的治疗经验，尽管为患者进行了 3 次经动脉注射尼莫地平和米力农，不仅使用了双倍剂量的尼莫地平（2mg/h）和米力农（1mg/h），也通过留置的微导管进行了静脉注射米力农 1mg/(kg·min) 和肝素 1000U/h，患者的左侧颈内动脉近端和远端供血区严重血管痉挛仍未改善。微导管保留在原位 72h，最后给予尼莫地平（3mg）和米力农（3mg）后取出。没有不良血压变化或其他心血管参数的描述与讨论。患者神经功能缺损完全恢复，而 CT 成像没有任何明显梗死的证据。研究人员得出结论，在治疗严重难治性血管痉挛时可以采取积极的治疗手段予以处更高剂量的药物治疗。

钙通道阻滞剂

钙通道阻滞剂是通过 L 型电压门控通道减少钙流入平滑肌细胞，导致平滑肌收缩减少和血管扩张。它们可通过阻止自由基对线粒体的攻击，改善二氧化碳反应性和脑氧代谢，并可能减少缺血神经细胞凋亡，而具有直接的神经保护作用。动脉注射钙离子通道阻滞剂可提供有效但短暂的治疗血管痉挛效果，其有效时间为12～24h 或更多。

当动脉注射药物时，有一个明显的首过药物高反应性。当药物选择性或非选择性注射时（即颈内动脉，椎动脉 vs 颈总动脉）血流动力学会有明显的改变；由于维拉帕米的亲脂性[144]，其分布范围更广也可从大脑中缓慢释放。所有钙通道阻滞剂都有潜在的产生一过性低血压的可能，因此在输液期间需要使用全身血压支持设备。已有人报道经动脉输注尼卡地平期间 ICP 显著升高但在大量报道中很少有与维拉帕米有关的报道。

• **尼莫地平**。尼莫地平是二氢吡啶类的钙通道阻滞剂，最初用于高血压的治疗，但现在但最常用于 aSAH 患者脑血管痉挛预防和治疗。除了口服，还可用于动脉注射治疗血管痉挛。Biondi 和同事[145]发表了对 25 例患者的 30 支血管治疗的回顾性研究。他们在患者每支血管中使用 1～3mg 尼莫地平（5～15ml 尼莫地平用生理盐水稀释为 25% 的液体后注入。用静脉泵以 2ml/min（0.1mg/min 尼莫地平）的速度缓慢连续输注。治疗后血管的扩张可见于 43% 的血管（13/30）而且 76% 的患者得到了临床改善（19/25）。在 3～6 个月的随访中，72% 的患者有良好的预后（格拉斯哥评分得分 1～2 和改良 Rankin 评分 0～2）。Hui 和 Lau[146]发表 1 篇 9 例患者回顾性研究。动脉注射尼莫地平后血管直径增加 66%；9 例患者中有 8 例得到临床改善（89%）9 例患者中有 7 例（78%）症状持续改善。Cho 和同事[147]发表了他们对于 42 例患者和 101 支动脉进行动脉注射尼莫地平的回顾研究。他们发现治疗后血管造影中血管痉挛的改善率 82.2%，即时的临床改善为 68.3%，临床预后良好的概率为 76.2%，出院后 6 个月时获得良好预后的概率为 84.6%。一过性低血压（<90 收缩压）发生于 14% 的患者。Kim 和同事[148]使用动脉注射尼莫地平成功治疗血管痉挛，Anand 及其同事[143]使用尼莫地平米力农由组合治疗脑血管痉挛也获得了成功。虽然经动脉注射尼莫地平已被广泛认为安全治疗，但尼莫地平会破坏血脑屏障已经得到证明[149]，一份报告中称由于血脑屏障破坏导致基底神经节血管源性水肿[150]。

• **尼卡地平**。尼卡地平是二氢吡啶钙通道阻滞剂，与尼莫地平类似，可以显著提高 TCD 中血流速度，改善药物难治性血管痉挛患者的神经症状。静脉注射尼卡地平的初始剂量递增研究显示血管造影中血管痉挛和患者症状得到了明显的改善[151]；然而，这些静脉注射的研究被明显的全身性低血压的这一副作用阻碍了其后续的调查研究。因此更多选择性的经动脉注射尼卡地平的研究展开了。Badjatia 及其同事指出虽然 Kaku 及其同事[117]使用动脉注射罂粟碱治疗血管痉挛的患者，但所有血管也用经动脉注射尼卡地平治疗（0.5～1.0mg）。根据这份报告，Badjatia 及其同事[152]决定只使用低剂量的尼卡地平。在连续 ICP 监测下，18 例患者的 44 支血管使用动脉注射尼卡地平的单药治疗（0.1mg/ml），最大剂量为每支血管 5mg。输液 4d 后，所有患者的 TCD 速度显著提高，42％的患者神经功能也得到改善。6 例患者仅 1 例患者 ICP 呈持续升高；没有任何患者临床症状加重。Tejada 和同事[153]报告了一个动脉注射更高剂量的尼卡地平的回顾性研究。对 11 例症状血管痉挛患者中 20 支血管使用总剂量为 10～40mg 的尼卡地平，注射速度为 0.425～0.81mg/min。药物剂量是根据血管造影中的血管痉挛的改善而定的。在所有病例中血管直径提高了 60％，神经系统查体中 11 例患者中有 10 例（91％）得到改善。治疗期间没有 ICP 升高的纪录，11 例患者中有 2 例进行了脑室引流，20 例患者中有 8 例进行了血压监测，因为有些患者会出现低血压的情况。"治疗开始时平均收缩压是 180（范围为 150～201mmHg）和结束时是 148（范围为 75～192mmHg)[154]"在 4 名患者中平均收缩压下降≤25％，2 例患者下降为 26％～30％，1 例下降高达 35％。4 例出现并发症但没有遗留后遗症：3 例血栓栓塞事件和 1 例急性发作性大脑中动脉痉挛。Pandey 和同事[154]提出来了一个简化的高剂量通过椎动脉导管而不是通过微导管的输液的方法。在过去 4 年里，27 例患者，48 支动脉，72 个不同的动脉供血区接受动脉注射尼卡地平（20mg/h）的治疗，总治疗时间为 30～60min。每支血管平均输注剂量为 19.2mg，剂量范围为 5～50mg。4 名严重血管痉挛患者也进行血管成形术。血管造影改善率为 86.1％，临床症状改善率为 85.1％。总体来说，62.9％的患者出院后预后良好。随访中，19 例患者中有 18 例临床结果很好。

调查人员得出结论，通过颈动脉和椎动脉中的颈导管用微导管输液是安全有效的，可以对痉挛严重和输液反应不佳的病例可以使用血管成形术。

几乎所有尼卡地平都经过肝代谢；只有不到 1％的药物原型通过尿液排泄。因此，药物血浆水平受肝功能变化的影响。严重肝病患者的尼卡地平血浆水平较肝功正常的患者高。虽然这种药物对预防心绞痛是有效的，但在一项短期口服尼卡地平和安慰剂的心绞痛的对照试验中，约有 7％的患者在开始使用尼卡地平或剂量增加时心绞痛的频率、持续时间或严重程度增加，而安慰剂组仅为 4％。据报道，这可能会令患有严重心脏病的患者进展为心肌梗死。这个机制目前仍不明确。目前关于动脉输注尼卡地平治疗血管痉挛文献中还没有这方面的报道。

• **维拉帕米**。维拉帕米是一种苯基烷基胺类的 L-型钙通道阻断剂，具有与其他类似钙通道阻滞剂相似的对平滑肌的作用机制，产生血管舒张的效果。以下是美国食品药品管理局官方公布的药物信息，尤其是关于具体口服维拉帕米的用法；然而，在一定程度上，一旦药物吸收和血浆浓度水平达峰，动脉注射药物可能会出现以下副作用。维拉帕米能够降低心脏后负荷和心肌收缩力，也可以改善特发性肥厚性主动脉瓣下狭窄与冠心病患者的左心室舒张功能。在大多数患者中，包括器质性心脏病患者，维拉帕米的负性肌力作用可以被其后负荷的降低所抵消，所以通常心排血指数并没有减少。维拉帕米对窦房结和房室传导的影响可能会导致无症状性的一度房室传导阻滞和一过性的心动过缓，有时伴有房室逸搏。维拉帕米的口服临床试验显示其对心脏的副作用：心动过缓，充血性心力衰竭，或一，二，或三度房室传导阻滞只发生在小于或等于 1.8％的患者。

有关维拉帕米的文献将其应用分为低剂量，中等剂量和高剂量。哥伦比亚大学进行经颈动脉和颅内脑血管注射维拉帕米的初步临床试验是从低剂量水平开始的研究。这些初步研究始于低剂量的药物使用并不奇怪，因为当时只有在心脏病学文献中才会在人类中使用动脉注射维拉帕米或在动物研究中使用动脉注射的方法[155]。基于动脉注射维拉帕米治疗冠状动脉血管痉挛的广泛使用和其简单的优点[156,157]，Joshi 和同事[158] 在接受气囊闭塞以增加 CBF 的患者中进行了动脉注射维拉帕米的剂量递增研究（开始使用 2mg，然后逐渐增加剂量至 7.5mg）。9 例患者在闭塞期间，在颈动脉内维拉帕米前后均用 CBF 等生理参数评价。注射后，CBF 增加但没有观察到明显的全身反应，提示在急性脑低灌注压期间颈动脉内注射的维拉帕米有可能增加 CBF。经颅内血管超选择性注射维拉帕米也可以增加 CBF，而其副作用只在少数文献中提及，因此需要进一步研究支持维拉帕米的安全性和其血管扩张作用[159]。Feng 和同事[160]分析 2 年（1998～2000 年）的动脉注射维拉帕米治疗脑血管痉挛的文献报道[160]，研究了 aSAH 的 29 例患者的 34 支血管。动脉注射维拉帕米在以下 3 种情况中进行：①在球囊血管成形术前应用，防止导管引流装置引起的血管痉挛（1～2mg）；②治疗不需要行血管成形术的轻度血管痉挛（剂量为 2mg）；③治疗不能安全行球囊血管成形术的中度至重度的血管痉挛（高达每支血管 8mg）。本研究中任何剂量维拉帕米对 MAP 和心动过缓均无明显影响。在 34 支血管中有 10 支血管在输注维拉帕米 10～15min 后，再次行血管造影输注；痉挛节段血管的平均扩张率是 44％±9％，在严重血管痉挛患者中效果最显著。正如在剂量递增的研究中所看到的，维拉帕米是在每支血管 6～8mg 的范围内效果更好。虽然 ICP 没有直接测量，但没有任何明显由于维拉帕米输注导致 ICP 升高的证据；行脑室引流的患者也没有引流量的变化，无继发性的突发高血压或心动过缓，在清醒镇静下治疗的患者没有意识水平的改变。治疗后，17 例患者的神经系统症状体征没有恶化，即使单独使用维拉帕米治疗，甚至在低治疗剂量，5 名患者神经系统症状均有改善而不需要额外的干预。

Mazumdar 及其同事[161]却发表 1 篇结果相反的报告。在他们的试验中，15 例患者接受 18 次输注治疗，均通过诊断导管经颈动脉手推注射，在 5～10min 的时间内使用维拉帕米的剂量为 2.5～10mg（平均 7.4mg）。

在 14 例病例中，输注维拉帕米 5min 后采集图像。有 4 例患者的后续治疗图像在输注维拉帕米 15～33min 后获得。15 例患者中有 14 例没有观察到明显的血压或 ICP 变化；1 例患者发生明显的全身性的低血压，但输液停止症状就好转了。15 例患者中有 6 例，在维拉帕米给药后 24h 内显示出一定程度的临床症状改善。本研究并没有专注于大多数痉挛性血管的注射前的灌注情况和这些区域灌注后的反应，他们着眼于注射预定点选定：动脉的近端、中间和远端。应用这个方法，他们发现无论在血管近端、中间或远端输注维拉帕米，血管直径改变并没有明显差别。Feng 和同事[160]指出，本次研究的主要关注点的是短程给药和随后血管造影的改变，缓慢推注维拉帕米输注及血管测量方法，最显著的变化发生在严重痉挛的血管。研究人员也认识到他们的文章主要不足之处：动物研究显示钙通道阻滞剂的作用是剂量依赖性，其大血管扩张峰值在 15～30min，其对小血管影响可能会更快；因此，他们认为延迟血管造影（维拉帕米输注后至少 15min）可能会显示更准确。

　　动脉输注维拉帕米治疗血管痉挛的真正有效剂量并不明确。有些人认为更高剂量的维拉帕米治疗严重难治性血管痉挛的效果可能更好，在药物相关性的全身性低血压得到控制的情况下。Keuskamp 及同事[162]回顾研究了 10 例患者 12 支血管在 1.5～2.0h 内使用 20mg 或更大剂量的 IA 维拉帕米注射。虽然最高总剂量没有明确说明，平均每支血管的维拉帕米的注射量在 (41±29)mg，平均维拉帕米剂量为 (0.24±0.09)mg/min。12 支血管中有 10 支血管痉挛得到改善并具有统计学意义。12 支血管中有 8 支在输注药物后神经系统症状得到改善，没有患者在治疗后出现神经系统症状的加重。另外，观察到的 MAP、心率或 ICP 的变化没有统计学意义。Albanese 和同事[163]回顾报道极高剂量的维拉帕米治疗，12 个患者的 27 次治疗中每支血管的注射剂量为 25～360mg，（治疗总剂量为 70～720mg）通过微导管进行平均持续 7.8h（1～20.5h）的连续输液。这种连续输液在 36 支血管中有 32 支有效，在 4 支血管中部分有效。其中一例在输液停止后 ICP 后达到 20cmH_2O，随后恢复正常，其他病例没有记录到 ICP 的升高。两名患者有过 MAP<80mmHg 一过性低血压。没有发现其他动脉输注维拉帕米的不良反应。12 例患者中有 9 例行 CT 检查，没有发现新的缺血事件。临床随访在出院后 6～12 个月进行，11 例患者中有 8 例改进的 Rankin 量表得分≤2。

　　Stuart 及其同事[164]研究了 22 例 aSAH 评分较低的患者进行动脉注射维拉帕米的长期效应，他们利用时效性脑内微透析测量并连续记录 MAP、ICP、脑灌注压和脑组织氧分压，并对治疗前 6h 和治疗后 12h 内的数据进行分析。输注维拉帕米剂量范围为 15～55mg（平均 23mg）。与测量基线相比，脑灌注压和 MAP 降低最明显发生在输液后 3h [(105±13)～(95±15)mmHg 和 (116±12)～(106±16)mmHg；$P<0.01$]，压力降低的时间持续长达 6h（$P<0.04$）。其中有 8 支灌注血管需要增加血管升压素治疗（53%）。与其他研究不同，他们发现 ICP 增加了 30% 就到达峰值，达到 (14±9)mmHg 后一直持续升高至血管造影术后 3h（$P<0.03$）。血管造影术后 9h，脑葡萄糖增加 33%（$P<0.01$），但脑组织氧分压或乳酸/丙酮酸比值无明显变化。他们得出结论：那些接受高剂量维拉帕米动脉注射的患者需要在治疗后至少 12h 内密切观察血流动力学和 ICP 变化。在作者所在的医

院，自 2000 年以来维拉帕米已经作为治疗药物难治性脑血管痉挛的首选药物，对于药物难治性血管痉挛患者尽可能早地进行血管内治疗治疗而不是在出现神经功能变化后 2h。球囊扩张术适用于在超过 50％管腔狭窄的大血管中进行操作。IA 维拉帕米适用于较小或发育不良的血管和经验性地治疗微循环。在血管造影前后还用 syngo iFlow 进行了重建（西门子）。IA 维拉帕米的剂量输注取决于血管痉挛程度，但通常范围为每支血管供血区 5～20mg。

这通常以 5mg 等分试样通过诊断或导引导管输注，但也根据需要进行超选择和气囊导向的输液。血管造影应在后续治疗 15min 以后（20min 甚至更好）进行药物输注反应的评估。在整个治疗过程中应注意维持全身血压和脑灌注压。一般来说，作者努力减少血管升压素的剂量（即肾上腺素 0.1～0.2mg/min，低于 0.4mg/min），并使用其他药物如静脉输注 250ml 的 5％白蛋白加钙，如果血细胞比容＜30 则可以输血（在手术期间优选）。在此外，治疗期间应密切监测 ICP 并保持脑室引流通畅。

2004 年，作者回顾了他们的对 21 例 aSAH 后的药物难治性血管痉挛患者的 75 支血管的治疗经验。本组仅有 1 例进行血管成形术治疗，2 例无血管痉挛症状未进行治疗，有 61 支血管单独使用维拉帕米进行治疗，11 支血管使用维拉帕米和血管成形术的联合治疗。在血管痉挛最严重的的区域注射维拉帕米后，测量血管直径明显改善（达 66％）。虽然对于使用维拉帕米剂量较高的患者需要血压支持，但在治疗期间和治疗后并没有观察到 ICP 的升高，也没有观察到维拉帕米对的心脏副作用的发生。2006 年，为评估综合治疗的有效性和安全性，作者回顾性地评估了 12 例药物难治性血管痉挛（9 女性和 3 名男性）患者的 86 支血管，12 个患者有 4～9 支血管痉挛。每个血管供血区的注射剂量为 5～35mg（平均 15mg）。单支血管的最大给药剂量是 60mg，增加血管直径为 25％～66％。在手术期间或之后没有观察到 ICP 有变化，也没有心血管不良事件发生；然而，当使用较大剂量维拉帕米时需要血压测量设备，所有患者在药物治疗后均症状稳定或改善。由此，作者得出结论，在一组经过选择患者中重复动脉注射维拉帕米输注是一种治疗复发性严重血管痉挛安全有效的辅助措施。很少见的是，经椎动脉注射药物可诱发癫痫发作。

2007 年，Westhout 和 Nwagwu[165] 报道了一名 24 岁的女性，在行椎动脉注射维拉帕米后经历了 2 次癫痫发作。第 1 次发作是在 SAH 第 7d 输注 IA 维拉帕米（15mg）期间，患者经历了 1 次右侧肢体的局灶性运动性发作。第 2 次发作是在 7d 后（SAH 第 14d），在 IA 维拉帕米（25mg）输注后 90min，发生了全面性发作。这 2 次发作，患者均使用苯妥英钠治疗。之后每次维拉帕米输液后均能发现血管直径有明显的改善。患者最终完全康复，在 3 个月的随访中未有癫痫发作。在作者的机构，1 名患者经历了癫痫发作，似乎与维拉帕米输注有关。在这个病例中，患者在血管造影室中于维拉帕米输注 5min 内经历了 1 次全面性发作；患者康复出院后也未再次发作。

iFlow 和 C 臂 CT 灌注成像（CTP）的监测/评估治疗

　　最近，作者一直在血管造影室中使用彩色编码血流成像（syngo iFlow）协助治疗血管痉挛的患者。作者所在的医院曾经报道过的背景和初步评估对于彩色编码的 DSA 是有用的[166]。重建的技术和速度自 2007 年初期工作以来大大改善，这种技术是可商购的，作者目前使用它作为对 MTT 的代替。未来，在一些病例治疗期间，作者也将联合应用 C 臂 CT 测量 CBV 和 CBF[167]取代常规治疗前和治疗后 CTP 的检查。运用 iFlow 增加了标准 DSA 图像获取的信息；然而，彩色图像通常会提高灌注改变的显著性（图 10.3 和图 10.4）。部分缓解的血管痉挛和灌注改变在

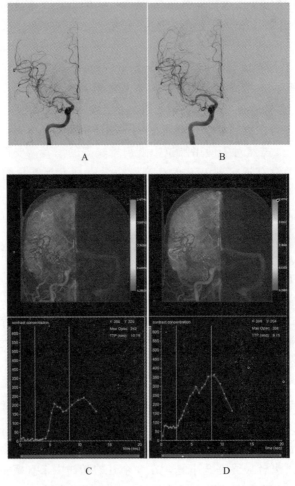

图 10.3　使用 iFlow 观察 IA 维拉帕米后的流量变化比常规 DSA 更好（见文后彩页）

（A）注射维拉帕米前，（B）注射维拉帕米后，（C）注射维拉帕米前达峰时间为 10.75s，

（D）注射维拉帕米后达峰时间为 8.75s，表明治疗后通过时间有所改善

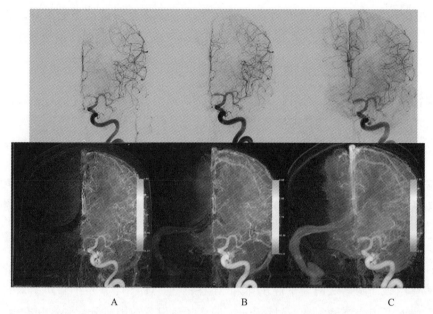

A   B   C

图 10.4　在血管成形术后随即将 IA 维拉帕米输注到有症状难治性血管痉挛的患者中（见文后彩页）

（A）治疗前血管造影与下方相应的 iFlow 图；（B）血管成形术后造影及下方相应的 iFlow 图；

（C）血管成形术后输注维拉帕米后血管造影及下方相应的 iFlow 图，显示维拉帕米输注右侧

大脑前动脉供血区灌注的进一步改善，同时注意到静脉系统引流速度更快

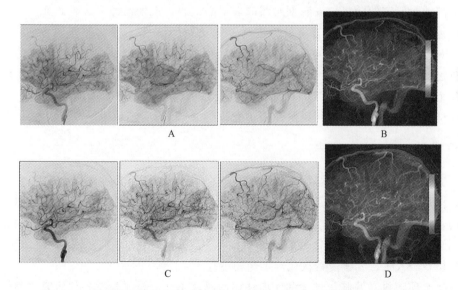

A   B

C   D

图 10.5　维拉帕米流出相，在 DSA 上一部分血管供血区缺乏统一性（A）

相应的 iFlow（B），以及在维拉帕米输注后有更多的同步性外观，其中，

毛细管床在 DSA（C）和相应的 iFlow（D）上更均匀（见文后彩页）

我们注意到 iFlow 对于在相应慢血流区灌注的改善及相应静脉系统通过

时间的改善的显示是非常棒的（深蓝色，13.57s，绿色，7.45s）

iFlow 中比传统的 DSA 图像更明显（图 10.5）。iFlow 是一个动态的工具，反映出来治疗后血流的增加或减少；这可能反映了全身血流变化的特点，如全身血压的降低继发于药物的输注。

静脉注射药物

镁

硫酸镁是一种神经保护剂，机制为抑制兴奋性氨基酸的释放和封闭 N-甲基-D-天冬氨酸-谷氨酸受体（NMDAR）。镁是也是一个非竞争性的钙电压通道拮抗剂，脑血管痉挛的抑制剂和细胞 ATP 酶的重要辅助因子，包括 Na/K-ATP 酶[168]。虽然临床研究表明静脉注射镁是安全的，但还没有证据证明这种药剂的有效性。最近一项评估其疗效的试验已经完成：镁在动脉瘤蛛网膜下腔出血（MASH），静脉注射硫酸镁用于动脉瘤蛛网膜下腔出血和 MASH-2。MASH 是一个随机、双盲、安慰剂对照的多中心试验，在 SAH 第 4 天的 283 名患者被随机分配到镁和安慰剂组，阿司匹林和安慰剂组。其主要结果是 DCI，即 CT 扫描上新发的低密度损伤且具有 DCI 的临床特征。研究结果表明，镁减少了 34％的 DCI，并且患者不良的结果风险减少 23％，但与安慰剂的差异并不明确[169]。MASH-2 的第Ⅲ阶段，共 1204 例病例被纳入研究的随机、安慰剂对照的多中心试验，近期已经完成。此外，作者对一项包含 7 项随机试验的荟萃分析进行了的更新。Dorhout Mees 和同事们[170]发现 158 例（26.2％）镁组的患者预后不佳，而安慰剂组仅为 151 例（25.3％）。他们对包含 2047 例患者的 7 例随机试验的荟萃分析证实与使用安慰剂相比，使用镁剂并不减少 aSAH 后的不良结局［相对风险（RR）0.96；95％CI，0.86～1.08］。这些试验的结论是静脉注射硫酸镁并不能改善 SAH 患者的预后。

他汀类药物

Tseng[171]和国际多学科共识会议的与会者在蛛网膜下出血的重症监护管理方面，撰写了一篇综述总结了他汀类药物在 SAH 患者中首次应用的有效性。他汀类药物，3-羟基-3-甲基戊二酰辅酶 A 还原酶，已发现具有独立相关的神经保护和降胆固醇作用，并与 eNOS 含量的升高有关[172]。所有研究的文献搜索从 2010 年 10 月开始，aSAH 患者接受首次他汀类药物治疗。

有 6 项随机对照临床试验和 4 项观察性研究纳入分析。虽然各项研究之间结果不一致，但在荟萃分析随机对照数据显示他汀类药物能明显减少延迟性缺血性损伤。研究中使用的不同定义，样本量小，历史对照和治疗差异均妨碍了数据的解读。但作者仍可得出结论，在之前未接受过他汀类药物治疗的患者中立即启用他汀类药物治疗是安全，有证据支持他汀类可能对于减少迟发性缺血性损伤和脑血管痉挛是有利的。因此，他汀的治疗可能会降低 aSAH 患者的早期死亡率[171]。

内皮素受体拮抗剂

ET 是一类包含 3 种肽（ET-1，ET-2 和 ET-3）的家族，其主要作用于 ETA 和 ETB 受体。试验数据显示 ET 参与 SAH 后动脉和小动脉血管痉挛[173]。各种 ET 受体拮抗剂已经研究出来了。TAK-044 是非选择性的 ETA 和 ETB 受体的拮抗剂[174]。克拉生坦是一种具有高选择性的 ETA 受体拮抗剂，可用于预防血管造影诱发的血管痉挛[175]。早期研究表明 ET 受体拮抗剂有望逆转实验动物中 SAH 诱导的血管痉挛[176,177]。

TAK-044

ET 拮抗剂 TAK-044 作用于 ETA 和 ETB 受体，在选择性 ETA 受体拮抗剂面前已经失去优势。一项多中心、随机、双盲、安慰剂对照，平行组 II 期 TAK-044 的试验于 2000 年发表[178]，此次试验研究了 420 例患者，其主要终点为第一次药物使用后 3 个月内是否有延迟性缺血事件发生。次要终点包括是否在第一次服药后 10d 内发生延迟缺血事件，在以初始剂量给药后 3 个月内是否有经 CT 扫描或尸检证实的新的脑梗死和患者 GOS 评分。调查人员发现在 TAK-044 治疗组 3 个月内迟发性缺血发生率较低，为 29.5%，而安慰剂组为 36.6%（RR 为 0.8；95% CI，0.61~1.06）。安慰剂组和 TAK-044 治疗组的次要终点包括临床治疗结局没有明显差异。

克拉生坦

早期的克拉生坦经过 II a 期试验 5 和 CONSCIOUS-1 试验的人体试验数据看似是比较有前景的[179]。2011 年，CONSCIOUS-2[180] 的结果发表。这是一项双盲、安慰剂对照阶段 III 期、多中心试验、将动脉瘤破裂的患者随机分配到克拉生坦组（5mg/h；$n=5768$）或安慰剂（$n=5389$）进行 14d 的治疗。主要终点（第 6 周）包括全因死亡率、血管痉挛相关新发脑梗死、血管痉挛导致的迟发性缺血性神经损伤和对血管痉挛急救治疗。主要终点在 764 名克拉生坦治疗的患者中有 161 名（21%），在 383 例安慰剂治疗组患者中有 97 例（25%），（相关危险度减少 17%；95% CI，4~33；$P=0.10$）。该试验次要终点在第 12 周的 GOS 评分中两组是相同的。结果显示不良的功能预后 [GOS 评分扩展（GOSE）≤4] 发生在 224 例（29%）接受克拉生坦治疗的患者和 95 例（25%）接受安慰剂治疗的患者（18%，45~4；$P=0.10$）。亚组分析表明，如果他们 WFNS 评分较低或基线弥漫性增厚 SAH，接受克拉生坦治疗的患者能够降低的风险更大，但是在第 12 周，通过 GOS 评分，克拉生坦并未使患者达到更好的预后。如之前克拉生坦的试验所报道，肺并发症、贫血和低血压在接受克拉生坦治疗的患者中更常见。

2012 年，动脉瘤的弹簧圈栓塞和动脉瘤夹闭术的对比试验，CONSCIOUS-3，发表了[181]。这是一个双盲、安慰剂对照、Ⅲ期临床试验，将动脉瘤破裂的患者随机分入弹簧圈栓塞组，然后给予少于或等于 14d 静脉注射克拉生坦治疗（5 或 15mg/h）或安慰剂治疗。主要和次要终点 CONSCIOUS-2 是相同的。在 CONSCIOUS-2 的结果分析出来以后，CONSCIOUS-3 提前终止了；在计划 1500 的患者中有 38%（577）患者在计划终止时没有入组。接受治疗的 571 例患者，189 例接受安慰剂治疗，194 例患者接受低剂量克拉生坦（5mg/h），188 例患者接受高剂量克拉生坦治疗（15mg/h）。主要终点发生于 27% 的接受安慰剂治疗患者（50/189），相比之下，使用克拉生坦 5mg/h 治疗的患者（47/194）为 24%（OR 0.786；95%CI，0.479~1.289；$P=0.340$），接受 15mg/h 的克拉生坦患者（28/188）仅为 15%（OR-0.474；95%CI，0.275~0.818；$P=0.007$）。24% 使用安慰剂患者，25% 的低剂量克拉生坦（5mg/h）组的患者（OR 0.918；95%CI，0.546~1.544；$P=0.748$）和 28% 的高剂量克拉生坦（15mg/h）组治疗的患者（OR 1.337；95%CI，0.802~2.227；$P=0.266$）预后较差（GOSE 评分<4）。在第 12 周，安慰剂组的死亡率为 6%，低剂量克拉生坦组为 4%（5mg/h）和高剂量克拉生坦组为 6%（15mg/h）。如克拉生坦之前的研究报道，接受克拉生坦治疗的患者肺并发症和低血压更常见。因此，通过分析试验终止之前的入组患者显示，与安慰剂组相比，克拉生坦（15mg/h）显著减少 SAH 后血管痉挛相关致残率和死亡率，改善预后（基于 GOSE 评分）。调查人员指出，分别将尼莫地平给以 94% 的安慰剂组患者和 95% 的低剂量克拉生坦组（5mg/h）和高剂量克拉生坦组的（15mg/h）患者口服；他们建议一定剂量的尼莫地平可以在将来的研究帮助确定每种药物疗效。另外他们发现，与安慰剂组相比，高剂量克拉生坦（15mg/h）可以减少迟发性缺血性神经功能损伤和急救治疗，OR 为 0.474（$P=0.007$），这可以在将来的研究进行评估。

调查方法

扩散去极化和 NMDAR 拮抗剂

扩散去极化（SD）和相继发生的低电压传播在 DCI 的发生发展中成为越来越重要的研究领域。这些现象引起了对传统的大血管痉挛模型作为 DCI 病因学机制的怀疑并转而关注微环境阐明痉挛机制并寻找方法阻断或减少血管和神经元的反应。特别是在观察到血管痉挛和 DCI 发生的时间不一致[182]的情况下。有报道称迟发性梗死可能在没有血管痉挛的情况下发生（尽管使用大血管痉挛作为血管痉挛的定义而不是微循环）[183]。在脑损伤和相关的情况的患者中均记录到 SD。SD 被描述为"在中枢神经系统的灰质中扩散，其特征是神经元肿胀、畸形树突棘、脑低电压和脑电沉默（扩散性抑低电压）"。aSAH 后皮层扩散性低电压与血管收缩相关和组织缺氧有关，这可能导致神经元死亡。血管对 SD 的反应取决于其发生在健康组织还是受损组织；

在正常脑组织中发生血流动力学反应为瞬时超灌注；然而，在缺血的脑组织中会发生严重低灌注（正常血流动力学反应相反），导致扩散缺血。这表示微血管系统的功能障碍[184,185]。NMDAR 是特定的谷氨酸盐受体与突触可塑性和记忆功能有关。N-甲基-D-天冬氨酸（NMDA），氨基酸衍生物，结合并调节 NMDAR 并不与其他谷氨酸结合受体。NMDA 会引起神经的兴奋毒素过度激活，允许钙离子（Ca^{2+}）进入细胞，导致细胞死亡。NMDA 拮抗剂减少 SDs 发生，并减少低灌注相关的悖论血流动力学反应[186]。有意思的是，如英国尼莫地平试验所述，用尼莫地平改善脑梗死和预后的效果更好的原因可能是，由于其能逆转低灌注并使去极化区域重新回到充血状态。Dreier 和同事们[187]都能够通过加入血红蛋白（NO 清道夫）和人造脑脊液中的 K^+，在大鼠模型体内诱导皮质去极化，导致 CBF 降低和缺血。予以静脉注射尼莫地平［2mg/(kg·min)］使缺血转化为充血状态（$n = 4$）。为了模拟在 aSAH 后相同微环境，调查人员建议应诱导实验大鼠从红细胞释放出血红蛋白和 K^+。因此，降低 NO 水平并增加蛛网膜下腔 K^+ 水平可引起弥漫性去极化并导致急性缺血性 CBF 下降。

为了更好地了解 SD 和 DCI 之间的关联，一种非治疗性多中心诊断性的临床Ⅲ期单组研究正在进行：动脉瘤性蛛网膜下腔出血缺血事件中的去极化研究，一个多中心诊断Ⅲ期单组研究（DISCHARGE-1）。本研究假设是床边记录皮质 SDs 可以实时监测 aSAH 患者缺血事件的发生。关于这个试验更多信息可以在 control-trials.com 网站中找到（ISRCTN05667702）。虽然试验是在网站上是显示已经完成，但事实并非如此；JensDreier 博士说，试验仍正在进行中，因为病例收集比预期慢（DreierJP，个人通讯，2014）。

近红外光谱

连续血流测量不能通过普通成像显影。在过去，颈静脉血取样通常通过放入颈静脉的导管进行取血。血液结果并不准确，因为采样的血液反映的是整个大脑的代谢情况，而不仅仅是痉挛血管分布区域的情况。结果就是正常灌注区域会稀释灌注不良区域的血液，限制研究的灵敏度和特异性。因此，能通过微透析检测到组织氧含量，CBF 和脑化学成分的设备应运而生，并初现端倪。它们是连续监测仪但是是有创的，且只能测量约 $1cm^3$ 的区域。问题就很明显了，测量距离传感器 1cm 远的不同血管的供血区域就不能测量到了[56,57,188-193]。

NIRS 是一种无创的可连续监测床旁检测工具，利用其照射特性和血红蛋白发色团的流动动力学连续实时评估大脑皮质灌注。这个现有技术是经常用于儿科 ICU 进行检测心脏畸形新生儿的全脑低灌注情况。NIRS 测量脑内的组织血氧合指数，作为脑皮质血流量和大脑皮质氧分压的指标。当脑内对氧气需求增加或氧气供应减少时脑氧分压增加。NIRS 对血管分布区进行血氧测量时使用的含有激光发射源的血氧定量装置和 2 个接收波长的特殊信号的传感器。这些信号的三角测量使传感器能够检测组织中平均 3cm 深的氧合的变化。这种检测方法使传感器绕过骨头、头皮和脑脊液，这些潜在的背景数据直接读取血流内信号。每个机器有 3 个近红外波长在 775，810，和 850nm 的检测器带，并有相应的激光光源产生器匹配。波长穿过头皮和骨骼，主要被脑皮质的血管内氧合和脱氧血红蛋白发色团吸收。这种深度测量使皮质血液内的信号直接返回到传感器。有一种数学模型是用于确定基于组织氧合光扩散方程。相应的值从监视器传输到计算机用于实时显示和纪录数据[56,57,60,66,188,194]。

在作者机构，神经外科 Azam Ahmed 博士，Joshua Medow，Yiping Li 的正在调查适用于 aSAH 的成年人的 NIRS，以明确它是否是脑灌注高度相关测量以及它是否可以作为脑血管痉挛的早期敏感筛选工具，与 DSA 和 CTA 相比。如果证明有效，NIRS 可用于早期检测和治疗 aSAH 后脑血管痉挛，可以改善患者的预后。

总结

总之，aSAH 后迟发性神经系统恶化是一个非常复杂，知之甚少，可影响神经系统预后的级联事件。血管痉挛、自身调节功能障碍、炎症、遗传倾向、微循环衰竭、广泛皮层去极化是病理生理学的方面，但均可用来研究多模式治疗来改善神经结局。进一步说，对于迟发性缺血性神经损伤机制、诊断和治疗的探索需要以严谨、合理的科学为依据，进而可以有效地将其转化为确实可行的干预措施。

参考文献

1. Suarez JI, Tarr RW, Selman WR. Aneurysmal subarachnoid hemorrhage. N Engl J Med 2006;354:387–96.

2. Kassell NF, Sasaki T, Colohan AR, et al. Cerebral vasospasm following aneurysmal subarachnoid hemorrhage. Stroke 1985;16:562–72.

3. Lanzino G, Kassell NF. Double-blind, randomized, vehicle-controlled study of high-dose tirilazad mesylate in women with aneurysmal subarachnoid hemorrhage. Part II. A cooperative study in North America. J Neurosurg 1999;90:1018–24.

4. Song MK, Kim MK, Kim TS, et al. Endothelial nitric oxide gene T-786C polymorphism and subarachnoid hemorrhage in Korean population. J Korean Med Sci 2006;21:922–6.

5. Vajkoczy P, Meyer B, Weidauer S, et al. Clazosentan (AXV-034343), a selective endothelin a receptor antagonist, in the prevention of cerebral vasospasm following severe aneurysmal subarachnoid hemorrhage: results of a randomized, double-blind, placebo-controlled, multicenter phase IIa study. J Neurosurg 2005;103:9–17.

6. Wurm G, Tomancok B, Nussbaumer K, et al. Reduction of ischemic sequelae following spontaneous subarachnoid hemorrhage: a double-blind, randomized comparison of enoxaparin versus placebo. Clin Neurol Neurosurg 2004;106:97–103.

7. Ropper AH, Zervas NT. Outcome 1 year after SAH from cerebral aneurysm. Management morbidity, mortality, and functional status in 112 consecutive good-risk patients. J Neurosurg 1984;60:909–15.

8. Solenski NJ, Haley EC Jr, Kassell NF, et al. Medical complications of aneurysmal subarachnoid hemorrhage: a report of the multicenter, cooperative

aneurysm study. Participants of the multicenter cooperative aneurysm study. Crit Care Med 1995; 23:1007–17.

9. Connolly ES Jr, Rabinstein AA, Carhuapoma JR, et al. Guidelines for the management of aneurysmal subarachnoid hemorrhage: a guideline for healthcare professionals from the American Heart Association/American Stroke Association. Stroke 2012;43:1711–37.

10. Gull SW. Cases of aneurism of the cerebral vessels. Guys Hospital Reports 1859;5:281–304.

11. Echlin F. Vasospasm and focal cerebral ischemia: an experimental study. Arch Neurol Psychiatry 1942;47(1):77–96.

12. Zucker MD. A study of the substances in blood serum and platelets which stimulate smooth muscle. Am J Physiol 1944;142:12–26.

13. Robertson EG. Cerebral lesions due to intracranial aneurysms. Brain 1949;72:150–85.

14. Ecker A, Riemenschneider PA. Arteriographic demonstration of spasm of the intracranial arteries, with special reference to saccular arterial aneurysms. J Neurosurg 1951;8:660–7.

15. Fletcher TM, Taveras JM, Pool JL. Cerebral vasospasm in angiography for intracranial aneurysms. Incidence and significance in one hundred consecutive angiograms. Arch Neurol 1959;1:38–47.

16. Pool JL, Ransohoff J, Yahr MD, et al. Early surgical treatment of aneurysms of the circle of Willis. Neurology 1959;9:478–86.

17. Stornelli SA, French JD. Subarachnoid hemorrhage–factors in prognosis and management. J Neurosurg 1964;21:769–80.

18. Gabrielsen TO, Greitz T. Normal size of the internal carotid, middle cerebral and anterior cerebral arteries. Acta Radiol Diagn (Stockh) 1970;10:1–10.

19. Weir B, Grace M, Hansen J, et al. Time course of vasospasm in man. J Neurosurg 1978;48:173–8.

20. Fisher CM, Kistler JP, Davis JM. Relation of cerebral vasospasm to subarachnoid hemorrhage visualized by computerized tomographic scanning. Neurosurgery 1980;6:1–9.

21. Kosnik EJ, Hunt WE. Postoperative hypertension in the management of patients with intracranial arterial aneurysms. J Neurosurg 1976;45:148–54.

22. Zervas NT, Candia M, Candia G, et al. Reduced incidence of cerebral ischemia following rupture of intracranial aneurysms. Surg Neurol 1979;11:339–44.

23. Kassell NF, Peerless SJ, Durward QJ, et al. Treatment of ischemic deficits from vasospasm with intravascular volume expansion and induced arterial hypertension. Neurosurgery 1982;11:337–43.

24. Zubkov YN, Nikiforov BM, Shustin VA. Balloon catheter technique for dilatation of constricted cerebral arteries after aneurysmal SAH. Acta Neurochir (Wien) 1984;70:65–79.

25. Pickard JD, Murray GD, Illingworth R, et al. Effect of oral nimodipine on cerebral infarction and outcome after subarachnoid haemorrhage: British aneurysm nimodipine trial. BMJ 1989;298:636–42.

26. Bederson JB, Connolly ES Jr, Batjer HH, et al. Guidelines for the management of aneurysmal subarachnoid hemorrhage: a statement for healthcare professionals from a special writing group of the Stroke Council, American Heart Association. Stroke 2009;40:994–1025.

27. Humphrey JD, Baek S, Niklason LE. Biochemomechanics of cerebral vasospasm and its resolution: I. A new hypothesis and theoretical framework. Ann Biomed Eng 2007;35:1485–97.

28. Vergouwen MD, Vermeulen M, Coert BA, et al. Microthrombosis after aneurysmal subarachnoid hemorrhage: an additional explanation for delayed cerebral ischemia. J Cereb Blood Flow Metab 2008;28:1761–70.

29. Dreier JP, Major S, Manning A, et al. Cortical spreading ischaemia is a novel process involved in ischaemic damage in patients with aneurysmal subarachnoid haemorrhage. Brain 2009;132: 1866–81.

30. Ladner TR, Zuckerman SL, Mocco J. Genetics of cerebral vasospasm. Neurol Res Int 2013;2013: 291895.

31. Nakayama M, Yasue H, Yoshimura M, et al. T-786–>C mutation in the 5'-flanking region of the endothelial nitric oxide synthase gene is associated with coronary spasm. Circulation 1999;99:2864–70.

32. Khurana VG, Fox DJ, Meissner I, et al. Update on evidence for a genetic predisposition to cerebral vasospasm. Neurosurg Focus 2006;21:E3.

33. Ko NU, Rajendran P, Kim H, et al. Endothelial nitric oxide synthase polymorphism (-786T->C) and increased risk of angiographic vasospasm after aneurysmal subarachnoid hemorrhage. Stroke 2008;39:1103–8.

34. Starke RM, Kim GH, Komotar RJ, et al. Endothelial nitric oxide synthase gene single-nucleotide polymorphism predicts cerebral vasospasm after aneurysmal subarachnoid hemorrhage. J Cereb Blood Flow Metab 2008;28:1204–11.

35. Ledbetter MW, Preiner JK, Louis CF, et al. Tissue distribution of ryanodine receptor isoforms and alleles determined by reverse transcription polymerase chain reaction. J Biol Chem 1994;269:31544–51.

36. Neylon CB, Richards SM, Larsen MA, et al. Multiple types of ryanodine receptor/Ca2+ release channels are expressed in vascular smooth muscle. Biochem Biophys Res Commun 1995;215: 814–21.

37. Wellman GC, Nathan DJ, Saundry CM, et al. Ca2+ sparks and their function in human cerebral arteries. Stroke 2002;33:802–8.

38. Knot HJ, Standen NB, Nelson MT. Ryanodine receptors regulate arterial diameter and wall [Ca2+] in cerebral arteries of rat via Ca2+-dependent K+ channels. J Physiol 1998;508(Pt 1):211–21.

39. Rueffert H, Gumplinger A, Renner C, et al. Search for genetic variants in the ryanodine receptor 1 gene in patients with symptomatic cerebral vasospasm after aneurysmal subarachnoid hemorrhage. Neurocrit Care 2011;15:410–5.

40. Salomone S, Soydan G, Moskowitz MA, et al. Inhibition of cerebral vasoconstriction by dantrolene and nimodipine. Neurocrit Care 2009;10:93–102.

41. Muehlschlegel S, Rordorf G, Bodock M, et al. Dantrolene mediates vasorelaxation in cerebral vasoconstriction: a case series. Neurocrit Care 2009; 10:116–21.

42. Bustin M. Regulation of DNA-dependent activities by the functional motifs of the high-mobility-group chromosomal proteins. Mol Cell Biol 1999;19: 5237–46.

43. Andersson U, Wang H, Palmblad K, et al. High mobility group 1 protein (HMG-1) stimulates proinflammatory cytokine synthesis in human monocytes. J Exp Med 2000;192:565–70.

44. King MD, Laird MD, Ramesh SS, et al. Elucidating novel mechanisms of brain injury following subarachnoid hemorrhage: an emerging role for neuroproteomics. Neurosurg Focus 2010;28:E10.

45. Candelario-Jalil E, Yang Y, Rosenberg GA. Diverse roles of matrix metalloproteinases and tissue inhibitors of metalloproteinases in neuroinflammation and cerebral ischemia. Neuroscience 2009;158: 983–94.

46. Yong VW, Krekoski CA, Forsyth PA, et al. Matrix metalloproteinases and diseases of the CNS. Trends Neurosci 1998;21:75–80.

47. McGirt MJ, Lynch JR, Blessing R, et al. Serum von Willebrand factor, matrix metalloproteinase-9, and vascular endothelial growth factor levels predict the onset of cerebral vasospasm after aneurysmal subarachnoid hemorrhage. Neurosurgery 2002; 51:1128–34 [discussion: 1134–5].

48. Wang Z, Fang Q, Dang BQ, et al. Potential contribution of matrix metalloproteinase-9 (mmp-9) to cerebral vasospasm after experimental subarachnoid hemorrhage in rats. Ann Clin Lab Sci 2012; 42:14–20.

49. Fisher CM, Roberson GH, Ojemann RG. Cerebral vasospasm with ruptured saccular aneurysm–the clinical manifestations. Neurosurgery 1977;1: 245–8.

50. Weyer GW, Nolan CP, Macdonald RL. Evidence-based cerebral vasospasm management. Neurosurg Focus 2006;21:E8.

51. Baldwin ME, Macdonald RL, Huo D, et al. Early vasospasm on admission angiography in patients with aneurysmal subarachnoid hemorrhage is a predictor for in-hospital complications and poor outcome. Stroke 2004;35:2506–11.

52. Dorsch N. A clinical review of cerebral vasospasm and delayed ischaemia following aneurysm rupture. Acta Neurochir Suppl 2011;110:5–6.

53. Dorsch NW. Therapeutic approaches to vasospasm in subarachnoid hemorrhage. Curr Opin Crit Care 2002;8:128–33.

54. Claassen J, Hirsch LJ, Kreiter KT, et al. Quantitative continuous EEG for detecting delayed cerebral ischemia in patients with poor-grade subarachnoid hemorrhage. Clin Neurophysiol 2004;115:2699–710.

55. Claassen J, Vu A, Kreiter KT, et al. Effect of acute physiologic derangements on outcome after subarachnoid hemorrhage. Crit Care Med 2004;32: 832–8.

56. Gomez H, Torres A, Polanco P, et al. Use of noninvasive NIRS during a vascular occlusion test to assess dynamic tissue O(2) saturation response. Intensive Care Med 2008;34:1600–7.

57. Keller E, Nadler A, Imhof HG, et al. New methods for monitoring cerebral oxygenation and hemodynamics in patients with subarachnoid hemorrhage. Acta Neurochir Suppl 2002;82:87–92.

58. Klingelhofer J, Dander D, Holzgraefe M, et al. Cerebral vasospasm evaluated by transcranial Doppler ultrasonography at different intracranial pressures. J Neurosurg 1991;75:752–8.

59. Labar DR, Fisch BJ, Pedley TA, et al. Quantitative EEG monitoring for patients with subarachnoid hemorrhage. Electroencephalogr Clin Neurophysiol 1991;78:325–32.

60. Poon WS, Wong GK, Ng SC. The quantitative time-resolved near infrared spectroscopy (TR-NIRs) for bedside cerebrohemodynamic monitoring after aneurysmal subarachnoid hemorrhage: can we predict delayed neurological deficits? World Neurosurg 2010;73:465–6.

61. Rivierez M, Landau-Ferey J, Grob R, et al. Value of electroencephalogram in prediction and diagnosis of vasospasm after intracranial aneurysm rupture. Acta Neurochir (Wien) 1991;110:17–23.

62. Schuknecht B, Fandino J, Yuksel C, et al. Endovascular treatment of cerebral vasospasm: assessment of treatment effect by cerebral angiography and transcranial colour Doppler sonography. Neuroradiology 1999;41:453–62.

63. Sharbrough FW, Messick JM Jr, Sundt TM Jr. Correlation of continuous electroencephalograms with cerebral blood flow measurements during carotid endarterectomy. Stroke 1973;4:674–83.

64. Sloan MA, Alexandrov AV, Tegeler CH, et al. Assessment: transcranial doppler ultrasonography: report of the therapeutics and technology assessment subcommittee of the American Academy of Neurology. Neurology 2004;62:1468–81.

65. Vespa PM, Nuwer MR, Juhasz C, et al. Early detection of vasospasm after acute subarachnoid hemorrhage using continuous EEG ICU monitoring. Electroencephalogr Clin Neurophysiol 1997;103: 607–15.

66. Yokose N, Sakatani K, Murata Y, et al. Bedside

monitoring of cerebral blood oxygenation and hemodynamics after aneurysmal subarachnoid hemorrhage by quantitative time-resolved near-infrared spectroscopy. World Neurosurg 2010;73: 508–13.

67. Aaslid R, Markwalder TM, Nornes H. Noninvasive transcranial doppler ultrasound recording of flow velocity in basal cerebral arteries. J Neurosurg 1982;57:769–74.

68. Newell DW, Winn HR. Transcranial doppler in cerebral vasospasm. Neurosurg Clin N Am 1990;1: 319–28.

69. Sloan MA, Haley EC Jr, Kassell NF, et al. Sensitivity and specificity of transcranial doppler ultrasonography in the diagnosis of vasospasm following subarachnoid hemorrhage. Neurology 1989;39: 1514–8.

70. Manno EM, Gress DR, Schwamm LH, et al. Effects of induced hypertension on transcranial doppler ultrasound velocities in patients after subarachnoid hemorrhage. Stroke 1998;29:422–8.

71. Fontanella M, Valfre W, Benech F, et al. Vasospasm after SAH due to aneurysm rupture of the anterior circle of Willis: value of TCD monitoring. Neurol Res 2008;30:256–61.

72. Minhas PS, Menon DK, Smielewski P, et al. Positron emission tomographic cerebral perfusion disturbances and transcranial Doppler findings among patients with neurological deterioration after subarachnoid hemorrhage. Neurosurgery 2003;52: 1017–22 [discussion: 1022–4].

73. Greenberg ED, Gold R, Reichman M, et al. Diagnostic accuracy of CT angiography and CT perfusion for cerebral vasospasm: a meta-analysis. AJNR Am J Neuroradiol 2010;31:1853–60.

74. Prell D, Kyriakou Y, Struffert T, et al. Metal artifact reduction for clipping and coiling in interventional C-arm CT. AJNR Am J Neuroradiol 2010;31:634–9.

75. Ochi RP, Vieco PT, Gross CE. CT angiography of cerebral vasospasm with conventional angiographic comparison. AJNR Am J Neuroradiol 1997;18:265–9.

76. Yoon DY, Choi CS, Kim KH, et al. Multidetector-row CT angiography of cerebral vasospasm after aneurysmal subarachnoid hemorrhage: comparison of volume-rendered images and digital subtraction angiography. AJNR Am J Neuroradiol 2006;27: 370–7.

77. Otawara Y, Ogasawara K, Ogawa A, et al. Evaluation of vasospasm after subarachnoid hemorrhage by use of multislice computed tomographic angiography. Neurosurgery 2002;51:939–42 [discussion: 942–3].

78. Merten GJ, Burgess WP, Gray LV, et al. Prevention of contrast-induced nephropathy with sodium bicarbonate: a randomized controlled trial. JAMA 2004;291:2328–34.

79. Shyu KG, Cheng JJ, Kuan P. Acetylcysteine protects against acute renal damage in patients with abnormal renal function undergoing a coronary procedure. J Am Coll Cardiol 2002;40:1383–8.

80. Adolph E, Holdt-Lehmann B, Chatterjee T, et al. Renal insufficiency following radiocontrast exposure trial (REINFORCE): a randomized comparison of sodium bicarbonate versus sodium chloride hydration for the prevention of contrast-induced nephropathy. Coron Artery Dis 2008;19:413–9.

81. Wintermark M, Thiran JP, Maeder P, et al. Simultaneous measurement of regional cerebral blood flow by perfusion CT and stable xenon CT: a validation study. AJNR Am J Neuroradiol 2001;22:905–14.

82. Dankbaar JW, de Rooij NK, Rijsdijk M, et al. Diagnostic threshold values of cerebral perfusion measured with computed tomography for delayed cerebral ischemia after aneurysmal subarachnoid hemorrhage. Stroke 2010;41:1927–32.

83. Wintermark M, Ko NU, Smith WS, et al. Vasospasm after subarachnoid hemorrhage: utility of perfusion CT and CT angiography on diagnosis and management. AJNR Am J Neuroradiol 2006;27:26–34.

84. Lennihan L, Mayer SA, Fink ME, et al. Effect of hypervolemic therapy on cerebral blood flow after subarachnoid hemorrhage: a randomized controlled trial. Stroke 2000;31:383–91.

85. Prophylactic hyperdynamic postoperative fluid therapy after aneurysmal subarachnoid hemorrhage: a clinical, prospective, randomized, controlled study 2001;49(3):593.

86. Barker FG 2nd, Ogilvy CS. Efficacy of prophylactic nimodipine for delayed ischemic deficit after subarachnoid hemorrhage: a meta analysis. J Neurosurg 1996; 84:405–14.

87. Findlay JM, Weir BK, Kassell NF, et al. Intracisternal recombinant tissue plasminogen activator after aneurysmal subarachnoid hemorrhage. J Neurosurg 1991;75:181–8.

88. Kasuya H, Onda H, Takeshita M, et al. Efficacy and safety of nicardipine prolonged-release implants for preventing vasospasm in humans. Stroke 2002;33:1011–5.

89. Kim JH, Yi HJ, Ko Y, et al. Effectiveness of papaverine cisternal irrigation for cerebral vasospasm after aneurysmal subarachnoid hemorrhage and measurement of biomarkers. Neurol Sci 2014;35: 712–22.

90. Kodama N. Cisternal irrigation with UK to prevent vasospasm. Surg Neurol 2000;54:95.

91. Kodama N, Sasaki T, Kawakami M, et al. Cisternal irrigation therapy with urokinase and ascorbic acid for prevention of vasospasm after aneurysmal subarachnoid hemorrhage. Outcome in 217 patients. Surg Neurol 2000;53:110–7 [discussion: 117–8].

92. Mizoi K, Yoshimoto T, Takahashi A, et al. Prospective study on the prevention of cerebral vasospasm by intrathecal fibrinolytic therapy with tissue-type plasminogen activator. J Neurosurg 1993;78:

430–7.

93. Nishiguchi M, Ono S, Iseda K, et al. Effect of vaso-dilation by milrinone, a phosphodiesterase III inhib-itor, on vasospastic arteries after a subarachnoid hemorrhage in vitro and in vivo: effectiveness of cisternal injection of milrinone. Neurosurgery 2010;66:158–64 [discussion: 164].

94. Joseph M, Ziadi S, Nates J, et al. Increases in car-diac output can reverse flow deficits from vaso-spasm independent of blood pressure: a study using xenon computed tomographic measurement of cerebral blood flow. Neurosurgery 2003;53: 1044–51 [discussion: 1051–2].

95. Yoshida Y, Ueki S, Takahashi A, et al. Intrathecal irrigation with urokinase in ruptured cerebral aneu-rysm cases. Basic study and clinical application. Neurol Med Chir (Tokyo) 1985;25:989–97 [in Japanese].

96. Dorsch NW, King MT. A review of cerebral vaso-spasm in aneurysmal subarachnoid haemorrhage Part I: incidence and effects. J Clin Neurosci 1994;1:19–26.

97. Seifert V, Eisert WG, Stolke D, et al. Efficacy of sin-gle intracisternal bolus injection of recombinant tis-sue plasminogen activator to prevent delayed cerebral vasospasm after experimental subarach-noid hemorrhage. Neurosurgery 1989;25:590–8.

98. Rosenwasser RH, Armonda RA, Thomas JE, et al. Therapeutic modalities for the management of ce-rebral vasospasm: timing of endovascular options. Neurosurgery 1999;44:975–9 [discussion: 979–80].

99. Eskridge JM, McAuliffe W, Song JK, et al. Balloon angioplasty for the treatment of vasospasm: results of first 50 cases. Neurosurgery 1998;42:510–6 [dis-cussion: 516–7].

100. Bejjani GK, Bank WO, Olan WJ, et al. The efficacy and safety of angioplasty for cerebral vasospasm after subarachnoid hemorrhage. Neurosurgery 1998;42:979–86 [discussion: 986–7].

101. Muizelaar JP, Zwienenberg M, Rudisill NA, et al. The prophylactic use of transluminal balloon angio-plasty in patients with Fisher grade 3 subarachnoid hemorrhage: a pilot study. J Neurosurg 1999;91: 51–8.

102. Zwienenberg-Lee M, Hartman J, Rudisill N, et al. Effect of prophylactic transluminal balloon angioplasty on cerebral vasospasm and outcome in patients with Fisher grade III subarachnoid hem-orrhage: results of a phase II multicenter, random-ized, clinical trial. Stroke 2008;39:1759–65.

103. Abruzzo T, Moran C, Blackham KA, et al. Invasive interventional management of post-hemorrhagic cerebral vasospasm in patients with aneurysmal subarachnoid hemorrhage. J Neurointerv Surg 2012;4:169–77.

104. Megyesi JF, Findlay JM, Vollrath B, et al. In vivo an-gioplasty prevents the development of vasospasm in canine carotid arteries. Pharmacological and morphological analyses. Stroke 1997;28:1216–24.

105. Megyesi JF, Vollrath B, Cook DA, et al. Long-term effects of in vivo angioplasty in normal and vaso-spastic canine carotid arteries: pharmacological and morphological analyses. J Neurosurg 1999; 91:100–8.

106. Honma Y, Fujiwara T, Irie K, et al. Morphological changes in human cerebral arteries after percuta-neous transluminal angioplasty for vasospasm caused by subarachnoid hemorrhage. Neurosur-gery 1995;36:1073–80 [discussion: 1080–1].

107. Zubkov AY, Lewis AI, Scalzo D, et al. Morphological changes after percutaneous transluminal angio-plasty. Surg Neurol 1999;51:399–403.

108. Newell DW, Eskridge J, Mayberg M, et al. Endovas-cular treatment of intracranial aneurysms and cere-bral vasospasm. Clin Neurosurg 1992;39:348–60.

109. Elliott JP, Newell DW, Lam DJ, et al. Comparison of balloon angioplasty and papaverine infusion for the treatment of vasospasm following aneurysmal subarachnoid hemorrhage. J Neurosurg 1998;88: 277–84.

110. Oskouian RJ Jr, Martin NA, Lee JH, et al. Multi-modal quantitation of the effects of endovascular therapy for vasospasm on cerebral blood flow, transcranial doppler ultrasonographic velocities, and cerebral artery diameters. Neurosurgery 2002;51:30–41 [discussion: 41–3].

111. Polin RS, Coenen VA, Hansen CA, et al. Efficacy of transluminal angioplasty for the management of symptomatic cerebral vasospasm following aneu-rysmal subarachnoid hemorrhage. J Neurosurg 2000;92:284–90.

112. Newell DW, Eskridge JM, Mayberg MR, et al. An-gioplasty for the treatment of symptomatic vaso-spasm following subarachnoid hemorrhage. J Neurosurg 1989;71:654–60.

113. Firlik AD, Kaufmann AM, Jungreis CA, et al. Effect of transluminal angioplasty on cerebral blood flow in the management of symptomatic vasospasm following aneurysmal subarachnoid hemorrhage. J Neurosurg 1997;86:830–9.

114. Hoh BL, Ogilvy CS. Endovascular treatment of cerebral vasospasm: transluminal balloon angio-plasty, intra-arterial papaverine, and intra-arterial nicardipine. Neurosurg Clin N Am 2005;16: 501–16. vi.

115. Eskridge JM, Song JK. A practical approach to the treatment of vasospasm. AJNR Am J Neuroradiol 1997;18:1653–60.

116. Eskridge JM, Song JK, Elliott JP, et al. Balloon an-gioplasty of the A1 segment of the anterior cerebral artery narrowed by vasospasm. Technical note. J Neurosurg 1999;91:153–6.

117. Kaku Y, Yonekawa Y, Tsukahara T, et al. Superse-lective intra-arterial infusion of papaverine for the treatment of cerebral vasospasm after subarach-noid hemorrhage. J Neurosurg 1992;77:842–7.

118. Clouston JE, Numaguchi Y, Zoarski GH, et al. Intra-arterial papaverine infusion for cerebral vasospasm after subarachnoid hemorrhage. AJNR Am J Neuroradiol 1995;16:27–38.

119. McAuliffe W, Townsend M, Eskridge JM, et al. Intracranial pressure changes induced during papaverine infusion for treatment of vasospasm. J Neurosurg 1995;83:430–4.

120. Milburn JM, Moran CJ, Cross DT 3rd, et al. Increase in diameters of vasospastic intracranial arteries by intraarterial papaverine administration. J Neurosurg 1998;88:38–42.

121. Milburn JM, Moran CJ, Cross DT 3rd, et al. Effect of intraarterial papaverine on cerebral circulation time. AJNR Am J Neuroradiol 1997;18:1081–5.

122. Liu JK, Tenner MS, Gottfried ON, et al. Efficacy of multiple intraarterial papaverine infusions for improvement in cerebral circulation time in patients with recurrent cerebral vasospasm. J Neurosurg 2004;100:414–21.

123. Vajkoczy P, Horn P, Bauhuf C, et al. Effect of intra-arterial papaverine on regional cerebral blood flow in hemodynamically relevant cerebral vasospasm. Stroke 2001;32:498–505.

124. Andaluz N, Tomsick TA, Tew JM Jr, et al. Indications for endovascular therapy for refractory vasospasm after aneurysmal subarachnoid hemorrhage: experience at the University of Cincinnati. Surg Neurol 2002;58:131–8 [discussion: 138].

125. Platz J, Barath K, Keller E, et al. Disruption of the blood-brain barrier by intra-arterial administration of papaverine: a technical note. Neuroradiology 2008;50:1035–9.

126. Barr JD, Mathis JM, Horton JA. Transient severe brain stem depression during intraarterial papaverine infusion for cerebral vasospasm. AJNR Am J Neuroradiol 1994;15:719–23.

127. Smith WS, Dowd CF, Johnston SC, et al. Neurotoxicity of intra-arterial papaverine preserved with chlorobutanol used for the treatment of cerebral vasospasm after aneurysmal subarachnoid hemorrhage. Stroke 2004;35:2518–22.

128. Clyde BL, Firlik AD, Kaufmann AM, et al. Paradoxical aggravation of vasospasm with papaverine infusion following aneurysmal subarachnoid hemorrhage. Case report. J Neurosurg 1996;84:690–5.

129. Tsurushima H, Kamezaki T, Nagatomo Y, et al. Complications associated with intraarterial administration of papaverine for vasospasm following subarachnoid hemorrhage–two case reports. Neurol Med Chir (Tokyo) 2000;40:112–5.

130. Tsurushima H, Hyodo A, Yoshii Y. Papaverine and vasospasm. J Neurosurg 2000;92:509–11.

131. Carhuapoma JR, Qureshi AI, Tamargo RJ, et al. Intra-arterial papaverine-induced seizures: case report and review of the literature. Surg Neurol 2001;56:159–63.

132. Nagumo H, Sasaki Y, Ono Y, et al. Rho kinase inhibitor HA-1077 prevents Rho-mediated myosin phosphatase inhibition in smooth muscle cells. Am J Physiol Cell Physiol 2000;278:C57–65.

133. Nakamura K, Nishimura J, Hirano K, et al. Hydroxyfasudil, an active metabolite of fasudil hydrochloride, relaxes the rabbit basilar artery by disinhibition of myosin light chain phosphatase. J Cereb Blood Flow Metab 2001;21:876–85.

134. Tachibana E, Harada T, Shibuya M, et al. Intra-arterial infusion of fasudil hydrochloride for treating vasospasm following subarachnoid haemorrhage. Acta Neurochir (Wien) 1999;141:13–9.

135. Tanaka K, Minami H, Kota M, et al. Treatment of cerebral vasospasm with intra-arterial fasudil hydrochloride. Neurosurgery 2005;56:214–23 [discussion: 214–23].

136. Enomoto Y, Yoshimura S, Yamada K, et al. Convulsion during intra-arterial infusion of fasudil hydrochloride for the treatment of cerebral vasospasm following subarachnoid hemorrhage. Neurol Med Chir (Tokyo) 2010;50:7–11 [discussion: 11–2].

137. Arakawa Y, Kikuta K, Hojo M, et al. Milrinone for the treatment of cerebral vasospasm after subarachnoid hemorrhage: report of seven cases. Neurosurgery 2001;48:723–8 [discussion: 728–30].

138. Monrad ES, Baim DS, Smith HS, et al. Milrinone, dobutamine, and nitroprusside: comparative effects on hemodynamics and myocardial energetics in patients with severe congestive heart failure. Circulation 1986;73:III168–74.

139. Monrad ES, McKay RG, Baim DS, et al. Improvement in indexes of diastolic performance in patients with congestive heart failure treated with milrinone. Circulation 1984;70:1030–7.

140. Honerjager P. Pharmacology of bipyridine phosphodiesterase III inhibitors. Am Heart J 1991;121:1939–44.

141. Fraticelli AT, Cholley BP, Losser MR, et al. Milrinone for the treatment of cerebral vasospasm after aneurysmal subarachnoid hemorrhage. Stroke 2008;39:893–8.

142. Romero CM, Morales D, Reccius A, et al. Milrinone as a rescue therapy for symptomatic refractory cerebral vasospasm in aneurysmal subarachnoid hemorrhage. Neurocrit Care 2009;11:165–71.

143. Anand S, Goel G, Gupta V. Continuous intra-arterial dilatation with nimodipine and milrinone for refractory cerebral vasospasm. J Neurosurg Anesthesiol 2014;26:92–3.

144. Cheymol G. Clinical pharmacokinetics of drugs in obesity. An update. Clin Pharmacokinet 1993;25:103–14.

145. Biondi A, Ricciardi GK, Puybasset L, et al. Intra-arterial nimodipine for the treatment of symptomatic cerebral vasospasm after aneurysmal subarachnoid hemorrhage: preliminary results. AJNR Am J Neuroradiol 2004;25:1067–76.

146. Hui C, Lau KP. Efficacy of intra-arterial nimodipine in the treatment of cerebral vasospasm complicating subarachnoid haemorrhage. Clin Radiol 2005;60:1030–6.

147. Cho WS, Kang HS, Kim JE, et al. Intra-arterial nimodipine infusion for cerebral vasospasm in patients with aneurysmal subarachnoid hemorrhage. Interv Neuroradiol 2011;17:169–78.

148. Kim SS, Park DH, Lim DJ, et al. Angiographic features and clinical outcomes of intra-arterial nimodipine injection in patients with subarachnoid hemorrhage-induced vasospasm. J Korean Neurosurg Soc 2012;52:172–8.

149. Janardhan V, Biondi A, Riina HA, et al. Vasospasm in aneurysmal subarachnoid hemorrhage: diagnosis, prevention, and management. Neuroimaging Clin N Am 2006;16:483–96,. viii–ix.

150. Ryu CW, Koh JS, Yu SY, et al. Vasogenic edema of the Basal Ganglia after intra-arterial administration of nimodipine for treatment of vasospasm. J Korean Neurosurg Soc 2011;49:112–5.

151. Flamm ES, Adams HP Jr, Beck DW, et al. Dose-escalation study of intravenous nicardipine in patients with aneurysmal subarachnoid hemorrhage. J Neurosurg 1988;68:393–400.

152. Badjatia N, Topcuoglu MA, Pryor JC, et al. Preliminary experience with intra-arterial nicardipine as a treatment for cerebral vasospasm. AJNR Am J Neuroradiol 2004;25:819–26.

153. Tejada JG, Taylor RA, Ugurel MS, et al. Safety and feasibility of intra-arterial nicardipine for the treatment of subarachnoid hemorrhage-associated vasospasm: initial clinical experience with high-dose infusions. AJNR Am J Neuroradiol 2007;28: 844–8.

154. Pandey P, Steinberg GK, Dodd R, et al. A simplified method for administration of intra-arterial nicardipine for vasospasm with cervical catheter infusion. Neurosurgery 2012;71:77–85.

155. Takayasu M, Bassett JE, Dacey RG Jr. Effects of calcium antagonists on intracerebral penetrating arterioles in rats. J Neurosurg 1988;69:104–9.

156. Pomerantz RM, Kuntz RE, Diver DJ, et al. Intracoronary verapamil for the treatment of distal microvascular coronary artery spasm following PTCA. Cathet Cardiovasc Diagn 1991;24:283–5.

157. Taniyama Y, Ito H, Iwakura K, et al. Beneficial effect of intracoronary verapamil on microvascular and myocardial salvage in patients with acute myocardial infarction. J Am Coll Cardiol 1997;30: 1193–9.

158. Joshi S, Young WL, Pile-Spellman J, et al. Manipulation of cerebrovascular resistance during internal carotid artery occlusion by intraarterial verapamil. Anesth Analg 1997;85:753–9.

159. Joshi S, Young WL, Pile-Spellman J, et al. Intra-arterial nitrovasodilators do not increase cerebral blood flow in angiographically normal territories of arteriovenous malformation patients. Stroke 1997; 28:1115–22.

160. Feng L, Fitzsimmons BF, Young WL, et al. Intraarterially administered verapamil as adjunct therapy for cerebral vasospasm: safety and 2-year experience. AJNR Am J Neuroradiol 2002;23:1284–90.

161. Mazumdar A, Rivet DJ, Derdeyn CP, et al. Effect of intraarterial verapamil on the diameter of vasospastic intracranial arteries in patients with cerebral vasospasm. Neurosurg Focus 2006;21:E15.

162. Keuskamp J, Murali R, Chao KH. High-dose intraarterial verapamil in the treatment of cerebral vasospasm after aneurysmal subarachnoid hemorrhage. J Neurosurg 2008;108:458–63.

163. Albanese E, Russo A, Quiroga M, et al. Ultrahigh-dose intraarterial infusion of verapamil through an indwelling microcatheter for medically refractory severe vasospasm: initial experience. J Neurorsurg 2010;113:913–22.

164. Stuart RM, Helbok R, Kurtz P, et al. High-dose intra-arterial verapamil for the treatment of cerebral vasospasm after subarachnoid hemorrhage: prolonged effects on hemodynamic parameters and brain metabolism. Neurosurgery 2011;68:337–45 [discussion: 345].

165. Westhout FD, Nwagwu CI. Intra-arterial verapamil-induced seizures: case report and review of the literature. Surg Neurol 2007;67:483–6 [discussion: 486].

166. Strother CM, Bender F, Deuerling-Zheng Y, et al. Parametric color coding of digital subtraction angiography. AJNR Am J Neuroradiol 2010;31: 919–24.

167. Royalty K, Manhart M, Pulfer K, et al. C-arm CT measurement of cerebral blood volume and cerebral blood flow using a novel high-speed acquisition and a single intravenous contrast injection. AJNR Am J Neuroradiol 2013;34:2131–8.

168. van den Bergh WM, Dijkhuizen RM, Rinkel GJ. Potentials of magnesium treatment in subarachnoid haemorrhage. Magnes Res 2004;17:301–13.

169. van den Bergh WM, Algra A, van Kooten F, et al. Magnesium sulfate in aneurysmal subarachnoid hemorrhage: a randomized controlled trial. Stroke 2005;36:1011–5.

170. Dorhout Mees SM, Algra A, Vandertop WP, et al. Magnesium for aneurysmal subarachnoid haemorrhage (MASH-2): a randomised placebo-controlled trial. Lancet 2012;380:44–9.

171. Tseng MY. Summary of evidence on immediate statins therapy following aneurysmal subarachnoid hemorrhage. Neurocrit Care 2011;15:298–301.

172. Sabri M, Macdonald RL. Statins: a potential therapeutic addition to treatment for aneurysmal subarachnoid hemorrhage? World Neurosurg 2010; 73:646–53.

173. Zimmermann M. Endothelin in cerebral vasospasm. Clinical and experimental results. J Neurosurg Sci

1997;41:139–51.

174. Ikeda S, Awane Y, Kusumoto K, et al. A new endo-thelin receptor antagonist, TAK-044, shows long-lasting inhibition of both ETA- and ETB-mediated blood pressure responses in rats. J Pharmacol Exp Ther 1994;270:728–33.

175. Roux S, Breu V, Giller T, et al. Ro 61-1790, a new hydrosoluble endothelin antagonist: general phar-macology and effects on experimental cerebral vasospasm. J Pharmacol Exp Ther 1997;283: 1110–8.

176. Zuccarello M, Boccaletti R, Romano A, et al. Endo-thelin B receptor antagonists attenuate subarach-noid hemorrhage-induced cerebral vasospasm. Stroke 1998;29:1924–9.

177. Zuccarello M, Lewis AI, Rapoport RM. Endothelin ETA and ETB receptors in subarachnoid hemorrhage-induced cerebral vasospasm. Eur J Pharmacol 1994;259:R1–2.

178. Shaw MD, Vermeulen M, Murray GD, et al. Efficacy and safety of the endothelin, receptor antagonist TAK-044 in treating subarachnoid hemorrhage: a report by the Steering Committee on behalf of the UK/Netherlands/Eire TAK-044 Subarachnoid Hae-morrhage Study Group. J Neurosurg 2000;93: 992–7.

179. Macdonald RL, Kassell NF, Mayer S, et al. Clazo-sentan to overcome neurological ischemia and infarction occurring after subarachnoid hemor-rhage (CONSCIOUS-1): randomized, double-blind, placebo-controlled phase 2 dose-finding trial. Stroke 2008;39:3015–21.

180. Macdonald RL, Higashida RT, Keller E, et al. Clazo-sentan, an endothelin receptor antagonist, in patients with aneurysmal subarachnoid haemor-rhage undergoing surgical clipping: a randomised, double-blind, placebo-controlled phase 3 trial (CONSCIOUS-2). Lancet Neurol 2011;10:618–25.

181. Macdonald RL, Higashida RT, Keller E, et al. Ran-domized trial of clazosentan in patients with aneurysmal subarachnoid hemorrhage undergoing endovascular coiling. Stroke 2012;43:1463–9.

182. Stein SC, Levine JM, Nagpal S, et al. Vasospasm as the sole cause of cerebral ischemia: how strong is the evidence? Neurosurg Focus 2006;21:E2.

183. Naidech AM, Drescher J, Tamul P, et al. Acute physiological derangement is associated with early radiographic cerebral infarction after subarachnoid haemorrhage. J Neurol Neurosurg Psychiatry 2006;77:1340–4.

184. Dreier JP. The role of spreading depression, spreading depolarization and spreading ischemia in neurological disease. Nat Med 2011;17:439–47.

185. Leng LZ, Fink ME, Iadecola C. Spreading depolar-ization: a possible new culprit in the delayed cere-bral ischemia of subarachnoid hemorrhage. Arch Neurol 2011;68:31–6.

186. Shin HK, Dunn AK, Jones PB, et al. Vasoconstric-tive neurovascular coupling during focal ischemic depolarizations. J Cereb Blood Flow Metab 2006; 26:1018–30.

187. Dreier JP, Korner K, Ebert N, et al. Nitric oxide scavenging by hemoglobin or nitric oxide synthase inhibition by N-nitro-L-arginine induces cortical spreading ischemia when K+ is increased in the subarachnoid space. J Cereb Blood Flow Metab 1998;18:978–90.

188. Soller BR, Yang Y, Soyemi OO, et al. Noninvasively determined muscle oxygen saturation is an early indicator of central hypovolemia in humans. J Appl Physiol (1985) 2008;104:475–81.

189. Sarrafzadeh AS, Sakowitz OW, Callsen TA, et al. Detection of secondary insults by brain tissue pO2 and bedside microdialysis in severe head injury. Acta Neurochir Suppl 2002;81:319–21.

190. Sarrafzadeh A, Haux D, Sakowitz O, et al. Acute focal neurological deficits in aneurysmal subarach-noid hemorrhage: relation of clinical course, CT findings, and metabolite abnormalities monitored with bedside microdialysis. Stroke 2003;34:1382–8.

191. Hillered L, Vespa PM, Hovda DA. Translational neurochemical research in acute human brain injury: the current status and potential future for ce-rebral microdialysis. J Neurotrauma 2005;22:3–41.

192. Heran NS, Hentschel SJ, Toyota BD. Jugular bulb oximetry for prediction of vasospasm following subarachnoid hemorrhage. Can J Neurol Sci 2004;31:80–6.

193. Citerio G, Cormio M, Portella G, et al. Jugular satu-ration (SjvO2) monitoring in subarachnoid hemor-rhage (SAH). Acta Neurochir Suppl 1998;71:316–9.

194. Calderon-Arnulphi M, Alaraj A, Slavin KV. Near infrared technology in neuroscience: past, present and future. Neurol Res 2009;31:605–14.

11　血管内治疗软脑膜动静脉畸形

Matthew R. Sanborn，Min S. Park，Cameron G. McDougall，
Felipe C. Albuquerque

关键词：动静脉畸形、AVM、栓塞、Onyx、EVOH、血管内治疗、颅内、
n-BCA

关键点：
- 血管内治疗动静脉畸形需要多学科团队合作。
- 内科医生必须严格筛选患者，治疗前需要评估每一例患者的 Spetzler-Martin 分级、病变的血管构筑和危险因素。
- 手术前应该明确治疗目的，包括术前准备、治疗靶点、姑息性或治愈性栓塞。
- 血管内治疗技术的进步和栓塞材料的发展使栓塞更安全、更彻底。

引言

　　脑动静脉畸形（AVM）是由缠绕在一起的异常血管组成的高流量病变，连接着动脉和静脉。尽管 AVM 起源上主要是先天性病变，但这些病变的确存在动态变化，可以自发性增大或是退化，并且经常有新生 AVM 的报道[1]。AVM 最常见的症状是颅内出血，也能导致癫痫、局灶性神经功能缺失和头痛[2]。治疗的目的是消除或减少出血的风险和改善症状。脑动静脉畸形的治疗包括开放性手术、放射外科和血管内栓塞治疗，或者使用上述技术的联合治疗方法。

自然病史

　　AVM 治疗的第一步首先是确定是否需要治疗，这需要衡量 AVM 本身的风险和治疗的风险。来自芬兰的一项研究被大量引证，提示 AVM 年破裂风险为 2%～4%，但该项研究中未破裂 AVMs 仅占样本的 29%，明显缺乏代表性[3]。近期有数据显示，没有深静脉引流或深部未破裂的 AVMs 年出血率可能低至 0.9%[4]。然而，未破裂 AVMs 的最佳治疗方案仍存在争议。

近期一项未破裂脑 AVMs 随机对照研究（ARUBA）比较了未破裂 AVMs 的手术风险和观察的风险。研究将死亡和卒中设为终点事件，由于药物组终点事件为 10％，而介入治疗组达到 29％，该研究提前终止。随访时间短和异质性样本在评估最终的研究结论时被剔除，但是对已登记患者的随访将继续进行。

针对未破裂 AVM 的最佳治疗方案仍缺乏进一步的数据，因此，在决定介入治疗前必须要分析病变的高危特点和患者的症状。深部病变和单一的深部静脉引流增加出血风险，其他解剖的危险因素包括畸形团内动脉瘤、静脉狭窄和静脉瘤样扩张[4,5]。此外，确定 AVM 是否和患者的症状相关至关重要。

介入治疗在破裂 AVM 中的作用更确切。一旦 AVM 破裂，再出血的风险第一年增加 7％～17％[6,7]。因此，破裂的 AVMs 需要尽早治疗。

血管内治疗的风险

血管内治疗存在风险。除了诊断性血管造影的正常并发症以外，还包括腹股沟和后腹膜血肿、造影剂相关性过敏、造影剂引起的肾毒性、血管损伤，以及栓塞导致的颅内出血和脑梗死。并发症的发生率差异很大，据报道永久性神经功能缺失发生率在 2％～20％，死亡率在 1％～3％[8-13]。一项大型前瞻性研究纳入 201 例患者，接受了 339 次栓塞，提示每个患者有 9％的永久性神经功能缺损的风险，并且有 2％的死亡率[14]。

治疗目的

血管内治疗 AVMs 的角色正在发生变化。对于任意一个 AVM 的治疗，其最佳方案应由外科医师、介入科医师和放射科医师组成的专家团队来制定[15,16]。尤其是血管内治疗，采取何种介入方法和技术取决于治疗所要达到的目的。这些目的包括外科手术前的辅助栓塞，完全栓塞，立体定向放射外科治疗前减少靶点体积，针对高危因素的栓塞，无法治愈的有症状的、巨大的、复杂 AVMs 姑息性栓塞。

术前栓塞

术前栓塞应该逐步地降低血流量。对于深部供血动脉主干和外科手术中难以接近的 AVM 的深部供血动脉应优先栓塞。

对于 AVM 栓塞后何时进行外科手术尚有争议。尽管有医师提倡在栓塞 3 周以后手术，以便血栓逐步形成和局部血流动力学的变化趋于稳定[17]，但是还有人倾向在栓塞后的几天内进行手术，以减少栓塞带来的出血风险[18]。

外科手术治疗 Spetzler-Martin 分级为Ⅰ级和Ⅱ级的患者致残率和死亡率很低。对于这些病变，术前栓塞可能导致不良事件增加，而外科手术的风险却并未因此而显著降低，这提示术前栓塞可能仅仅适用于某些特定病例。相反，Spetzler-Martin 分级Ⅲ级的患者在手术切除和放射外科治疗前进行栓塞是有益的。而那些需要治疗的 Spetzler-Martin 分级为Ⅳ级和Ⅴ级患者，通常选择以栓塞为主的联合治疗。

完全栓塞

特定类型 AVM 的患者可能通过血管内治疗达到完全栓塞。介绍乙烯乙基醇聚合物（ethyl vinyl alcohol copolymer，EVOH）之前，一项小型研究显示使用正丁基氰基丙烯酸盐黏合剂（n-butyl cyanoacrylate，NBCA）栓塞大约有 20% 的患者在血管造影上获得彻底的治愈[19]。而最近更多的研究则使用 EVOH（Onyx，ev3，Irvine，CA）栓塞 AVM，DSA 上 AVM 闭塞率达 51%，对于仔细选择的患者，闭塞率可达到 96%[20,21]。可以完全栓塞的 AVM 特征包括体积小到中型，位置表浅，单一或较少供血动脉的简单的畸形团，引流静脉容易识别。供血动脉主干必须能通过微导管，理想情况下，在到达正常脑组织动脉分支前，允许 Onyx 返流 2～3cm。但是，栓塞后被认为影像学治愈的一些病变在外科手术时显示仍有残留[18]。关于 Onyx 的持久性或它长期在体内的影响缺乏长期随访证据，因此，比较容易切除的 AVM 应该选择手术切除。

放疗前栓塞

预先栓塞在放疗中的作用仅限于某些有选择的病例。栓塞通过缩小 AVM 畸形团体积，可以减少放射剂量，并降低周围正常脑组织的放射风险。但是，许多研究显示栓塞后的 AVM 闭塞率降低，而潜伏期内的出血风险却没有变化[22-24]。放疗前栓塞使畸形团分割成独立的小单元而影响了闭塞率，使后续的治疗计划难以制定。已栓塞的畸形团区域也有潜在的再通可能，并且由于栓塞材料可能干扰病变影像使放疗靶区定位困难。[22,25]研究发现 Onyx 并没有显著降低直线加速器立体定向放射外科的射线剂量[26]。

位于语言中枢的大型、高级别 AVMs 在治疗选择上别无他选。对于大型 AVMs，通过分期血管内栓塞降低流量，以便进行立体定向放射外科治疗，这一治疗方案在针对难治性病变时比其他治疗方法具有优势[27]。对于这些大型和难以治疗的 AVMs，放疗前栓塞也可以针对高危因素进行治疗，例如灶内动脉瘤或动静脉瘘。

靶向栓塞

特定的血管构筑特征伴有出血风险的增加。这些结构特征包括相关性动脉瘤、静脉异常如静脉扩张和狭窄及单一引流静脉[28-30]。没有证据表明部分栓塞能降低出血风险，除非明确地消除了高危因素，然而有一些证据提示部分栓塞可能对自然病史产生不利影响[31]。仔细筛查病例，以高危因素为栓塞靶点是合理的，如动脉瘤和静脉扩张（图 11.1），尤其是已经出血但不需要手术治疗的患者。针对灶内动脉瘤和静脉扩张的部分栓塞可以降低出血风险[11,32]。

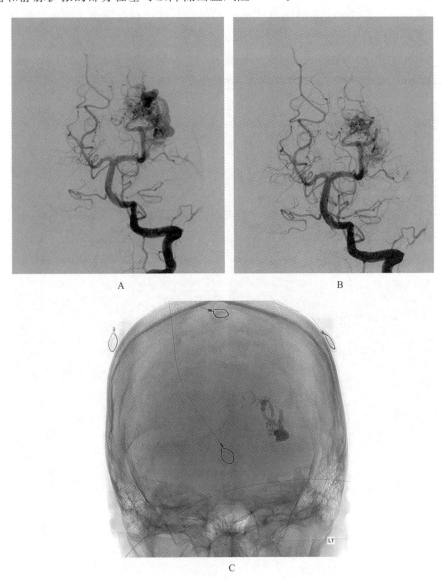

图 11.1　左侧椎动脉前后位血管造影显示一个 AVM，大小 3.4×2.4cm，毗邻丘脑，
畸形团内有 2 个起源于左侧大脑后动脉的动脉瘤（A）；15 岁女孩，脑室出血，
Onyx 胶靶向栓塞后，高危的畸形团内动脉瘤不再显影（B）；未减影的前后位
图像（C）显示的 Onyx 胶（承蒙 Barrow Neurological Institute，Phoenix AZ 同意）

姑息性栓塞

有研究者认为 AVMs 患者进行性神经功能缺损和智力下降是由于盗血所

致[33]。有限的病例报道显示部分栓塞减少动静脉分流，可能改善 AVM 临近脑组织的灌注和症状，但是缺乏大宗病例或随机研究结果[31,34,35]。值得重视的是，多个研究显示姑息性栓塞 AVM 增加了出血的风险，这一观点应予以重视，如果仍有栓塞的必要，应避免影响静脉流出道（图 11.2）[36]。

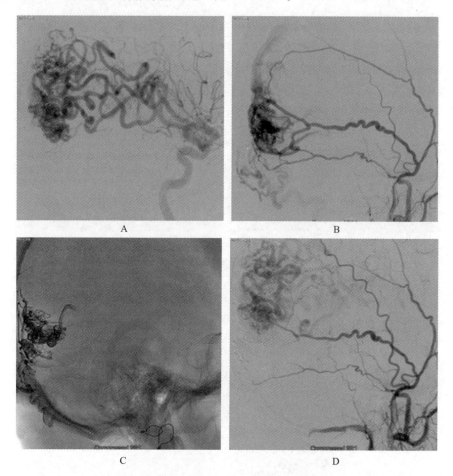

图 11.2 右颈内动脉（A）和颈外动脉（B）血管造影侧位像提示一个右侧枕叶
Spetzler-Martin 分级 V 级的 AVM，患者表现为进行性恶化的难治性头痛，
并且选择接受姑息性栓塞，栓塞来源于脑膜中动脉和枕动脉的主要供血动脉后
血管造影显示 Onyx 的投影（C），进入 AVM 的血流量明显减少（D），
患者头痛改善（承蒙 Barrow Neurological Institute，Phoenix AZ 同意）

技术分析

成功的血管内治疗 AVM 首先要仔细选择合适的病例，应该有清晰明确的栓塞目的。开始栓塞前必须仔细评估 AVM 的供血动脉，畸形团组成和引流静脉。

供血动脉数量少、粗大有利于栓塞。数量多、细小、分散的供血动脉可能使栓塞无法完成或过分危险。AVM 可以由供血动脉直接供血，或者由主要供应正常皮层的小分支旁路血管供血。前者栓塞更安全。当栓塞旁路血管时允许栓塞材料返流的余地很小。任何沿导管的返流均可能导致卒中。畸形团应该被评估，勾勒出明显的血流的分布区域[37]。

动脉和静脉之间连接的本质也必须评估。该连接可能是畸形团或瘘。如果是瘘需要更加小心，确保通过瘘到达静脉端的快速栓塞不会闭塞主要的引流静脉。

此外，还需考虑静脉引流的性质。栓塞材料进入引流静脉可能导致 AVM 突然压力变化并且导致破裂。与多个静脉引流的 AVM 相比，单一引流静脉、狭窄或引流静脉梗阻的 AVM 更容易发生此类情况。

强烈建议栓塞 AVM 时常规监测体感诱发电位和脑电图。在某些病例中使用异戊巴比妥（Amytal，Marathon Pharmaceuticals，Northbrook，IL，USA）行药物激发试验可能是一种有用的方法[38,39]。

栓塞材料

尽管许多材料曾被用来阻断 AVMs 的血流，包括标准化的颗粒[12]，丝线[40]，以及无水酒精[41]，而当前的治疗策略主要依靠液体栓塞剂。选择的栓塞材料必须弥散进入 AVM 的畸形团内。仅阻断畸形血管团近端动脉将使血管重构，而 AVM 仍会继续存在。因为这个原因，可解脱弹簧圈的作用有限，偶尔在治疗某些高流量病变时，可作为液体栓塞剂的有效辅助材料[42]。

EVOH

EVOH 商品名称是 Onyx，是一种液体栓塞剂，2005 年经美国 FDA 批准，可用于人体 AVM 的治疗。EVOH 和钽粉混合使它不透射线并可以溶解在二甲基亚砜（DMSO）中。所用导管需要与 DMSO 相匹配。

当该混合物被注射进入水溶剂（例如血液），DMSO 弥散到血流中，并使 Onyx 沉淀下来。用 DMSO 充满微导管内腔，之后缓慢注射 Onyx（通常超过 90s）。快速注射 DMSO 会导致血管坏死[43]。EVOH 黏着性比 n-BCA 差，可以更缓慢、更长时间的注射。尽管缺乏远期随访，但是有证据表明 EVOH 栓塞后有可能再通[44]。考虑到注射 EVOH 时间较长，可能要谨慎地制定好策略以便处理畸形团和血管破裂出血，例如准备 n-BCA 随时备用。

改变 EVOH 的浓度可能改变其操控特性。目前可用于 AVM 栓塞的 Onyx 有 2 种黏度：Onyx 18（6% EVOH）和 Onyx 34（8% EVOH）。Onyx 18 黏度较低有利于向血管畸形远端弥散。Onyx 34 黏度更大，可以用于伴有瘘的高流量病变或者在微导管周围形成一个塞子。用 Onyx 胶栓塞 AVM 常用的技术是连续注射，当看到 Onyx 胶返流时停顿，反复停顿围绕着微导管头端形成一个塞子。一旦塞子形成，Onyx 18 通常可以弥散到畸形血管团的远端[20,45]。

　　越来越多的报道使用双腔高顺应性球囊导管用于 AVM 栓塞。该技术可以阻止不需要的近端返流并且减少手术时间和放射暴露，但是球囊膨胀伴随着血管穿孔的风险[46,47]。使用独立的球囊导管近端阻断也能减少血流量并且降低误栓引流静脉的风险（图 11.3）。在 AVM 栓塞中，使用 2 根微导管分别置入不同供血动脉同时注射 Onyx，该项替代技术提高了栓塞效率，也许能改善闭塞率[48,49]。

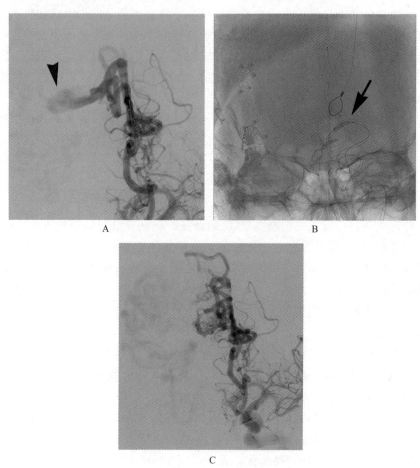

图 11.3　Spetzler-Martin 分级 V 级的 AVM 患者，血管造影前后位放大像（PA）显示一个由瘘引起的扩张的静脉球（箭头），由于癫痫和头痛加重行血管造影，前后位未减影的造影图像显示在瘘口的微导管和充盈的 hyperglide 球囊，大小 3×10mm（箭头），球囊通常用来减少血流量而且有利于栓塞瘘口，使栓塞静脉的风险最小化，栓塞后的前后位血管造影像（C）显示高危因素的瘘消失（承蒙 Barrow Neurological Institute，Phoenix AZ 同意）

n-BCA

　　使用氰基丙烯酸酯栓塞 AVMs 已有很长的历史。Trufill n-BCA（Codman，Raynham，MA）2000 年被 FDA 批准用于 AVM 栓塞治疗。它是一种单体物质，聚合成液体能黏合接触的任何离子物质。因为 n-BCA 容易聚合所接触的任何离子物质，所以使用过程中必须特别注意细节。使用前通常将各成分在独立的没有任何离子化合物（如血液、盐水、组织或造影剂）的器皿内迅速混合。使用 n-BCA 要用新手套并且所有涉及胶的物品都应该用新的，还需要和血管造影的材料分开[50]。准备注射前用 5％ 的葡萄糖溶液冲洗装置和灌洗微导管。

n-BCA 在透视下不显影，使用前通常与钽粉或碘油（碘油，Savage Laboratories，Melville，NY）混合使溶液不透射线。添加碘油增加了 n-BCA 的聚合时间和黏度。也可以使用冰醋酸延缓聚合[51]。添加碘油的比例通常为（1：1）～（1：4）（胶/碘油）。更高浓度的碘油可以延缓胶的聚合，从而使血管畸形远端得到更多弥散，尽管这仅仅是理论上的推测，但是增加黏度的确抵消了部分弥散效果。

使用 n-BCA 栓塞任何 AVM 的目的都是使胶弥散到畸形血管团内。仅栓塞近端的供血动脉是不够的，畸形血管团如没被栓塞，很容易发生再通[52]。有一些重要的技术要点可以安全地达到目的。胶的注射可以使用"continuous-column"技术或"push"技术。使用"continuous-column"技术时，通过微导管缓慢持续注射 n-BCA，直到看到返流的胶围绕在微导管头端，或者已完成栓塞目标，快速撤出微导管降低体内留管的风险。使用"push"技术，5％ 的葡萄糖溶液被用来推胶，既可以通过微导管[50]也可以通过导引导管[53]。当栓塞所需的胶的用量少于微导管的内腔时。抑或在微导管头端没有被返流的胶包绕，有可能使用微导管多次注射的情况下。可以通过 60ml 注射器经导引导管灌注 5％ 葡萄糖溶液，同时通过微导管开始注射 n-BCA。该方法可以延缓 n-BCA 和离子物质的接触，并且有利于胶向远端弥散。虽然微导管进入畸形血管团内是最理想的，但是如果微导管能够导入到接近畸形团的位置，然后用导管内的葡萄糖溶液取代血液，也可能促进胶在畸形血管团内的沉积[54]。

总结

血管内治疗 AVM 充满挑战性。需要制定复杂的决策，全面理解复杂的血管解剖和技术细节。一丝不苟地专注于细节对于良好的预后是最重要的，从术前计划到诊断性血管造影，再到治疗和随访。AVM 的治疗应该建立多学科模式，包括血管内治疗、外科手术和放射治疗专家，保证各学科间畅通的交流渠道。技术和方法的进步使血管内治疗能够应用于越来越多的 AVM 患者。

参考文献

1. Stevens J, Leach JL, Abruzzo T, et al. De novo cerebral arteriovenous malformation: case report and literature review. AJNR Am J Neuroradiol 2009;30: 111–2.

2. Hofmeister C, Stapf C, Hartmann A, et al. Demographic, morphological, and clinical characteristics

of 1289 patients with brain arteriovenous malformation. Stroke 2000;31:1307–10.

3. Ondra SL, Troupp H, George ED, et al. The natural history of symptomatic arteriovenous malformations of the brain: a 24-year follow-up assessment. J Neurosurg 1990;73:387–91.

4. Stapf C, Mast H, Sciacca RR, et al. Predictors of hemorrhage in patients with untreated brain arteriovenous malformation. Neurology 2006;66:1350–5.

5. Hernesniemi JA, Dashti R, Juvela S, et al. Natural history of brain arteriovenous malformations: a long-term follow-up study of risk of hemorrhage in 238 patients. Neurosurgery 2008;63:823–9.

6. Itoyama Y, Uemura S, Ushio Y, et al. Natural course of unoperated intracranial arteriovenous malformations: study of 50 cases. J Neurosurg 1989;71:805–9.

7. Mast H, Young WL, Koennecke HC, et al. Risk of spontaneous haemorrhage after diagnosis of cerebral arteriovenous malformation. Lancet 1997;350:1065–8.

8. Jahan R, Murayama Y, Gobin YP, et al. Embolization of arteriovenous malformations with Onyx: clinicopathological experience in 23 patients. Neurosurgery 2001;48:984–95.

9. Klurfan P, Gunnarsson T, Haw C, et al. Endovascular treatment of brain arteriovenous malformations: the Toronto experience. Interv Neuroradiol 2005; 11:51–6.

10. Liu HM, Huang YC, Wang YH. Embolization of cerebral arteriovenous malformations with n-butyl-2-cyanoacrylate. J Formos Med Assoc 2000;99:906–13.

11. Meisel HJ, Mansmann U, Alvarez H, et al. Effect of partial targeted N-butyl-cyano-acrylate embolization in brain AVM. Acta Neurochir (Wien) 2002; 144:879–87.

12. Sorimachi T, Koike T, Takeuchi S, et al. Embolization of cerebral arteriovenous malformations achieved with polyvinyl alcohol particles: angiographic reappearance and complications. AJNR Am J Neuroradiol 1999;20:1323–8.

13. Vinuela F, Duckwiler G, Jahan R, et al. Therapeutic management of cerebral arteriovenous malformations. Present role of interventional neuroradiology. Interv Neuroradiol 2005;11:13–29.

14. Taylor CL, Dutton K, Rappard G, et al. Complications of preoperative embolization of cerebral arteriovenous malformations. J Neurosurg 2004;100:810–2.

15. Ogilvy CS, Stieg PE, Awad I, et al. AHA scientific statement: recommendations for the management of intracranial arteriovenous malformations: a statement for healthcare professionals from a special writing group of the Stroke Council, American Stroke Association. Stroke 2001;32:1458–71.

16. Richling B, Killer M, Al-Schameri AR, et al. Therapy of brain arteriovenous malformations: multimodality treatment from a balanced standpoint. Neurosurgery 2006;59:S148–57.

17. Starke RM, Meyers PM, Connolly ES Jr. Adjuvant endovascular management of brain arteriovenous malformations. In: Winn R, editor. Youmans neurological surgery. Philadelphia: Elsevier; 2011. p. 4058.

18. Natarajan SK, Ghodke B, Britz GW, et al. Multimodality treatment of brain arteriovenous malformations with microsurgery after embolization with onyx: single-center experience and technical nuances. Neurosurgery 2008;62:1213–25.

19. Yu SC, Chan MS, Lam JM, et al. Complete obliteration of intracranial arteriovenous malformation with endovascular cyanoacrylate embolization: initial success and rate of permanent cure. AJNR Am J Neuroradiol 2004;25:1139–43.

20. Saatci I, Geyik S, Yavuz K, et al. Endovascular treatment of brain arteriovenous malformations with prolonged intranidal Onyx injection technique: long-term results in 350 consecutive patients with completed endovascular treatment course. J Neurosurg 2011; 115:78–88.

21. van Rooij WJ, Jacobs S, Sluzewski M, et al. Curative embolization of brain arteriovenous malformations with onyx: patient selection, embolization technique, and results. AJNR Am J Neuroradiol 2012;33:1299–304.

22. Andrade-Souza YM, Ramani M, Beachey DJ, et al. Liquid embolisation material reduces the delivered radiation dose: a physical experiment. Acta Neurochir (Wien) 2008;150:161–4.

23. Kano H, Kondziolka D, Flickinger JC, et al. Stereotactic radiosurgery for arteriovenous malformations after embolization: a case-control study. J Neurosurg 2012;117:265–75.

24. Schwyzer L, Yen CP, Evans A, et al. Long-term results of gamma knife surgery for partially embolized arteriovenous malformations. Neurosurgery 2012;71:1139–47.

25. Shtraus N, Schifter D, Corn BW, et al. Radiosurgical treatment planning of AVM following embolization with Onyx: possible dosage error in treatment planning can be averted. J Neurooncol 2010;98:271–6.

26. Bing F, Doucet R, Lacroix F, et al. Liquid embolization material reduces the delivered radiation dose: clinical myth or reality? AJNR Am J Neuroradiol 2012;33:320–2.

27. Blackburn SL, Ashley WW Jr, Rich KM, et al. Combined endovascular embolization and stereotactic radiosurgery in the treatment of large arteriovenous malformations. J Neurosurg 2011;114:1758–67.

28. Brown RD Jr, Wiebers DO, Forbes GS. Unruptured intracranial aneurysms and arteriovenous malformations: frequency of intracranial hemorrhage and relationship of lesions. J Neurosurg 1990;73:859–63.

29. da Costa L, Wallace MC, Ter Brugge KG, et al. The natural history and predictive features of hemor-

rhage from brain arteriovenous malformations. Stroke 2009;40:100–5.

30. Kader A, Young WL, Pile-Spellman J, et al. The influence of hemodynamic and anatomic factors on hemorrhage from cerebral arteriovenous malformations. Neurosurgery 1994;34:801–7.

31. Han PP, Ponce FA, Spetzler RF. Intention-to-treat analysis of Spetzler-Martin grades IV and V arteriovenous malformations: natural history and treatment paradigm. J Neurosurg 2003;98:3–7.

32. Krings T, Hans FJ, Geibprasert S, et al. Partial "targeted" embolisation of brain arteriovenous malformations. Eur Radiol 2010;20:2723–31.

33. Batjer HH, Devous MD Sr, Seibert GB, et al. Intracranial arteriovenous malformation: relationships between clinical and radiographic factors and ipsilateral steal severity. Neurosurgery 1988;23:322–8.

34. Kusske JA, Kelly WA. Embolization and reduction of the "steal" syndrome in cerebral arteriovenous malformations. J Neurosurg 1974;40:313–21.

35. Luessenhop AJ, Mujica PH. Embolization of segments of the circle of Willis and adjacent branches for management of certain inoperable cerebral arteriovenous malformations. J Neurosurg 1981; 54:573–82.

36. Kalani MY, Albuquerque FC, Fiorella D, et al. Endovascular treatment of cerebral arteriovenous malformations. Neuroimaging Clin N Am 2013;23: 605–24.

37. Yamada S, Brauer FS, Colohan AR, et al. Concept of arteriovenous malformation compartments and surgical management. Neurol Res 2004;26: 288–300.

38. Niimi Y, Sala F, Deletis V, et al. Neurophysiologic monitoring and pharmacologic provocative testing for embolization of spinal cord arteriovenous malformations. AJNR Am J Neuroradiol 2004;25: 1131–8.

39. Sala F, Beltramello A, Gerosa M. Neuroprotective role of neurophysiological monitoring during endovascular procedures in the brain and spinal cord. Neurophysiol Clin 2007;37:415–21.

40. Schmutz F, McAuliffe W, Anderson DM, et al. Embolization of cerebral arteriovenous malformations with silk: histopathologic changes and hemorrhagic complications. AJNR Am J Neuroradiol 1997;18:1233–7.

41. Yakes WF, Krauth L, Ecklund J, et al. Ethanol endovascular management of brain arteriovenous malformations: initial results. Neurosurgery 1997;40: 1145–52.

42. Nakstad PH, Bakke SJ, Hald JK. Embolization of intracranial arteriovenous malformations and fistulas with polyvinyl alcohol particles and platinum fibre coils. Neuroradiology 1992;34:348–51.

43. Murayama Y, Vinuela F, Ulhoa A, et al. Nonadhesive liquid embolic agent for cerebral arteriovenous malformations: preliminary histopathological studies in swine rete mirabile. Neurosurgery 1998;43: 1164–75.

44. Natarajan SK, Born D, Ghodke B, et al. Histopathological changes in brain arteriovenous malformations after embolization using Onyx or N-butyl cyanoacrylate. Laboratory investigation. J Neurosurg 2009;111: 105–13.

45. De Keukeleire K, Vanlangenhove P, Kalala Okito JP, et al. Transarterial embolization with ONYX for treatment of intracranial non-cavernous dural arteriovenous fistula with or without cortical venous reflux. J Neurointerv Surg 2011;3:224–8.

46. Jagadeesan BD, Grigoryan M, Hassan AE, et al. Endovascular balloon-assisted embolization of intracranial and cervical arteriovenous malformations using dual-lumen coaxial balloon microcatheters and onyx: initial experience. Neurosurgery 2013;73(Suppl Operative 2):ons238–43.

47. Spiotta AM, Miranpuri AS, Vargas J, et al. Balloon augmented Onyx embolization utilizing a dual lumen balloon catheter: utility in the treatment of a variety of head and neck lesions. J Neurointerv Surg 2013. [Epub ahead of print].

48. Abud DG, Riva R, Nakiri GS, et al. Treatment of brain arteriovenous malformations by double arterial catheterization with simultaneous injection of Onyx: retrospective series of 17 patients. AJNR Am J Neuroradiol 2011;32:152–8.

49. Renieri L, Consoli A, Scarpini G, et al. Double arterial catheterization technique for embolization of brain arteriovenous malformations with onyx. Neurosurgery 2013;72:92–8.

50. Rosen RJ, Contractor S. The use of cyanoacrylate adhesives in the management of congenital vascular malformations. Semin Intervent Radiol 2004;21:59–66.

51. Spiegel SM, Vinuela F, Goldwasser JM, et al. Adjusting the polymerization time of isobutyl-2 cyanoacrylate. AJNR Am J Neuroradiol 1986;7: 109–12.

52. Vinuela F, Fox AJ, Pelz D, et al. Angiographic follow-up of large cerebral AVMs incompletely embolized with isobutyl-2-cyanoacrylate. AJNR Am J Neuroradiol 1986;7:919–25.

53. Moore C, Murphy K, Gailloud P. Improved distal distribution of n-butyl cyanoacrylate glue by simultaneous injection of dextrose 5% through the guiding catheter: technical note. Neuroradiology 2006; 48:327–32.

54. Nelson PK, Russell SM, Woo HH, et al. Use of a wedged microcatheter for curative transarterial embolization of complex intracranial dural arteriovenous fistulas: indications, endovascular technique, and outcome in 21 patients. J Neurosurg 2003;98:498–506.

12　颅内硬脑膜动静脉瘘血管内治疗和管理

Stylianos Rammos，Carlo Bortolotti，Giuseppe Lanzino

关键词：
- 颅内硬脑膜动静脉瘘（DAVF）• 经动脉栓塞
- 经静脉栓塞 • 间接的颈内动脉海绵窦瘘 • 横窦-乙状窦 DAVF

关键点：
- 对于有软脑膜血管逆行引流的硬脑膜动静脉瘘首选血管内栓塞治疗。
- 经动脉应用乙烯醇和正丁基-2-氰基丙烯酸盐黏合剂栓塞 DAVF 治愈率高，并发症低。
- 经静脉途径栓塞海绵窦 DAVF 闭塞率高，可改善眼部高压症状。
- 对于经动脉或静脉入路困难的患者可选择经眼眶或颅骨孔直接穿刺入路。
- 经动脉微粒栓塞无论是否再行辅助放射治疗，都可以改善无软脑膜血管逆行引流的 DAVF 患者的临床症状。

引言

随着对硬脑膜动静脉瘘（DAVF）病理生理认识的深入和科技进步对导管及栓塞材料的改进，绝大部分 DAVF 患者开始选择血管内治疗技术治疗自己的疾病。血管内治疗颅内 DAVF 的目标取决于患者的临床症状、病变位置和瘘的血管构筑情况[1]。

伴有软脑膜静脉逆行引流（retrograde leptomeningeal drainage，RLVD）的 DAVF 容易发生脑内出血和症状性静脉高压。以原发性脑内出血为首发症状的病人，前 2 周再出血率高达 33%[2]。对于表现为脑出血或进展性颅内压或眼压增高的 DAVF 患者，治疗的目标是完全根治。对症状性软脑膜静脉拟行引流（RLVD）的硬脑膜动静脉瘘（DAVF）患者，也应考虑完全根治，即使有证据显示症状较少的 RLVD 患者比症状较多的 RLVD 预后良好[3]。目前没有证据显示，对于症状性 RLVD 患者进行部分栓塞或保守治疗可以减少脑出血、静脉栓塞或视力丧失的风险。虽然部分栓塞对一些患者是一种折中的选择。

对于不伴有 RLVD 的 DAVF 患者，需根据病人情况选择个体化治疗方案，只要改善患者临床症状即可，无须达到血管造影的治愈标准。这一治疗原则尤其适用于无 RLVD 的高流量的 DAVF 患者和因严重搏动性耳鸣影响生活质量的患者。

制定 DAVF 手术计划的重要前提是认真分析和理解该硬脑膜动静脉瘘的血管构筑特点。术前血管造影必须清楚显示动静脉瘘的瘘口、供血动脉（硬脑膜动脉或软脑膜动脉）、血流特征和 DAVF 的引流静脉。特别要注意血管造影静脉晚期正常脑组织的静脉引流情况。通过颅内主要静脉窦引流的 DAVF，常常同时伴有静脉袋（venous pouch）或硬脑膜静脉窦分隔（compartmentalization）。因此要观察静脉引流情况，最重要的是区分这个静脉窦是单纯引流动静脉瘘血流的还是同时承担正常脑组织的静脉引流通道。

通过栓塞引流静脉近端可以完全持久闭塞 DAVF。根据入路不同，DAVF 血管内治疗可分为：经动脉入路、经静脉入路、联合入路和经皮直接入路。选择何种入路取决于患者的临床表现、病变位置、难易程度、术者经验等，最重要的是对血管造影中病变血管构筑特点的认真仔细分析。

应用 ONYX 经动脉入路栓塞 DAVF

自从乙烯醇（Onyx，Covidien，Dublin，Ireland）这种永久的非黏合性的液体聚合栓塞剂开始使用以后，经动脉入路逐渐成为治疗伴有软脑膜逆行引流（RLVD）的硬脑膜动静脉瘘（DAVF）的主要治疗方式。对于伴有软脑膜逆行引流的硬脑膜动静脉瘘患者，治疗的理想方案是经动脉入路使用 Onyx 栓塞。对于同时有静脉窦引流和 RLVD 的硬脑膜动静脉瘘的患者，应用 Onyx 栓塞可取得同样良好的效果，尤其是在这个静脉窦同时存在静脉袋（venous pouch）或硬脑膜静脉窦分隔时（compartmentalization）。

一般采用经股动脉穿刺动脉入路，将 Onyx 相容性的微导管导引并放置在尽可能靠近瘘口的位置。微导管内预先充满 DMSO 溶剂。首先在导管远端做一个 Onyx 塞子，阻断近端的血流，使 Onyx 向远端渗透入瘘口内。有两种类型的 Onyx 可选择：Onyx18 为最常用的剂型，具有较低的黏滞度，在低流量 DAVF 患者可以很好地弥散到远端部位；另外一种为 Onyx34，具有较高的黏滞度，注入后会更快更好的粘聚在一起，而且在高流量的瘘口处不易断裂[4]。作者使用 Onyx34 制作一个理想的近端塞子阻挡血流，避免栓塞剂过早向远端漂流[5,6]，可以缓慢注射 Onyx，达到对 DAVF 最佳的栓塞效果。如果能在微导管远端先做一个"楔形的塞子"，Onyx 就可以在最小或没有返流的情况下向前良好弥散（图 12.1）。如果注射过程中，X 线透视下发现 Onyx 在微导管远端偏移或过度返流，马上停止注射，重新建立路图，暂停 1~2min 后再次注射。治疗的目标是填充满 DAVF 近端的静脉流出道，同时允许逆行栓塞所有供血动脉，直到血管造影检查没有任何进入瘘口的分支（until no shunting isverified on control angiography）（图12.1）。

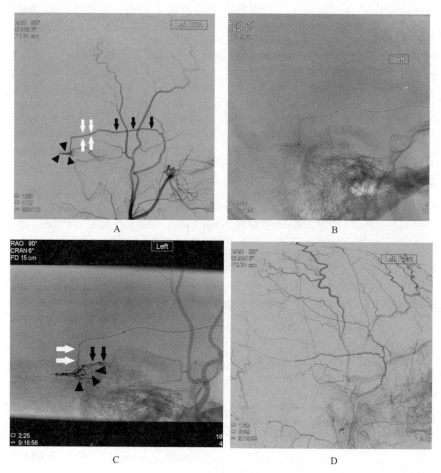

图12.1　一位18岁症状性椎动脉夹层患者，行血管造影检查时偶然发现小脑幕硬脑膜动静脉瘘（DAVF）：（A）选择性左侧颈外动脉造影显示瘘口（黑色三角箭头）由脑膜中动脉后支（白色箭头）供血，该血管由于走行平直（黑色箭头）是导管栓塞的"理想血管"；（B）脑膜中动脉后支这种平直的血管走行，正好可以将导管远端置于非常靠近瘘口的位置；（C）Onyx填塞了动静脉瘘"巢"（黑色三角箭头）和静脉流出道的近端（黑色箭头），微导管远端可见少量返流（白色箭头）；（D）选择性左侧（上图显示为左侧与其他图片一致，原文为"右侧"）颈外动脉造影的动脉晚期，证实DAVF在血管造影上完全闭塞

绝大部分非海绵窦硬脑膜动静脉瘘的供血动脉为枕动脉或脑膜动脉的穿颅骨支血管，最常见的是脑膜中动脉（MMA）。头皮动脉的骨穿支可能非常迂曲，特别是在这些血管的远端末梢，即瘘口的近端，因此将微导管导引至此非常困难，甚至是几乎不可能做到的。如果脑膜中动脉的后支向DAVF供血，微导管要尽可能导

引并定位在接近瘘口的位置（见图 12.1）。这个分支通常会给术者提供一个通往静脉瘘口的天然直接通路[7]。此外，脑膜中动脉及其分支提供了一个除棘孔以外的相对直接地进入颅内并连接硬脑膜的通路，尽管可能发生微导管近端 Onyx 大量返流，但很少发生微导管取回失败[8-10]。虽然脑膜中动脉内的 Onyx 近端返流是相对安全的[9]，但是，在接近棘孔的位置一定要避免疏忽所致的返流，这可能影响三叉神经和面神经的供血动脉[6]。因此，在栓塞治疗时一定要有一个可以准确评估颅底位置的投影角度。

经动脉入路应用 Onyx 栓塞 DAVF 时，闭塞瘘口不完全的最常见原因是微导管没有到达静脉侧和（或）没有完全堵塞静脉近端。非常重要的一点是，在闭塞要栓塞的血管的管腔时，Onyx 一定要全部环形覆盖血管内皮。

这种差别可能非常细微，其中包括血管造影的分辨率和治疗后即刻造影的静脉期血管造影表现，排除仍存在的其他供血动脉。患者在进行栓塞治疗的 3～6 个月后，需要复查血管造影，来确定栓塞是否持久和彻底，因为早期复发的 DAVF 可能没有临床症状[11]。然而，经动脉 Onyx 栓塞的永久栓塞率可能非常高：一项对 DAVF 经动脉 Onyx 完全或近全闭栓塞后的稳定性的血管造影研究发现，术后 6、12、24、46 个月的栓塞率分别为 100%，95.4%，93.8%，92.3%[12]。若患者曾发生过既往栓塞失败的情况再次应用 Onyx 栓塞的失败率也非常高[9]。

最近的一些研究证实使用 Onyx 经动脉通路栓塞伴有 RLVD 的 DAVF 是一种有效的治疗方法。一个单中心前瞻队列研究，连续观察 30 例伴有 RLVD 的 DAVF 患者，80% 的患者达到了血管造影治愈，这些患者中 83% 仅单纯栓塞。术后 3 个月血管造影复查显示 24 例患者中的 23 例达到了永久栓塞。其中一例完全栓塞的患者发生了再出血，原因是引流静脉被栓塞，另外一例患者发生了短暂性颅神经麻痹[9]。同时，van Roij，和 Sluzewskil[10] 成功治疗 8 例伴有 RLVD 的 DAVF 患者，术后 6～12 月复查血管造影显示动静脉都完全栓塞，无手术并发症。

Puffer 和他的同事[6] 报道经动脉通路应用 Onyx 栓塞 9 例小脑幕 DAVF 患者中的 8 例，均达到了完全栓塞或近全栓塞，无围手术期并发症和死亡患者。Maimon 和他的团队[13]，治疗 17 例伴有 RLVD 的 DAVF 患者，闭塞率达到了 94%，并发症发生率为 6%（1 例）。

使用 Onyx 栓塞 DAVF 的一个显著问题是治疗期间需要较长时间的透视观察，可能增加辐射的暴露风险。因此，可能发生脱发和皮肤灼伤，目前还不知道会发生什么样的远期健康危害。另外，治疗的花费可能非常高。很多患者治疗后诉头痛，可能与硬脑膜缺血有关[10]，经口服止痛药物后好转。治疗过程并发症可能包括微导管无法拔除，肺栓塞，缓慢性心律失常（由于过度的三叉神经反射导致），三叉神经、面神经或其他后组颅神经的麻痹[14]。动脉缺血事件极少发生，因为要栓塞的动脉仅为硬脑膜动脉，需要特别注意的是颈外动脉与椎动脉存在潜在吻合支，栓塞过程中要特别注意。总之，静脉缺血和（或）出血可能是因为正常的大脑引流静脉被栓塞所致。

应用聚丙烯树脂（Acrylicglue）经动脉入路栓塞 DAVF

在"Onyx"时代中，尤其在美国，应用聚丙烯树脂制剂，如正丁基-2-腈基丙烯酸盐（nBCA；Trufill, Codman, Raynham, MA, USA），栓塞 DAVF 越来越少，但经动脉路径应用该制剂仍能成功栓塞 DAVF。这种治疗方式的适应证是那些伴有直接皮层静脉引流的隐匿性 DAVF 和那些不常见的、伴有窦和皮层引流的 DAVF 患者。多采用标准的经股动脉入路。将一个 nBCA 相容性微导管导引至紧邻瘘口的位置，使微导管尖端在血管内的楔形位置，以防止血液返流。为防止栓塞剂沉积在微导管内，注射前应用 5% 葡萄糖溶液持续冲洗微导管。注射的力度要根据微导管距离瘘口的远近、血流量以及供血动脉的大小等参数进行调整[15]。与 Onyx 不同，nBCA 具有黏着性和致栓性，一旦被注射入瘘口或堵塞引流静脉的近端几乎无法再通。低浓度的 nBCA 用来渗透到硬脑膜动静脉瘘的病灶处，注射时同时经导引导管持续灌注葡萄糖溶液，防止近端聚合和过早的近端闭塞[16]。对于伴有孤立的皮层静脉引流（RLVD）的 DAVF 患者，血管造影治愈率从 10% 上升到 55%，原因是胶的浓度从 37% 降到了 23%[16]。nBCA 栓塞的优点是操作时间较短，减少了辐射暴露，相对于 Onyx 栓塞降低了治疗费用。有趣的是，曾经有报道说经动脉路径应用丙烯酸酯类不完全栓塞 DAVF 可发生迟发性血栓，推测可能的原因是 nBCA 具有致栓性[16,17]。

经动脉路径应用 nBCA 栓塞可能非常有效，即使在需要同时栓塞多个动脉供血的 DAVF 时也是如此。Nelson 和他的同事[15]报道称，超过 30% 的 DAVF 患者需要完全栓塞至少一根供血动脉。即使由于静脉渗透不足导致不成功的沉淀，使病变无法治愈，但是这可以减少侧支血流量，大大增加了再次经动脉栓塞的成功率。所有患者均达到了完全栓塞，平均随访 18.7 个月无复发病历。对伴有 RLVD 的 DAVF38 例患者治疗，血管造影治愈了达到了 90%（34/38），无永久并发症。平均每个患者栓塞 2.37 根动脉供血血管，平均栓塞 1.37 次[17]。一个最大宗的报道是一个为期 16 年治疗 170 例的回顾性研究，85% 的患者采用一次栓塞的治疗方案（平均 1.2 次），其中 66% 患者完全栓塞（69% 的伴有 RLVD 的 DAVF 患者），2.3% 患者遗留永久的神经功能缺损症状[18]。经动脉通路应用 nBCA 栓塞与 Onyx 栓塞相比，操作相关并发症相似，较常见的是颅神经麻痹、动脉性缺血、静脉性缺血和（或）出血。

经静脉入路栓塞 DAVF

对于海绵窦的 DAVF 的治疗，经静脉通路仍然是一个非常好的选择[19]。此外，一些 DAVF 常常与功能独立的一段上矢状窦和横窦乙状窦交接区存在隐性的连接通路，这一通路使经静脉路径进入海绵窦成为可能。

经静脉路径也适合那些由多个细小动脉分别从不同位置向一个较大静脉窦供血的情况[20]。常用的静脉路径为经股静脉穿刺或经颈静脉穿刺。进入海绵窦的主要静脉路径包括：前方的面静脉和眼上静脉，上方的优势的大脑中浅静脉和蝶顶窦，后方的岩静脉窦和下方的翼丛（图 12.2）。如果静脉路径进入瘘口困难，可选择直接手术切开眼上静脉进入。经横窦乙状窦交汇处进入海绵窦时可选择同侧的乙状窦或对侧未闭的横窦和窦汇。极个别情况下，经颅骨直接进入横窦乙状窦连接处，栓塞 DAVF 是经静脉栓塞 DAVF 的最后选择[21]。一般情况下，经静脉栓塞常选择可解脱弹簧圈促进血栓形成达到栓塞的目的，很少使用液体栓塞材料[22]。

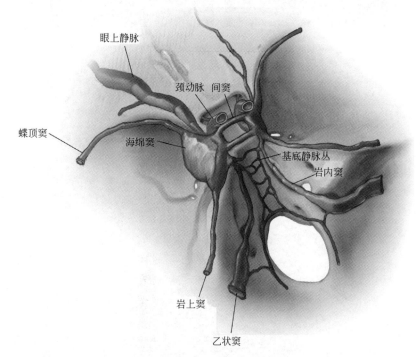

图 12.2 画家描述的颈内动脉海绵窦瘘和它的主要引流静脉，有很多经静脉通路到达海绵窦区域的方案（见文后彩页）（来自梅奥医学教育和研究中心，罗切斯特，MN，美国版权所有）

对于存在 DAVF，同时又承担正常脑组织的静脉回流功能的静脉窦，进行非选择性栓塞，可能导致缺血和（或）出血性事件，也可能诱发新的 DAVF 出现[23]。此外，过度填塞静脉窦，尤其是海绵窦 DAVF 栓塞时，可能会导致颅神经麻痹症状进一步恶化，或出现眼肌麻痹[24]。然而，对于所有患者来说，细致的血管构筑分析常常可以发现一个平行存在的静脉湖（静脉袋），这个静脉袋接受动脉血流，它在血管造影上与正常静脉窦是分离的[25]。动脉血流的流入汇合成一个静脉袋，这个静脉袋在血管造影上既可以表现为静脉窦内独立存在的一个隔室，也可以表现为静脉窦外的一个窦（鼻旁窦），超选择性栓塞这个静脉袋就可以完全栓塞DAVF，而不影响正常静脉窦回流功能[23]。选择性路图，包括三维血管造影，可以确定海绵窦 DAVF 的瘘口和可能位于海绵窦以外的结构（图 12.3）[26]。

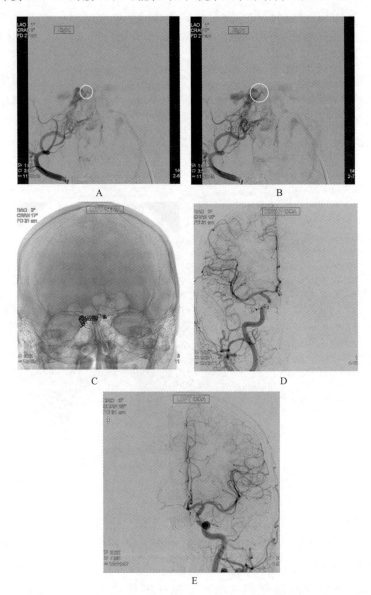

图 12.3　临床症状符合颈内动脉海绵窦瘘表现，瘘口位于硬脑膜区域，解剖上不完全
位于"海绵窦"范围内。早期（A）和晚期（B）选择性右侧颈内动脉上颌内动脉造影
显示瘘口位于海绵间窦两个属支中的右侧部分（白色环所示），形成环状窦，双侧
（右侧＞左侧）静脉回流，经静脉入路应用可解脱弹簧圈栓塞静脉窦瘘；
（C）弹簧圈被填塞入海绵窦边界范围以外的区域，术后 3 个月行右侧（D）和
左侧（E）颈总动脉造影，证实 DAVF 永久完全闭塞

通过超选择性动脉和静脉造影融合技术，Satow 和他的同事[26]将微导管经静脉通路准确的放置在瘘口位置，然后经静脉将弹簧圈放置在海绵窦内特有瘘腔内进行栓塞。在所有进行选择性海绵窦栓塞患者中，25％的患者经历了一过性外展神经麻痹表现，然后痊愈。平均随访 4 年，血管造影复查无复发。而那些进行非选择性海绵窦栓塞的患者中约 25％出现永久性眼肌麻痹症状。

有一种 DAVF 的特点是由多个小动脉网向充满血栓的静脉窦供血，对于这种 DAVF 禁止经顺行或逆行静脉通路栓塞。这种情况下经静脉入路会非常困难。然而，Lekkhong 和他的团队[20]治疗了 61 例患者，其中 51 例成功将微导管导入存在瘘的静脉窦内。将一根 0.035in 或 0.038in 的亲水涂层导丝向要栓塞的静脉窦轻柔缓慢地旋转前行，旋转时要在经动脉注射建立的路图下进行，从而为进一步微导管到位建立了一个可视化轨道。作者治疗了 51 例该类患者，其中 49 例达到影像学治愈，无永久操作相关并发症。经静脉栓塞海绵窦 DAVF，栓塞率高，临床症状改善明显[19]。Theaudin 和他的团队[27]报道，完全栓塞率为 87％（14/17），血管造影治愈率为 71％（10/14），随访过程中无临床症状。一项 141 例患者的研究报道，DAVF 完全栓塞率为 81％，颅神经麻痹和复视症状缓慢改善者占 65％，无改善者占 11％。在一组 39 例伴有视力损害患者的报道中，介入治疗后前 2 周内几乎所有患者视力均有所恢复[28]。临床症状一过性加重也是经常发生的，患者恢复可能需要长达 2 年的时间[29]。此外，即使血管内介入治疗很成功，眼肌麻痹症状也可能持续不缓解。Bink 和他的团队[30]报道，平均随访 4.4 年后，患者无 DAVF 复发，球结膜水肿、眼球突出和搏动性耳鸣症状完全消失，仍有 44％的患者遗留永久性颅神经损伤症状。其中，弹簧圈的容量和永久性复视存在相关性。

经静脉通路栓塞海绵窦 DAVF 的一个潜在并发症是血管损伤，尤其是试图通过岩下窦这样伴有血栓形成的静脉时。在一个 56 例患者的研究中，5.4％的患者发生了静脉破损导致蛛网膜下腔出血的情况。处理这种并发症的方法是迅速在出血部位填塞弹簧圈，最终患者未遗留任何神经系统后遗症[31]。海绵窦 DAVF 完全栓塞后即刻造影的瘘口再通率很低。Yoshida 和他的同事[32]，经静脉通路，主要经岩下窦，成功闭塞 82％的海绵窦 DAVF。随访 6～40 个月，仅有 9％的患者复发。

经动脉和静脉栓塞 DAVF 时应用辅助的流量控制技术

辅助的流量控制技术最近开始用于血管内治疗 DAVF 过程中，使用者越来越广泛。在大多数情况下，无论是经动脉途径还是经静脉途径栓塞时，如果使用液体栓塞材料，几乎都使用球囊微导管。超选动脉末端路径可能因血管的多个急性弯曲阻挡而无法到位，尤其是枕动脉和他的穿过颅骨的分支。一个独立的球囊微导管有助于“强制（jailing）”工作微导管进入由于过度迂曲而无法进入的经骨分支血管内（图 12.4）。另外，如果预期微导管到达瘘口存在困难或供血动脉为发自主干血

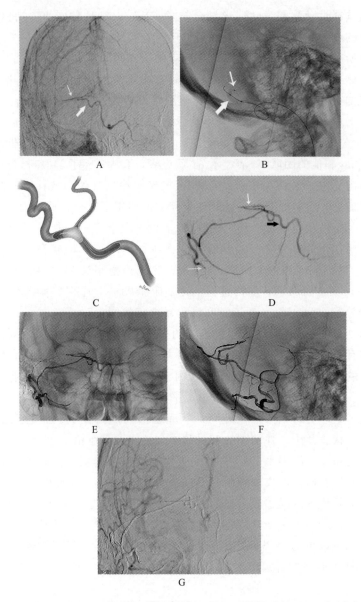

图 12.4　症状性小脑幕 DAVF 78 岁女性，共济失调

（A）右侧颈外动脉造影显示小脑幕 DAVF（小箭头），由右侧枕动脉的乳突穿支血管供血，可见一根单独的软脑膜逆行引流静脉跨过中线（大箭头）；（B）一根 4～7mm 的顺应性球囊微导管放置在枕动脉（大箭头）并充盈球囊，使工作导管被控制在枕动脉的乳突穿支血管内；（C）画家显示的栓塞前微导管位置；

（D）超选择经乳突动脉造影，显示充盈的球囊、（黄色箭头）工作导管末端，（白色箭头）小脑幕 DAVF，（黑色箭头）逆行的软脑膜静脉；

（E，F）Onyx 18 向前弥散，不停止，持续注射 90s，充分弥散如乳突穿支血管，瘘管，远端的软脑膜静脉；（G）术后，右侧颈外动脉造影显示瘘完全消失管的多个分支时，可选择双腔球囊导管。临时充盈起来的球囊可以实现 Onyx 绝对的向前弥散，不用花费时间制作防止返流的塞子，同时减少了过早返流的风险。可以实现经动脉快速栓塞 DAVF，使用较少的辐射量，同时降低了微导管滞留的潜在风险[33,34]。

此外，球囊微导管可以经静脉导引并固定在靠近瘘口的静脉窦内，同时可以防止微导管远端漂移至正常功能静脉窦或皮层静脉内，同时，导引 Onyx 向瘘管及供血动脉内弥散栓塞[4,35]。

目前，应用血流辅助控制技术最大宗研究显示，71%（41/58）的患者可以达到完全闭塞。使用血流辅助控制技术的并发症发生率（19.4%）与单纯使用 Onyx 栓塞的并发症（17.6%）基本相同[4]。然而，有报道说使用球囊微导管特有的并发症是球囊充盈过程中动脉和静脉破裂出血[33,34]。

直接经皮穿刺入路栓塞 DAVF

只有在经动脉或静脉入路无法将导管导引至瘘口处时才选择直接经皮穿刺技术。

White 和他的同事[36]，不需要外科手术显露下，直接经皮眶上入路，栓塞 8 例海绵窦 DAVF 患者。以下情况特别适合使用这一入路，即 DAVF 的引流静脉主要为前向的眼静脉，同时可以开通一条用于栓塞的通向海绵窦的直接解剖路径，而不发生明显的风险。所有患者临床症状均缓解，未发生操作相关并发症。

此外，经颅骨穿刺可通过颅骨的顶骨和乳突孔实现，这些结构内含有潜在的供应 DAVF 的动脉。这时可以直接使用液体栓塞材料栓塞或使用特定的微导管栓塞。Chapot 和他的同事[37]，治愈了 4 例由枕动脉供血的 DAVF 患者。穿刺时使用双向透视，轴位视角确认穿刺针的位置，侧位视角显示穿刺针进入颅骨孔的深度。选择性穿刺经颅分支，置入微导管，注射聚丙烯树脂类栓塞剂。相似地，Saura 和他的同事[38]，使用直接穿刺经颅骨供血动脉，应用 Onyx 完全栓塞 5 例患者，6 个月后血管造影复查显示均完全栓塞。

经动脉使用颗粒栓塞不伴有 RLVD 的症状性 DAVF

症状轻微的 DAVF，如果不伴有 RLVD，自然病史预后良好，可以选择保守治疗。然而，对于那些存在可能致残的高流量的 DAVF 的患者，如果无脑膜静脉回流，更适合积极治疗。在这种情况下，治疗的目标是消除或改善患者症状，不需要马上治愈瘘。经颈外动脉分支动脉栓塞治疗时可使用＞150μm 的聚乙烯醇颗粒（防止通过"危险"吻合）。对于解决或显著改善患者的症状来说，这种方法安全有效。血管内治疗辅以立体定向放射治疗可以使 DAVF 在治疗后的第一年完全闭塞，尤其是在横窦/乙状窦瘘和海绵窦 DAVF 患者效果良好[39]。Friedman 和他的同事[40]对 25 例横窦/乙状窦 DAVF 患者进行立体定向放射治疗和栓塞，运用此分期联合法，随访 50 个月，96％的患者搏动性耳鸣症状完全消退或显著改善。而血管造影却发现 59％的患者仍存在永久性 DAVF。所有患者无放射性损伤，仅有 1 例患者出现了短暂性神经功能缺损症状。

总结

血管内栓塞术是大部分颅内 DAVF 的主要治疗方法。经动脉通路、经静脉通路、二者组合或直接经皮穿刺路径均可使用，具体选择何种路径，需根据 DAVF 的血管构筑特点、患者临床表现、病灶位置和术者经验决定。通过个性化的治疗方案，达到绝大部分患者有效栓塞的结果，而并发症控制在可接受的较低水平。

金玉良言

充分研读治疗前的血管造影图像

- 区分正常脑组织的引流静脉和 DAVF 的引流静脉
- 区分硬脑膜静脉瘘中的单纯引流与功能引流
- 仔细发现颈外动脉与椎动脉间的危险吻合

经动脉通路治疗

- 首选经脑膜中动脉路径栓塞
- 为避免颅神经麻痹，经脑膜中动脉栓塞时 Onyx 可返流的范围在棘孔上数厘米的位置
- 使用低浓度的 nBCA 达到向瘘口的最佳弥散经静脉通路治疗
- 评估可能平行存在的静脉湖或分隔的静脉窦
- 通过长有血栓的静脉属支时，操作一定要轻柔
- 避免海绵窦瘘弹簧圈过度填塞

参考文献

1. Lanzino G, Fang S. Endovascular treatment of intra-cranial dural arteriovenous fistulas. World Neurosurg 2013. http://dx.doi.org/10.1016/j.wneu.2013.08.055. pii:S1878–8750(13)01086-3.

2. van Dijk JM, terBrugge KG, Willinsky RA, et al. Clinical course of cranial dural arteriovenous fistulas with long-term persistent cortical venous reflux. Stroke 2002;33:1233–6.

3. Strom RG, Botros JA, Refai D, et al. Cranial dural arteriovenous fistulae: asymptomatic cortical venous drainage portends less aggressive clinical course.

Neurosurgery 2009;64:241–7 [discussion: 247–8].

4. Shi ZS, Loh Y, Gonzalez N, et al. Flow control techniques for Onyx embolization of intracranial dural arteriovenous fistulae. J Neurointerv Surg 2013;5:311–6.

5. Abud TG, Nguyen A, Saint-Maurice JP, et al. The use of Onyx in different types of intracranial dural arteriovenous fistula. AJNR Am J Neuroradiol 2011;32:2185–91.

6. Puffer RC, Daniels DJ, Kallmes DF, et al. Curative Onyx embolization of tentorial dural arteriovenous

fistulas. Neurosurg Focus 2012;32:E4.

7. Lucas Cde P, Mounayer C, Spelle L, et al. Endoarterial management of dural arteriovenous malformations with isolated sinus using Onyx-18: technical case report. Neurosurgery 2007;61:E293–4 [discussion: E294].

8. Hu YC, Newman CB, Dashti SR, et al. Cranial dural arteriovenous fistula: transarterial Onyx embolization experience and technical nuances. J Neurointerv Surg 2011;3:5–13.

9. Cognard C, Januel AC, Silva NA Jr, et al. Endovascular treatment of intracranial dural arteriovenous fistulas with cortical venous drainage: new management using Onyx. AJNR Am J Neuroradiol 2008;29: 235–41.

10. van Rooij WJ, Sluzewski M. Curative embolization with Onyx of dural arteriovenous fistulas with cortical venous drainage. AJNR Am J Neuroradiol 2010;31: 1516–20.

11. Adamczyk P, Amar AP, Mack WJ, et al. Recurrence of "cured" dural arteriovenous fistulas after Onyx embolization. Neurosurg Focus 2012;32:E12.

12. Rangel-Castilla L, Barber SM, Klucznik R, et al. Mid and long term outcomes of dural arteriovenous fistula endovascular management with Onyx. Experience of a single tertiary center. J Neurointerv Surg 2013. [Epub ahead of print].

13. Maimon S, Nossek E, Strauss I, et al. Transarterial treatment with Onyx of intracranial dural arteriovenous fistula with cortical drainage in 17 patients. AJNR Am J Neuroradiol 2011;32:2180–4.

14. Lv X, Jiang C, Zhang J, et al. Complications related to percutaneous transarterial embolization of intracranial dural arteriovenous fistulas in 40 patients. AJNR Am J Neuroradiol 2009;30:462–8.

15. Nelson PK, Russell SM, Woo HH, et al. Use of a wedged microcatheter for curative transarterial embolization of complex intracranial dural arteriovenous fistulas: indications, endovascular technique, and outcome in 21 patients. J Neurosurg 2003;98: 498–506.

16. Kim DJ, Willinsky RA, Krings T, et al. Intracranial dural arteriovenous shunts: transarterial glue embolization–experience in 115 consecutive patients. Radiology 2011;258:554–61.

17. Guedin P, Gaillard S, Boulin A, et al. Therapeutic management of intracranial dural arteriovenous shunts with leptomeningeal venous drainage: report of 53 consecutive patients with emphasis on transarterial embolization with acrylic glue. J Neurosurg 2010;112:603–10.

18. Baltsavias G, Valavanis A. Endovascular treatment of 170 consecutive cranial dural arteriovenous fistulae: results and complications. Neurosurg Rev 2014;37(1):63–71.

19. Lanzino G, Meyer FB. Carotid-cavernous fistulas. In: Winn HR, editor. Youman's neurological surgery. 6th edition. Philadelphia: Elsevier Saunders; 2011.

p. 4101–6.

20. Lekkhong E, Pongpech S, Ter Brugge K, et al. Transvenous embolization of intracranial dural arteriovenous shunts through occluded venous segments: experience in 51 Patients. AJNR Am J Neuroradiol 2011;32:1738–44.

21. Houdart E, Saint-Maurice JP, Chapot R, et al. Transcranial approach for venous embolization of dural arteriovenous fistulas. J Neurosurg 2002;97: 280–6.

22. Wakhloo AK, Perlow A, Linfante I, et al. Transvenous n-butyl-cyanoacrylate infusion for complex dural carotid cavernous fistulas: technical considerations and clinical outcome. AJNR Am J Neuroradiol 2005;26:1888–97.

23. Piske RL, Campos CM, Chaves JB, et al. Dural sinus compartment in dural arteriovenous shunts: a new angioarchitectural feature allowing superselective transvenous dural sinus occlusion treatment. AJNR Am J Neuroradiol 2005;26: 1715–22.

24. Nishino K, Ito Y, Hasegawa H, et al. Cranial nerve palsy following transvenous embolization for a cavernous sinus dural arteriovenous fistula: association with the volume and location of detachable coils. J Neurosurg 2008;109:208–14.

25. Caragine LP, Halbach VV, Dowd CF, et al. Parallel venous channel as the recipient pouch in transverse/sigmoid sinus dural fistulae. Neurosurgery 2003;53:1261–6 [discussion: 1266–7].

26. Satow T, Murao K, Matsushige T, et al. Superselective shunt occlusion for the treatment of cavernous sinus dural arteriovenous fistulae. Neurosurgery 2013;73:ons100–5.

27. Theaudin M, Saint-Maurice JP, Chapot R, et al. Diagnosis and treatment of dural carotid-cavernous fistulas: a consecutive series of 27 patients. J Neurol Neurosurg Psychiatr 2007;78:174–9.

28. Kirsch M, Henkes H, Liebig T, et al. Endovascular management of dural carotid-cavernous sinus fistulas in 141 patients. Neuroradiology 2006;48:486–90.

29. Liu HM, Wang YH, Chen YF, et al. Long-term clinical outcome of spontaneous carotid cavernous sinus fistulae supplied by dural branches of the internal carotid artery. Neuroradiology 2001;43:1007–14.

30. Bink A, Goller K, Luchtenberg M, et al. Long-term outcome after coil embolization of cavernous sinus arteriovenous fistulas. AJNR Am J Neuroradiol 2010;31:1216–21.

31. Kim DJ, Kim DI, Suh SH, et al. Results of transvenous embolization of cavernous dural arteriovenous fistula: a single-center experience with emphasis on complications and management. AJNR Am J Neuroradiol 2006;27:2078–82.

32. Yoshida K, Melake M, Oishi H, et al. Transvenous embolization of dural carotid cavernous fistulas: a series of 44 consecutive patients. AJNR Am J Neuroradiol 2010;31:651–5.

33. Chiu AH, Aw G, Wenderoth JD. Double-lumen arterial balloon catheter technique for Onyx embolization of dural arteriovenous fistulas: initial experience. J Neurointerv Surg 2014;6:400–3.

34. Jagadeesan BD, Grigoryan M, Hassan AE, et al. Endovascular balloon-assisted embolization of intracranial and cervical arteriovenous malformations using dual lumen co-axial balloon microcatheters and Onyx: initial experience. Neurosurgery 2013; 73(2 Suppl Operative):238–43.

35. Shi ZS, Loh Y, Duckwiler GR, et al. Balloon-assisted transarterial embolization of intracranial dural arteriovenous fistulas. J Neurosurg 2009;110:921–8.

36. White JB, Layton KF, Evans AJ, et al. Transorbital puncture for the treatment of cavernous sinus dural arteriovenous fistulas. AJNR Am J Neuroradiol 2007;28:1415–7.

37. Chapot R, Saint-Maurice JP, Narata AP, et al. Transcranial puncture through the parietal and mastoid foramina for the treatment of dural fistulas. Report of four cases. J Neurosurg 2007;106:912–5.

38. Saura P, Saura J, Perez-Higueras A, et al. Direct transforaminal Onyx embolization of intracranial dural arteriovenous fistulas: technical note and report of five cases. J Neurointerv Surg 2013. [Epub ahead of print].

39. Yen CP, Lanzino G, Sheehan JP. Stereotactic radiosurgery of intracranial dural arteriovenous fistulas. Neurosurg Clin N Am 2013;24:591–6.

40. Friedman JA, Pollock BE, Nichols DA, et al. Results of combined stereotactic radiosurgery and transarterial embolization for dural arteriovenous fistulas of the transverse and sigmoid sinuses. J Neurosurg 2001;94:886–91.

13 颈动脉海绵窦瘘的血管内治疗

Mario Zanaty，Nohra Chalouhi，Stavropaula I. Tjoumakaris，David Hasan，Robert H. Rosenwasser，Pascal Jabbour

关键词：海绵窦（CS）；颈动脉-海绵窦瘘（CCFs）；血管内治疗；直接；间接。

关键点：
- 颈动脉-海绵窦瘘的诊断要慎重；但其治疗的延迟可能会造成不可逆的损害。
- 血管成像仍然是诊断 CCFs 的金标准。
- 从治疗的并发症和长期预后来看，血管内治疗方法是一线治疗方法。
- 血管内治疗所需的材料有：球囊、弹簧圈、液体栓塞材料和支架。
- 某些特殊的 CCFs 的完全闭塞可能需要多种材料或多种治疗方法配合使用。

引言

CCF 是一种血液从颈动脉到海绵窦分流的动静脉畸形。随着海绵窦（CS）内压力的增加，引流静脉会发生充血，甚至会导致血流的逆行，从而会出现多种临床症状，其表现与多种头颈疾病类似。对于 CCF 的首选治疗已经从开放手术转到了血管内治疗，这一新兴的治疗方法仍然随着治疗方式、技术和材料学的进步而发展着。血管内治疗所需的材料有：球囊、弹簧圈、液体栓塞材料和支架。治疗方式的选择应根据每个患者的危险因素和瘘的特点进行个体化选择。本文总结了 CCF 首选治疗方法——血管内治疗的主要特点。

相关解剖特点

海绵窦位于蝶鞍侧方，从眶上裂延续至岩骨顶端。海绵窦既不是硬膜窦性结构也不是空洞状结构，而是像 Parkinson 和 Hashimoto 所描述的由多个薄壁静脉的组合[1,2]，因此似乎称之为"鞍侧腔"更加准确[2,3]。正是这一区别改变了 CCF 的手术方法（夹闭瘘口），而对于栓塞材料的选择变得尤为重要（见血管内治疗一节）。

海绵窦内部有很多重要的神经血管结构，其被颈内动脉分割成四个重要部分：内侧腔、外侧腔、前下侧腔和后上侧腔[4]。海绵窦的交通结构有：

- 前方，眼上和眼下静脉。
- 侧方，大脑浅中（侧裂）静脉，大脑深中静脉和蝶顶窦。
- 后方，岩上和岩下静脉引流海绵窦血液。
- 后方的基底静脉丛和两侧海绵窦之间的海绵间窦。

上述海绵窦的交通结构，在海绵窦堵塞时可以成为其代偿的引流结构，也可以作为血管内治疗的不同入路。

颈动脉-海绵窦瘘的分类和特点

CCF 根据其病因、血流动力学特点和血管构造进行分类。Barrow 和其同事[5]根据其供血动脉将 CCF 分为四种类型（A、B、C 和 D），该分类被人们广为接受，因为其包含了病因和血流动力学特点，并且也对于治疗有指导意义。

A 型或直接型 CCF

该型是最为常见的 CCF 类型，占所有 CCF 的 80%[6]，指在海绵窦段的颈内动脉与颈动脉海绵窦瘘之间存在直接连接，其病因最常见的是由于外伤所致的颈动脉壁的破口[6]，包括血管壁与骨折断端的撞击、作用在血管壁上的剪切力或者远端血管挤压所致的血管内压力的升高[7]。外伤性的 CCF 有 2% 会同时累及双侧海绵窦[6]，该类型临床表现危重，甚至危及生命[6]。颈动脉的破口是由于钝性或穿透性的头外伤所致，这也是为什么 CCF 多见于年轻男性的原因之一。直接型 CCF 可以是医源性的，例如经蝶窦手术[8]、血管内治疗手术或三叉神经根切断术[6]。另外也有 20% 的直接型 CCF 是自发形成的，例如 ICA 动脉瘤的破裂或其他疾病所致的颈内动脉壁薄弱[9]。所以当合并该类疾病时一定要加倍小心，以避免血管并发症的发生。大部分 A 型 CCFs 血流速度都是极高的，因而自发缓解的概率很低[6,7]。

间接型 CCF

B、C 和 D 型 CCF 统称为间接型 CCF，其来源于 ICA 的脑膜支或颈外动脉。其中，B 型是最少见的类型，来源于 ICA 的脑膜支；C 型源于颈外动脉（ECA）的脑膜支；D 型同时源于 ICA 和 ECA 的脑膜支，是间接型 CCF 最常见的类型[6]。间接的动静脉瘘（或硬脑膜瘘）多是自发形成的，也可以由外伤造成。这一类型多由上颌内动脉、脑膜中动脉、脑膜垂体干和莱膜动脉供血[10]，其导致瘘形成的机制尚未可知，目前推测其形成的机制可能为微静脉血栓形成或硬膜窦部分血栓形成，导致高压和薄壁的硬脑膜血管破裂[5,7,11]。已经报道的致病危险因素有妊娠、糖尿病、胶原血管病、动脉高压和静脉炎[12-15]。与直接型 CCF 类似，血管壁的缺陷也可以导致间接型 CCF，即使是在轻微的损伤后[7]。间接型 CCF 可以出现在任何年龄的患者中，但是更多见于绝经后女性[9,11,16]。也有一些遗传因素导致的间接型 CCF 的报道[6,17]。间接型 CCF 中有一个亚型为创伤后 CCF，但它不同于只有一根供血动脉的自发性 CCF[18]。不同于直接型 CCF，间接型 CCF 可以由对侧的动脉供血，因此需要双侧 ICA、ECA 血管成像[19,20]。硬膜瘘的血流速度较慢，起病较慢，30％～50％的病例可自发缓解，或者在手动颈动脉压迫之后缓解[21,22]。表 13.1 着重强调了直接和间接的 CCF 的区别。由 ICA 分支供血的间接型 CCF 危险度高，且动脉途径的栓塞不易治愈[20]。

表 13.1 直接和间接型 CCF 的区别

项目	直接型	间接型
类型	A	B,C,D
供血动脉	ICA 海绵窦段，单一供血	ICA/ECA 脑膜支供血，多个供血动脉①
病因	外伤＞自发	自发＞外伤
流行病学	主要为青年，占 75％～80％	老年女性占 15％～20％
血流动力学特点	高血流	低血流
起病	突发起病	隐袭起病
缓解因素	自发缓解少见	自发缓解多见
血管成像诊断	单侧血管成像	双侧血管成像均需要
治疗方法	首选动脉途径②	首选静脉途径
治愈率	80％～99％	80％～90％③

① 在外伤所致的病例中也可以为单支供血。

② 也可以选择静脉途径，便于栓塞导管的操作。

③ 通过联合治疗方法可以治愈 90％以上的病例。

病理生理学和临床表现

动脉血的分流会逐步增加海绵窦内的压力，从而最终会导致血流方向的逆转、引流静脉高压和（或）血栓形成。其症状的影响因素有引流通路、侧支循环和 CCF 的大小、部位[6]。表 13.2 列举了可能出现的症状及其病理生理机制。最常见的累及部位是眶区[6,7]。前向引流会导致静脉充血、液体渗出、细胞内压力升高，甚至扩张静脉破裂[6]。临床症状可表现为结膜下出血或视力丧失。视力丧失的改善情况很难去预测，但是一般来说，症状轻微者预后相对较好[23]。如果眼上静脉血栓形成或者视网膜中央静脉损伤，那么恢复的概率就很低[24]。蝶顶窦的侧方引流会导致皮层静脉高压，而皮层静脉高压一般与颅内出血和神经系统功能障碍相关[9,11]。创伤导致发病的年轻患者中该风险相对较低，因为其静脉系统弹性较好[24]。后向引流者会导致颅神经麻痹，这是其视觉系统的唯一表现[20,25]。颈外系统的出血少见但是却是致命的，例如鼻衄，据报道有2％的CCF病例会合并出现。如果此类情况出现，可能需要牺牲掉颈动脉[6,26]。直接型和间接型CCF有很多相同的临床表现，但是其发病过程和严重程度不一样。直接型CCF病灶的血流速度很快，多表现为凸眼、球结膜水肿、眼眶杂音和头痛。视力丧失可在50％以上的病例中出现[11]。脑出血或蛛网膜下腔出血等表现少见，占病例中的5％[9,11,27,28]，鼻衄出血见于3％的病例[29]。间接型CCF多有复发、缓解的临床表现，其隐匿性病程常会导致诊断延迟[7,9,10]。凸眼、球结膜水肿和青光眼是最显著的表现[6,10]。该类型的重要特点就是其静脉引流的多变性，当一条静脉引流途径被血栓阻塞时，就会通过其他方向的途径引流，这就是间接型CCF症状呈复发、缓解病程的原因。因此对于治疗之后的患者进行血管影像的随访是必要的，临床症状的缓解可能是由于其引流途径的变化所致，变更后的引流部位也许更加危险[10,11]。

表 13.2　临床表现，病理生理机制和发生频率

临床症状	病理生理机制	发生率/％
眶周症状	凸眼/角膜损伤:眶内压力增高; 疼痛:房水回流受阻,眼内压增高; 视力下降:缺血性视网膜病变,缺血性视神经病变; 复视:颅神经麻痹; 球结膜水肿:静脉充血①; 结膜下出血:动脉化的静脉破裂出血	＞50
外部出血	耳衄:耳静脉破裂; 鼻衄:经蝶窦引流时破裂出血	3
颅内出血 蛛网膜下腔出血	脑皮层静脉高压	5
头痛	出血,静脉高压,三叉神经功能障碍	＞30

① 血管迂曲提示CCF是其病因，而不是结膜炎、巩膜炎或甲状腺疾病。

检查手段

当怀疑CCF时，首先要进行的检查是CT或MRI。

这些检查可观察到凸眼、脑水肿和脑出血。提示CCF的症状和体征有：眼外肌增粗、眼上静脉充血、面静脉扩张、同侧海绵窦扩张（类似于假性动脉瘤）、静脉动脉瘤的出现、软脑膜和皮层静脉的扩张[9,11,30]。CT在检测骨折方面敏感度较高，而MR对于显示海绵窦的"流空"和眶部水肿更有优势。CT血管成像（CTA）和MR血管成像（MRA）在准确度方面差别不大，但是最近的一项研究发现当定位在ICA的C4、C5段的时候CTA诊断CCF的敏感性高于MRA[31]。血

流多普勒有助于检测血流速度增快、阻力降低和眶部杂音。数字减影血管造影
（DSA）仍然是诊断 CCF 的金标准，因为在 CT 上 CCF 需要与很多疾病进行鉴别。
最近的一项病例报道中，通过 CT 图像上发现明显的眼上静脉的扩张就诊断为
CCF，而后来 DSA 明确其实是 ICA 与眼上静脉之间形成的瘘[32]。需要通过 DSA
来评估瘘的血管构造情况，评估供血动脉和指导后续的介入治疗。DSA 能够提供
血流速度、有无盗血、相关的血管损伤、侧支循环和高危通路[9-11]；也能显影在
CTA 上发现不了的小的硬膜供血动脉[33]。对于高流量的病灶，经常采用
Mehringer-Hieshima maneuver 方法限制流量：手动压迫同侧 ICA，同时缓慢注射
造影剂[34]。闭塞病灶之后，要谨慎进行评估，因为有可能会出现更危险的盗血情
况，并使球囊闭塞试验（balloon occlusion test，BOT）出现假阴性[35]。另一种常
用的试验方法是 Huber 试验法，手动压迫同侧颈动脉，而通过同侧的椎动脉造影
来明确瘘远端的情况[36]。血流会通过后交通动脉逆向充盈瘘。在治疗之前，需要
进行颈动脉闭塞的耐受性评估，可以通过 BOT 或者单光子发射计算机断层扫描。
后者的敏感性更佳，因为它能够预测 BOT 阳性患者在闭塞 ICA 后的卒中发生情
况[11]。对于外伤或者昏迷的患者诊断 CCF 是非常困难的。Schiavi 与其同事们[37]
发现，监测颈内静脉血氧饱和度增加有助于 CCF 的早期诊断。总的来说，根据
CCF 的血管影像学表现和临床症状可以判断其危险性，迅速、积极的治疗对于挽
救生命和改善预后至关重要[6,10,29]。表 13.3 中总结了详细的临床征象。

表 13.3 急诊治疗的血管影像和临床表现适应证

血管造影指征	
表现	可能的风险
假性动脉瘤	SAH
大的海绵窦静脉曲张	SAH
皮层静脉引流	出血性静脉梗死
远端引流静脉血栓栓塞	出血性静脉梗死
临床指标	
表现	机制
鼻衄/耳衄	静脉高压或假性动脉瘤性静脉曲张导致出血
头痛/复视	皮层静脉血栓导致颅内压增高
快速进展性凸眼 视敏度降低	眶周组织静脉引流通路阻塞
TIA/卒中	脑缺血：血流调节功能异常或慢性盗血

简写：SAH—蛛网膜下腔出血；TIA—短暂性脑缺血发作。

治疗

CCF 的治疗目标是阻塞瘘口、恢复正常血流。不同的治疗方法有保守治疗、

开放手术、立体定向放疗和血管内手术治疗。治疗方法的选择要根据患者的危险因素和瘘的特点。血管内治疗相对于开放手术来说，风险更低，且该治疗方法仍在不断进步，这些使得血管内治疗成为 CCF 的首选治疗方式[20]。

保守治疗

保守治疗是指采用间断手动按压，该治疗之前最好能够先做多普勒超声检查。保守治疗方法适用于低血流速的间接型 CCF，而没有急诊处理适应证的情况。手动的动脉压迫可以进一步地降低血流速度、增加静脉引流，从而有利于自发的血栓形成。文献报道该方法对于间接型 CCF 的有效率在 20%～60% 之间[9,38]。同时需要监测患者的临床症状变化，以及影像学检查有无需要急诊处理的指征。在等待症状缓解的过程中应同时采取一些辅助治疗。如果保守治疗失败，那么就需要改用其他的治疗方法。

放射外科手术

放射外科治疗方法可以单独使用，也可以配合血管内手术使用。放射外科疗法对于低血流速度的间接型 CCF 适用，而对于直接型 CCF 疗效欠佳[7]。据报道，其单独使用时的有效率在 75%～91% 之间，当配合其他方法时有效率会增高[7]。放射外科疗法有效而且安全，但是不作为首选方法，这是因为该方法在治疗和临床起效之间有 8～22 个月的延迟[6,30]。这一特点也就限制了放射外科疗法的使用。

手术

开放手术适用于血管内治疗失败或者不适于血管内治疗者。手术方法包括瘘口夹闭，缝合或孤立瘘口，包裹海绵窦（对于间接型 CCF），使用筋膜、胶或 ICA 的韧带封闭瘘口，也可以联合使用上述方法[20]。已经报道的并发症包括颅神经永久性或短暂性麻痹、三叉神经感觉障碍、永久性或短暂性的偏瘫（表 13.4）[7,39]。

表 13.4　各种治疗方法的适应证、禁忌证和并发症

治疗方法	适应证	禁忌证	并发症
保守治疗	无恶性征象的间接型 CCF	症状性心动过缓禁行颈动脉压迫试验；明显的皮层静脉引流；颈动脉动脉粥样硬化性狭窄/溃疡斑块,脑梗死病史	昏迷；出血性静脉梗死；血栓栓塞性疾病
手术	血管内治疗失败或不适合血管内治疗	患者特点	永久性外展神经麻痹(<10%)；短暂性外展神经麻痹(20%～80%)；永久性偏瘫(10%)；短暂性偏瘫(10%)；三叉神经功能障碍

血管内治疗

血管内治疗是直接型、间接型 CCF 的首选治疗方法，可以同时作为急诊和择期的治疗方法。血管内治疗所用的材料主要有可解脱球囊、可解脱弹簧圈、液体栓塞材料和支架。这些材料可以单独使用，也可以联合使用。可以通过动脉途径（图 13.1）或静脉途径（图 13.2）达到血管瘘的目标位置。血管内治疗途径和材料的选择取决于多种因素，其中最重要的是 CCF 的类型。表 13.4 和表 13.5 列举了每种方法的适应证、优点、缺点、解决方案、并发症和成功率。

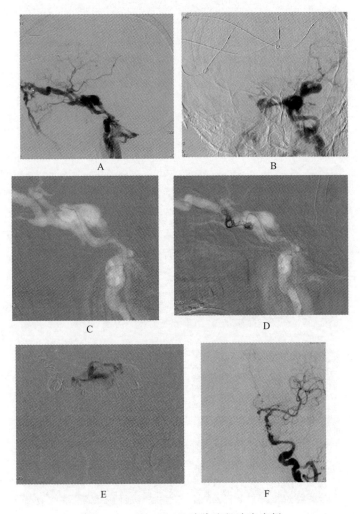

图 13.1 （A～F）经动脉途径治疗病例

23 岁的 Ehlers-Danlos 综合征患者发现多发颅内动脉瘤，后来又发现左侧的颈动脉-海绵窦瘘（A～C），
该患者经动脉途径使用 onyx 胶和弹簧圈进行栓塞治疗（D～F）

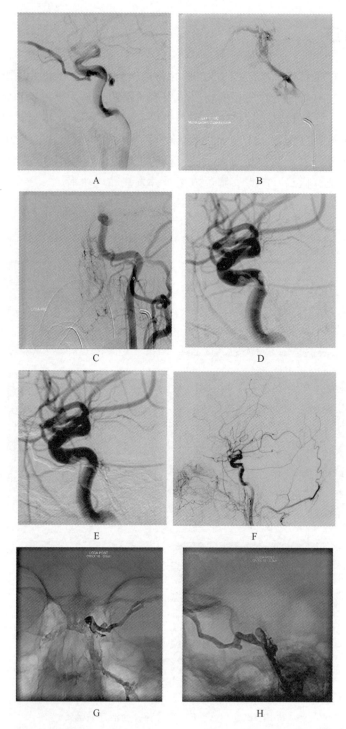

图 13.2 （A～H）70 岁患者，左侧 D 型 CCF（A～C），由双侧颅内外动脉的多组分支供血
经股静脉穿刺静脉途径栓塞，应用 onyx18 对瘘进行栓塞（D～H）

表 13.5　不同治疗方法的优缺点

类型	适应证	优点	不足	并发症	解决方法	成功率/%
可解脱球囊	直接型CCF：中到大型	可快速栓塞瘘口；保护颈内动脉	受海绵窦的大小、瘘的大小的限制；静脉途径不易行；目前美国没有该材料	球囊破裂；球囊泄漏；部分泄漏（形成类似动脉瘤囊）压迫颅神经；颈内动脉闭塞；卒中	多球囊技术	82～99
弹簧圈	直接（较小的）或间接型CCF	操作简易	单独使用很难完全栓塞；栓塞过程较慢（失去动脉操作途径）	短暂性或永久性（少见）的颅神经受损；ICA闭塞；ICA夹层。	联合使用球囊辅助技术；支架	80～99
液体材料	直接或间接型CCF	NBCA：快速聚合，永久栓塞 Onyx：缓慢注射（可对栓塞过程进行评估）；可栓塞缝隙，栓塞完全	血管坏死；微导管黏滞；栓塞过程不能监测过程较慢；可能返流到供血动脉或ICA；远侧扩散至眼上静脉；溶剂有毒性	短暂性（7%～17%）或永久性（8%）的颅神经受损	多方法联合使用；使用球囊保护ICA；预先弹簧圈栓塞眼上静脉；使用可解脱头端的微导管	
支架	直接或间接型CCF；外伤	不引入异物；可以进行ICA重建	颅内血管迂曲	内漏；血管痉挛；夹层；破裂；排除穿孔；假性动脉瘤	再次充盈球囊；颅内动脉使用钙通道阻滞剂	

可解脱球囊

Serbinenko 等成功的使用可解脱硅球囊栓塞了 CCF 而保留了 ICA[40]，开启了血管内治疗 CCF 的新时代，可解脱球囊已经成为 A 型 CCF 的首选治疗方法[6]。文献报道的成功率为 82%～99%，虽然有部分病例还需要其他的治疗方法[41,42]。治疗方案是：将部分充盈的球囊通过 ICA 置入瘘内部，然后充盈球囊，堵塞交通口。球囊在动脉系统的血流的导向下便于操控[20]。新型的乳胶球囊优于硅球囊[41,43]。由于静脉内难以导向球囊、海绵窦的多分隔结构和操作的高风险性，一般不采取静脉途径进行血管内治疗[20]。因此，该治疗方法最适用于直接型 CCF。球囊栓塞的优点是可以快速封堵瘘口，同时保留颈内动脉。瘘口的大小是该方法最重要的因素，应该能够通过一个部分充盈的球囊，且不会形成球囊疝。海绵窦应该完全的闭塞掉，如果不能的话，那就需要使用多个球囊。可能出现的并发症有：部分球囊漏气，导致假性动脉瘤形成；球囊过度充盈或者与骨刺撞击过程中球囊破裂（导致治疗失败）；球囊解脱后导致 ICA 闭塞和卒中[41,42]。Teng 等发现可以使用双球囊方法来阻止球囊的回缩[44]。另外还有可能出现球囊迁移导致颅神经的压迫[5,11,30]。鉴于以上原因，以及对于球囊大小、形状的苛刻要求，在美国，可解脱球囊的治疗首选地位已经被液体栓塞剂、弹簧圈和支架所替代。仍有一些地区把可解脱球囊作为一线治疗选择[24]。

弹簧圈

弹簧圈栓塞 CCF 可以通过动脉或静脉途径。随着弹簧圈规格大小的不断完善，该材料现在相比于球囊更具有优势。可以使用的两种弹簧圈是可解脱铂弹簧圈和纤维微弹簧圈。致栓性的可解脱弹簧圈常为首选，因为其可以在弹簧圈到位之后做微调。前者便于操作，可以放置在窦内最佳位置。但是仅靠弹簧圈很难达到完全栓塞，因为静脉窦比较大，且可能存在多个瘘口。海绵窦多分隔的结构特征也给栓塞增加了难度，因为可能会栓塞到非最佳的分腔[20]。而且该方法一般所需的时间较长，还存在着失去动脉途径的风险，这时就不得不采用静脉途径再次治疗[11]。部分栓塞可能会导致一系列问题，例如静脉血流的改变，使其流入皮层静脉系统而导致颅内出血风险，或者流入眼上静脉导致视力损害。这一问题的解决办法就是联合使用弹簧圈和液体栓塞材料以达到完全栓塞；使用球囊辅助或者支架辅助以防止栓塞材料外疝而堵塞动脉远端[10,11,30,45]。在这种情况下，使用支架优于球囊，以达到更好的病灶部位覆盖，也可避免球囊泄漏的风险[46]。

液体栓塞材料

N-丁基氰基丙烯酸酯（NBCA）和 onyx 胶是最常用的液体栓塞材料，可以单独或联合使用以达到致密、完全栓塞。使用 Onyx 缓慢注射的同时，可行血管造影明确栓塞情况。NBCA 可以很快发生聚合反应以进行栓塞，但是在聚合的过程中可能会产热或导致导管黏合。与 Onyx 不同，NBCA 使用过程中要快速的注射，所以不能在栓塞过程中行血管造影来明确栓塞情况。即便是使用 Onyx，有时候也会发生难以回收导管的情况[47]。这类情况有一种解决办法就是使用可解脱头端的微导管[47]。Onyx 胶具有较好的流动性，因而可以克服海绵窦内多分隔的特性[20]。

但是，如果其返流入供血动脉内或流入眼上静脉内，则会发生灾难性后果[10,48,49]。解决办法就是在注射 Onyx 胶之前先用弹簧圈栓塞眼上静脉。总的来说，液体栓塞材料由于其占位效应较小，造成颅神经麻痹的风险相对较低[6]。

治疗方法

对于直接型 CCF，动脉途径的栓塞是首选的治疗方法。先将导引导管放置到目标位置，然后将微导管经瘘口置入海绵窦内。然后将弹簧圈、栓塞材料等释放入海绵窦内。如前所述，可以使用球囊或者支架以防止弹簧圈回疝入颈内动脉内。目前多使用球囊辅助 onyx 胶栓塞，除了阻止 onyx 胶进入动脉以外，还有助于更好的肉眼观察颈内动脉的情况，并阻挡海绵窦内的弹簧圈移位[50]。经动脉途径导管治疗间接型 CCF 危险性高，且治愈率低。直径较小的供血动脉很难置入微导管，并且增加了颈内动脉远端栓塞的风险。ECA 与 ICA 之间的危险吻合，以及 ECA 分支部分参与颅神经供血，也增大了该方法的危险性。

　　但是动脉途径血管内栓塞特别适用于 C 型 CCF，因为 C 型 CCF 仅由 ECA 供血。治疗的目标是闭塞海绵窦或者闭塞供血动脉分支。在后者中，建议使用 NBCA 以降低远端血管闭塞的风险。另外一类适合经动脉途径栓塞的间接型 CCF 是外伤性 CCF[18]。该类型 CCF 多由单支供血动脉，且动脉直径较大，便于经动脉途径进行治疗[18]。鉴于以上因素，对于间接型 CCF 首选经静脉途径进行栓塞。而且，由于缺少可解脱球囊，用于弹簧圈和液体栓塞的微导管在静脉途径更加方便操作，这些综合因素使得更多地采取静脉途径，即使是对于直接型 CCF[20]。一些中心仍然将动脉途径的 onyx 胶作为硬脑膜型 CCF 的一线治疗方法[47]。最常用的静脉途径是经岩下窦途径，其治疗成功率较高[20]。静脉途径中有多条通路可用，如眼上静脉、翼状静脉、对侧岩下窦（IPS）和对侧海绵间窦。如果经股穿刺失败，那就可以采用更加积极的办法（图 13.3），例如眼上静脉导管插入（图 13.4）。在眼上静脉途径使用 onyx 胶治疗的方法已经很成熟了[51]。最近的一项试验，成功的使用 onyx 治疗了 A、B、D 型 CCF。其中有 30％的病例联合使用了弹簧圈栓塞[51]。另外，眼上静脉插管后，在超声指引下穿刺面静脉途径也是可行的[6]。

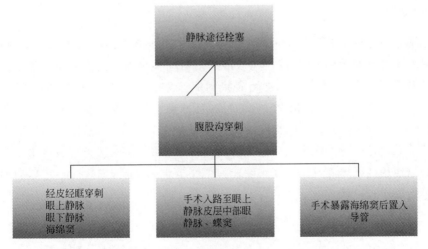

图 13.3　如果经股穿刺失败，那就可以采用更加积极的办法，
如眼上静脉、翼状静脉等途径

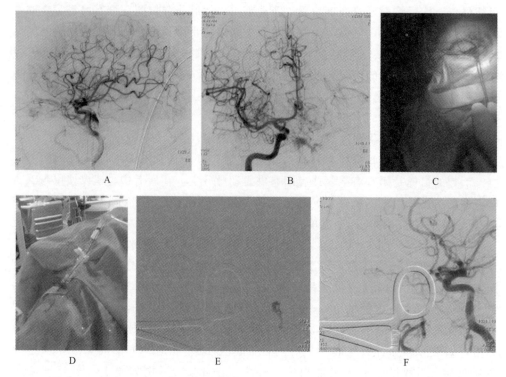

图 13.4　（A～F）经眼上静脉途径治疗病例：67 岁女性患者，临床表现为复试、
反复眼部疼痛、球结膜水肿和凸眼，眼内压高达 34mmHg，
诊断为 B 型 CCF（A，B），经眼上静脉置入导管（C，D），
应用 onyx 栓塞（E，F）

闭塞颈动脉

当通过血管内治疗方法栓塞 CCF 时，有时候会迫不得已而闭塞掉颈内动脉，尤其是对于外伤所致的 CCF 或存在软组织内活动性出血、扩大的血肿等情况。当存在危及患者生命的风险时，或无症状的完全盗血时，应禁止行球囊闭塞试验（BOT）[30,35,42]。用于栓塞颈内动脉的材料有球囊、弹簧圈以及最新的水凝胶弹簧圈（HES）。HES 体积扩大的特性使其具有更快的栓塞率。在栓塞颈内动脉时，弹簧圈要采取由远至近的顺序，以避免盗血症状的恶化[6,9]。另外，也可采用瘘旷置术，可以使用两个球囊（一个在远侧，一个在近端），也可以近端使用球囊而远端使用弹簧圈进行栓塞[6]。

支架

血管内方法治疗 CCF 中最新的技术是使用覆膜支架（聚四氟乙烯），甚至裸支架。该技术依靠血流导向原理或重建颈内动脉以达到闭塞瘘的目的。支架周围的内膜增生可能也在瘘的闭塞中发挥了作用[46]。支架对于需要闭塞 ICA 但是 BOT 试验阴性的患者提供了重要的解决方案。

除此之外，该方法还可以避免异物的永久性置入，且具有较高的成功率。其并发症包括 ICA 夹层和破裂、闭塞穿支动脉、内漏。该方法的不足之处是当患者的颅内血管迂曲时难以操作，且目前支架的规格尚不完全[6,9,52]。其他的问题包括瘘的栓塞不够完全（可能需要进一步的弹簧圈栓塞）和血管痉挛（可以动脉内给予）硝苯地平或罂粟碱治疗[53]。

结果

据报道，直接/间接型 CCF 的闭塞率可达 $80\%\sim99\%$[10,22]。治疗可能需要联合使用多种方法，或者进行分期治疗。Meyers 等[10]经静脉途径使用弹簧圈和液体栓塞剂成功治疗了 90% 的间接型 CCF，这其中有 30% 病例分两期以上进行治疗[10]。几小时到几天就可以观察到临床症状的改善，但是完全的缓解可能需要 6 个月[22]。比较常见的并发症在表 13.4 和表 13.5 中已经列出。其他的并发症包括腹股沟/眼眶穿刺点的出血、局部感染、败血症、眼动脉闭塞和短暂性/永久性的神经功能损伤[22]。

总结

血管内方法治疗 CCF 正在不断地进步。该方法凭借其高成功率、低并发症率已经成为直接和间接型 CCF 的首选治疗方法。由于栓塞材料和栓塞路径有多种可供选择，所以需要根据 CCF 的类型和患者的特点制定个体化治疗方案。

参考文献

1. Parkinson D. Lateral sellar compartment: history and anatomy. J Craniofac Surg 1995;6(1):55–68.
2. Hashimoto M, Yokota A, Yamada H, et al. Development of the cavernous sinus in the fetal period: a morphological study. Neurol Med Chir (Tokyo) 2000;40(3):140–50.
3. Parkinson D. Lateral sellar compartment O.T. (cavernous sinus): history, anatomy, terminology. Anat Rec 1998;251(4):486–90.
4. Harris F, Rhoton A. Anatomy of the cavernous sinus. A microsurgical study. J Neurosurg 1976; 45(2):169–80.
5. Barrow D, Spector R, Braun I, et al. Classification and treatment of spontaneous carotid-cavernous sinus fistulas. J Neurosurg 1985;62(2):248–56.
6. Korkmazer B, Kocak B, Tureci E, et al. Endovascular treatment of carotid cavernous sinus fistula: a systematic review. World J Radiol 2013;5:143–55.
7. Ellis JA, Goldstein H, Connolly ES, et al. Carotid-cavernous fistulas. Neurosurg Focus 2012;32:E9.
8. Pigott TJ, Holland IM, Punt JA. Carotico-cavernous fistula after trans-sphenoidal hypophysectomy. Br J Neurosurg 1989;3(5):613–6.
9. Gemmete JJ, Ansari SA, Gandhi DM. Endovascular techniques for treatment of carotid-cavernous fistula. J Neuroophthalmol 2009;29(1):62–71.
10. Meyers PM, Halbach VV, Dowd CF, et al. Dural carotid cavernous fistula: definitive endovascular management and long-term follow-up. Am J Ophthalmol 2002;134(1):85–92.

11. Ringer AJ, Salud L, Tomsick TA. Carotid cavernous fistulas: anatomy, classification, and treatment. Neurosurg Clin N Am 2005;16(2):279–95.

12. Raskind R, Johnson N, Hance D. Carotid cavernous fistula in pregnancy. Angiology 1977; 28(10):671–6.

13. Lin TK, Chang CN, Wai YY. Spontaneous intracerebral hematoma from occult carotid-cavernous fistula during pregnancy and puerperium. Case report. J Neurosurg 1992;76(4):714–7.

14. Linskey ME, Sekhar LN, Hirsch W Jr, et al. Aneurysms of the intracavernous carotid artery: clinical presentation, radiographic features, and pathogenesis. Neurosurgery 1990;26(1):71–9.

15. Walker AE, Allegre GE. Carotid-cavernous fistulas. Surgery 1956;39(3):411–22.

16. Pang D, Kerber C, Biglan AW, et al. External carotid-cavernous fistula in infancy: case report and review of the literature. Neurosurgery 1981; 8(2):212–8.

17. Konishi Y, Hieshima GB, Hara M, et al. Congenital fistula of the dural carotid-cavernous sinus: case report and review of the literature. Neurosurgery 1990;27(1):120–6.

18. Luo CB, Teng MM, Chang FC, et al. Traumatic indirect carotid cavernous fistulas: angioarchitectures and results of transarterial embolization by liquid adhesives in 11 patients. Surg Neurol 2009;71(2): 216–22.

19. Dabus G, Batjer HH, Hurley MC, et al. Endovascular treatment of a bilateral dural carotid-cavernous fistula using an unusual unilateral approach through the basilar plexus. World Neurosurg 2012;77(1):201.e5–8.

20. Ashour R, Elhammady MS, Aziz-Sultan MA. Carotid-cavernous fistula. In: Jabbour PM, editor. Neurovascular surgical techniques. 1st edition. Philadelphia: Jaypee; 2013. p. 296–308.

21. Higashida RT, Hieshima GB, Halbach VV, et al. Closure of carotid cavernous sinus fistulae by external compression of the carotid artery and jugular vein. Acta Radiol Suppl 1986;369:580–3.

22. Miller NR. Dural carotid-cavernous fistulas: epidemiology, clinical presentation, and management. Neurosurg Clin N Am 2012;23:179–92.

23. Yu SC, Cheng HK, Wong GK, et al. Transvenous embolization of dural carotid-cavernous fistulae with transfacial catheterization through the superior ophthalmic vein. Neurosurgery 2007;60(6):1037–8.

24. Malan J, Lefeuvre D, Mngomezulu V, et al. Angioarchitecture and treatment modalities in post-traumatic carotid cavernous fistulae. Interv Neuroradiol 2012;18:178–86.

25. Stiebel-Kalish H, Setton A, Nimii Y, et al. Cavernous sinus dural arteriovenous malformations: patterns of venous drainage are related to clinical signs and symptoms. Ophthalmology 2002;109(9):1685–91.

26. Wilson CB, Markesbery W. Traumatic carotid-cavernous fistula with fatal epistaxis. Report of a case. J Neurosurg 1966;24(1):111–3.

27. Gupta AK, Purkayastha S, Krishnamoorthy T, et al. Endovascular treatment of direct carotid cavernous fistulae: a pictorial review. Neuroradiology 2006;48: 831–9.

28. Huai RC, Yi CL, Ru LB, et al. Traumatic carotid cavernous fistula concomitant with pseudoaneurysm in the sphenoid sinus. Interv Neuroradiol 2008;14(1):59–68.

29. Halbach VV, Hieshima GB, Higashida RT, et al. Carotid cavernous fistulae: indications for urgent treatment. AJR Am J Roentgenol 1987;149(3): 587–93.

30. Tjoumakaris SI, Jabbour PM, Rosenwasser RH. Neuroendovascular management of carotid cavernous fistulae. Neurosurg Clin N Am 2009; 20(4):447–52.

31. Chen CC, Chang PC, Shy CG, et al. CT angiography and MR angiography in the evaluation of carotid cavernous sinus fistula prior to embolization: a comparison of techniques. AJNR Am J Neuroradiol 2005;26(9):2349–56.

32. Chalouhi N, Jabbour P, Bilyk JR, et al. Internal carotid artery to superior ophthalmic vein fistula: a case report. Clin Neurol Neurosurg 2013;115: 833–5.

33. Coskun O, Hamon M, Catroux G, et al. Carotid-cavernous fistulas: diagnosis with spiral CT angiography. AJNR Am J Neuroradiol 2000;21(4):712–6.

34. Mehringer CM, Hieshima GB, Grinnell VS, et al. Improved localization of carotid cavernous fistula during angiography. AJNR Am J Neuroradiol 1982;3(1):82–4.

35. Debrun GM. Angiographic workup of a carotid cavernous sinus fistula (CCF) or what information does the interventionalist need for treatment? Surg Neurol 1995;44(1):75–9.

36. Huber P. A technical contribution of the exact angiographic localization of carotid cavernous fistulas. Neuroradiology 1976;10(5):239–41.

37. Schiavi P, Picetti E, Donelli V, et al. Diagnosis and postoperative monitoring of a traumatic carotid-cavernous fistula by jugular venous oximetry: case report and literature review. Acta Neurochir 2013;155:1341–2.

38. Phelps CD, Thompson HS, Ossoinig KC. The diagnosis and prognosis of atypical carotid-cavernous fistula (red-eyed shunt syndrome). Am J Ophthalmol 1982;93(4):423–36.

39. Day JD, Fukushima T. Direct microsurgery of dural arteriovenous malformation type carotid-cavernous sinus fistulas: indications, technique, and results. Neurosurgery 1997;41(5):1119–24.

40. Serbinenko FA. Balloon catheterization and occlusion of major cerebral vessels. J Neurosurg 1974; 41(2):125–45.

41. Debrun G, Lacour P, Vinuela F, et al. Treatment of

54 traumatic carotid-cavernous fistulas. J Neurosurg 1981;55(5):678–92.

42. Higashida RT, Halbach VV, Tsai FY, et al. Interventional neurovascular treatment of traumatic carotid and vertebral artery lesions: results in 234 cases. AJR Am J Roentgenol 1989;153(3):577–82.

43. Lewis AI, Tomsick TA, Tew JM Jr. Management of 100 consecutive direct carotid-cavernous fistulas: results of treatment with detachable balloons. Neurosurgery 1995;36(2):239–44.

44. Teng MM, Chang CY, Chiang JH, et al. Double-balloon technique for embolization of carotid cavernous fistulas. AJNR Am J Neuroradiol 2000; 21(9):1753–6.

45. Wakhloo A, Perlow A, Linfante I, et al. Transvenous n-butyl-cyanoacrylate infusion for complex dural carotid cavernous fistulas: technical considerations and clinical outcome. AJNR Am J Neuroradiol 2005;26(8):1888–97.

46. Eddleman CS, Surdell D, Miller J, et al. Endovascular management of a ruptured cavernous carotid artery aneurysm associated with a carotid cavernous fistula with an intracranial self-expanding microstent and hydrogel-coated coil embolization: case report and review of the literature. Surg Neurol 2007;68:562–7 [discussion: 7].

47. Natarajan SK, Ghodke B, Kim LJ, et al. Multimodality treatment of intracranial dural arteriovenous fistulas in the onyx era: a single center experience. World Neurosurg 2010;73:365–79.

48. Suzuki S, Lee DW, Jahan R, et al. Transvenous treatment of spontaneous dural carotid-cavernous fistulas using a combination of detachable coils and onyx. AJNR Am J Neuroradiol 2006;27(6): 1346–9.

49. Morón FE, Klucznik RP, Mawad ME, et al. Endovascular treatment of high-flow carotid cavernous fistulas by stent-assisted coil placement. AJNR Am J Neuroradiol 2005;26(6):1399–404.

50. Gonzalez LF, Chalouhi N, Tjoumakaris S, et al. Treatment of carotid-cavernous fistulas using intra-arterial balloon assistance: case series and technical note. Neurosurg Focus 2012;32:E14.

51. Chalouhi N, Dumont AS, Tjoumakaris S, et al. The superior ophthalmic vein approach for the treatment of carotid-cavernous fistulas: a novel technique using onyx. Neurosurg Focus 2012;32:E13.

52. Kocer N, Kizilkilic O, Albayram S, et al. Treatment of iatrogenic internal carotid artery laceration and carotid cavernous fistula with endovascular stent-graft placement. AJNR Am J Neuroradiol 2002; 23(3):442–6.

53. Gomez F, Escobar W, Gomez AM, et al. Treatment of carotid cavernous fistulas using covered stents: midterm results in seven patients. AJNR Am J Neuroradiol 2007;28(9):1762–8.

14 颈动脉狭窄的血管内治疗

Jorge L. Eller，Kenneth U. Snyder，Adnan
H. Siddiqui，Elad I. Levy，L. Nelson Hopkins

关键词：颈动脉狭窄 颈动脉血管重建术 颈动脉支架成形术
颈动脉内膜剥脱术 颈动脉粥样硬化性疾病

关键点：
- 颈动脉狭窄导致的缺血性卒中占所有缺血性卒中的 15%～25%，可见颈动脉血管重建术对预防缺血性卒中的重要性。
- 对于手术风险高危的症状性颈动脉狭窄患者，颈动脉支架成形术（carotid artery angioplasty and stenting，CAS）成为一种选择。
- 在治疗颈动脉狭窄方面，栓塞保护装置和新的支架技术作为两个最重要的技术进步，使颈动脉支架成形术成为一种替代颈动脉内膜剥脱术（Carotid endarterectomy，CEA）可行的方案。
- 目前，颈动脉支架成形术和颈动脉内膜剥脱术在有效性方面基本一致，在风险因素方面，与症状性颈动脉狭窄标准外科手术的风险相当。

引言

缺血性卒中是美国第三位的致死病因和成人主要的致残病因，每年有近 795000 例新发或复发卒中（80% 为缺血性卒中）[1]。颈动脉粥样硬化闭塞性疾病（颈动脉狭窄）导致的缺血性卒中占所有缺血性卒中的 15%～25%[2,3]，60～80 岁人群患病率从约 0.5% 升高至约 10%[4]。这些统计数字使颈动脉血管重建术成为预防新发缺血性卒中最重要的手术方法。

在 20 世纪 50 年代首次引入的颈动脉内膜剥脱术[5,6]，经受住了时间的考验。20 世纪 90 年代的几个划时代试验最终将其作为颈动脉狭窄患者卒中治疗的金标准（表 14.1）[7-10]。支持 CEA 的一级证据在症状性和无症状性的颈动脉狭窄患者之间被区别对待；症状性患者被定义为最近 6 个月内经历短暂性脑缺血发作（transient ischemic attack，TIA）或者颈动脉流域内非致残卒中。

在症状性患者中，于 1991 年完成的北美症状性的颈动脉内膜剥脱术试验（the

表 14.1 对症状性颈动脉狭窄（NASCET 和 ECST）和无症状的

颈动脉狭窄（ACAS 和 ACST），进行的具有里程碑意义的 CEA 试验

试验名称	CEA/药物（患者人数）	狭窄率/%	卒中率/%[①]		
			CEA	药物组	P 值
NASCET	328/331	≥70	9.0	26.0	<0.001
ECST	586/389	≥80	14.9	26.5	<0.001
ACAS	825/834	≥60	5.1	11.0	0.004
ACST	1560/1560	≥60	6.4	11.8	0.001

① 根据治疗形式确定卒中率。

引自 Siddiqui AH，Natarajan SK，Hopkins LN，et al. Carotid artery stenting for primary and secondary stroke prevention. World Neurosurg 2011；76；S40-59。

ACAS—无症状颈动脉粥样硬化研究；ACST—无症状的颈动脉外科试验；ECST—欧洲颈动脉外科试验；NASCET—北美症状性颈动脉内膜剥脱试验。

North American Symptomatic Carotid Endarterectomy Trial，NASCET)[7]，证明在狭窄率≥70%的症状性颈动脉狭窄患者中，CEA 相比于最佳药物治疗，2 年内卒中风险显著下降（从 26% 下降至 9%，17% 绝对卒中风险率下降）。

类似的，于 1998 年完成的欧洲颈动脉手术试验（ECST)[8]，针对狭窄程度 80% 及以上的患者，CEA 将卒中风险从药物治疗组的 26.5% 降至手术组的 14.9%。一项包含 NASCET，ECST 和与退伍军人事务部合作的症状性的颈动脉疾病试验的数据分析[11]，纳入 6092 名患者，累计随访 35000 患者年，显示 CEA 增加了狭窄率低于 30% 患者的 5 年同侧缺血性卒中风险，对于狭窄率在 30%～49% 的患者则无明显效果，对于狭窄率在 50%～69% 的患者可能有效，对于狭窄率在 70% 及以上但没有闭塞的患者最为有效。对于几乎闭塞的患者，在 2 年随访时显示手术有获益的趋势，但到 5 年随访时则消失。另外，在缺血性事件 2 周内手术可增加手术的有效性，一项研究显示，在缺血性事件发生 2 周内，需要通过手术来预防 5 年内同侧卒中的患者数量为 5，而 12 周后则增加至 125[12]。

同样，无症状颈动脉粥样硬化研究（ACAS)[9] 和无症状的颈动脉外科试验（ACST)[10]表明，对于颈动脉狭窄>60%的无症状患者，采取手术治疗，5 年以上同侧卒中或围手术期卒中的总体风险为 5.1%，而口服阿司匹林（每日 325mg）并进行风险因素管理，这一指标为 11%。手术获益并没有在女性患者中得到证实。在 ACST 试验中，超过 5 年的随访发现，需要通过手术来防止同侧卒中的患者数目中，男性为 12 人，女性为 24 人。

缩写

ACAS	无症状颈动脉粥样硬化研究
ACST	无症状的颈动脉外科试验
ACT	活化凝血时间
CAS	颈动脉支架成形术
CCA	颈总动脉
CEA	颈动脉内膜剥脱术
CMS	医疗保险和医疗补助服务中心
CREST	颈动脉血运重建术与支架植入试验
CTA	计算机断层摄影血管造影术
DSA	数字减影血管造影
ECA	颈外动脉
ECST	欧洲颈动脉外科试验
EVA-3S	症状性重度颈动脉狭窄患者的动脉内膜剥脱术与支架置入术
FDA	食品和药物管理局
ICA	颈内动脉
ICSS	国际颈动脉支架研究
MI	心肌梗死
MR	磁共振
MRA	磁共振血管造影术
NASCET	北美症状性颈动脉内膜剥脱试验
SAPPHIRE	支架置入术与血管成形术在高危患者动脉内膜剥脱术中的应用
SPACE	支架支持经皮动脉成形术与颈动脉内膜剥脱术
TIA	短暂性脑缺血发作

在这些里程碑式的试验（NASCET、ECST、ACAS 和 ACST），有经验的外科医生，通过精挑细选，只选择手术风险低的患者。为达到这些试验描述的获益程度，对于症状性的患者，围术期并发症发生率控制在 6％以下，无症状的患者，则控制在 3％以下。然而，在一般人群中，研究表明围术期卒中率和死亡率在症状性患者中高达 11.1％，在无症状患者为 5.5％[13]。此外，有几个临床与解剖学特点，被认为是导致手术高风险的原因，对手术的最后结果产生深远的消极影响（框 14.1）。由于开放性手术的局限性，一种微创的血管内治疗方法开始替代 CEA，CAS 在过去 20 年逐步发展，在过去数年内以惊人的速度实现技术的改进。血管内 CAS 成为公认的颈动脉重建的替代方法，特别是在高手术风险患者。

框 14.1　CEA 的解剖和临床高风险特征

解剖

复发性颈动脉狭窄

以前颈椎手术

对侧喉麻痹

气管切开术

下端颈椎的放射治疗

C2 椎体以上颈动脉病变

对侧颈动脉闭塞

串联颈动脉狭窄

存在附壁血栓

锁骨下颈动脉病变

临床

最近或进展的心肌梗死

术前冠状动脉旁路移植术

充血性心衰

肾功能衰竭

心绞痛

复发性脑血管病发作

进展的短暂性脑缺血发作

波动的神经功能缺损

脑卒中演变

颈动脉狭窄的相关解剖和病理生理学

相关的解剖

　　成对的颈内动脉是血液流向大脑的主要通道。了解其解剖结构，包含颈总动脉在主动脉弓的起源，是评估任何血管内介入可行性的根本。自主动脉弓发出的起始大血管是头臂干（或无名动脉），又分出右侧颈总动脉和右侧锁骨下动脉，左侧颈总动脉是仅次于头臂干的大血管，之后是左侧锁骨下动脉。双侧颈总动脉在中上段颈部分为颈内动脉和颈外动脉。颈总动脉分叉和颈内动脉起始处为颈动脉狭窄最常见部位。

　　大血管的起源（头臂干、左侧颈总动脉和左侧锁骨下动脉）和主动脉弓的定点的相对位置是一个非常重要的考虑。随着年龄的增长，主动脉弓变得细长、钙化，同时顺应性下降，导致头臂干的开口与主动脉的顶端更加接近。一项分类系统被用来描述两者的关系（图 14.1）。Ⅰ型弓指所有三个大血管起源于主动脉弓顶端；Ⅱ型弓指头臂干的开口在主动脉弓内外弯道的水平线中间；Ⅲ型弓指头臂干的开口在主动脉弓内弯道的水平线以下。主动脉弓分类非常重要，因为它与导管插入大动脉的困难度，以及血管内介入治疗并发症的增加相关[14-16]。另外一个需要牢记的解剖学特点是，随着年龄的增长，大血管逐渐变得细长，导致血管曲度逐渐增加，尤其是近端的血管。这个因素增大了获得稳定血管内通道的难度，也增加栓塞并发症的风险。

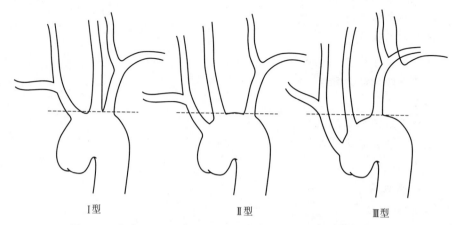

Ⅰ型　　　　　　　　　　Ⅱ型　　　　　　　　　　Ⅲ型

图 14.1　根据头臂干的开口与弓顶端的关系进行主动脉弓分类
Ⅰ型、Ⅱ型和Ⅲ型弓，通过难度逐渐增大，Ⅲ型弓是最困难的
［引自 Eller JL，Siddiqui AH. Stent design choice based on anatomy
（chapter 39）．In：Gonzalez F，et al，editors. Neurointerventional
surgery，tricks of the trade. Thieme，in press.］

　　　　主动脉弓的解剖变异也是有关系的。最常见的解剖变异是牛型弓，指左侧颈总动脉和头臂干有同一个起源或者左侧颈总动脉起源于头臂干。左侧颈总动脉和头臂干在这种情况下的角度是标准介入导管通过困难。操作者需意识到这些变化以便成功找到血管通路。与此相似的，在有显著弯曲和延伸的血管，或者在弓上大血管开口处其他种类的解剖变异，安全、成功地通过主动脉弓的变异成了成功完成介入操作最大的挑战，同时，也可能是介入操作的禁忌证。

颈动脉粥样硬化的病理生理学和自然历史

　　　　从病理组织学角度看，颈动脉狭窄指颈动脉内腔缩窄，伴软化的动脉粥样硬化的斑块物质或者硬的钙化物质沉积。与颈动脉粥样硬化斑块形成相关的临床因素包括高胆固醇血症、高血压、糖尿病、肥胖和吸烟[17,18]。系统或者局部炎症也可导致颈动脉狭窄，炎性过程可能导致斑块形成、破裂或出血[19-21]。

颈动脉粥样硬化的历史取决于症状存在与否。对于无症状的患者，狭窄程度可能随时间推移而加重，并与身体同侧的卒中风险增大相关[22]。两项研究[23,24]证实伴颈动脉杂音的无症状患者神经功能缺损或心脏事件风险增大，然而，这些意外事件并不一定与颈动脉狭窄区域相关。另一项研究[25]证实，相比于轻度颈内动脉狭窄，重度狭窄患者（＞75％），身体同侧的无症状性梗死发生率更高。

颈动脉狭窄的药物治疗进步显著。在无症状颈动脉粥样硬化研究中（仅使用阿司匹林治疗），颈动脉狭窄患者，身体同侧卒中的年发病率在 2.2％[9]。在无症状的颈动脉外科试验中（使用阿司匹林加血管紧张素抑制剂或他汀类药物治疗），身体同侧缺血性卒中发作的年发病率减少至 1.7％[10]。最近更多的研究显示，使用药物治疗的无症状的颈动脉狭窄患者，身体同侧卒中发作的年发病率＜1％[26,27]。

症状性的颈动脉狭窄的自然历史同样被描述。之前的研究证实，在第一次颈动脉导致的 TIA 发作之后，每年卒中的风险接近 5％[28,29]，其中，超过 50％的卒中发作在第一年，21％发生在该事件之后的第一个月[30]。颈动脉狭窄的自然历史也受到斑块形态的影响；溃疡或斑块内出血的发生可能与更可能的缺血性事件相关[31-33]。因为 NASCET and ECAS 试验显示卒中风险显著下降，所以颈动脉重建成为症状性的颈动脉狭窄患者的标准治疗。

临床表现和诊断

无症状的颈动脉狭窄患者经常在出现颈动脉杂音或做颈动脉多普勒筛查时被诊断。据估计，在年龄超过 45 岁的美国人群中，颈动脉杂音发生率在 3％～4％，对于有其他动脉粥样硬化表现的患者中，发生率在 10％～23％[23,24]。对于有颈动脉疾病风险因素、颈动脉疾病家族史或者外周血管证据的患者常进行超声筛查。如果怀疑颈动脉狭窄达 60％或以上，需进一步行影像学检查，例如 CTA 或者 MRA。

症状性患者可能表现为单次 TIA 发作，多次且越来越严重的 TIA 或卒中发作。这些患者需要立刻评估导致症状的可能血栓来源，同时，利用颈动脉多普勒，非侵入性的神经血管影像检查，例如 CTA 或 MRA，来明确颈动脉狭窄。如果任何形式的检查提示颈动脉狭窄超过 NASCET 标准的 50％，应当考虑行 DSA 检查并为颈动脉血管重建做准备。

很多研究中心仅仅根据神经血管影像进行颈动脉内膜剥脱术。尽管很多外科医生认为 CTA 和 MRA，或仅用 MRA 已经足够，但是毫无疑问的是，DSA 提供更好的解剖细节，更准确地评估血管狭窄程度。尽管血管造影有小的风险，仍有一些证据表明在术前评估和决策制定方面，DSA 要优于非侵入性神经血管检查[34]。

血管内治疗的注意事项

背景和历史观点

在颈动脉狭窄手术治疗与药物治疗比较的金典的里程碑式的研究中，CEA 所带来卒中风险率下降，仅仅是在手术并发症控制在一个特别的范围内。正如之前提到的，在 NASECT 中，对于血管狭窄 70% 及以上的患者中，手术治疗使卒中风险率绝对值下降 17%，该数值是假设围术期（30d）并发症在 6% 或以下得到的[7]。对于被招募到 ACAS 中的无症状的颈动脉狭窄患者，手术获益是假设围术期的手术并发症在 3% 或以下[9]。此外，NASCET 和 ACAS 有非常严格的纳入标准，使得 CEA 对于手术风险低的患者受益。

寻找颈动脉狭窄的微创性的血管内治疗最早可以追溯到 20 世纪 80 年代。在 20 世纪 60 年代末至 70 年代初 Serbinenko 的先驱工作之后，介入神经放射学家开始使用球囊治疗多种颅内血管疾病[35]。Mathisa 及其同事[36]，Kerber 及其同事[37]，Theron[38] 首先考虑利用球囊成形术治疗颅外颈动脉。Theron 及其同事[39] 在 1987 首先报道 38 例颈动脉球囊成形术，栓塞并发症的发生率为 8%，颈动脉解剖率为 5%。远端栓塞并发症的高发病率引起人们思考寻找保护大脑的办法。

Theron[38] 发明一种三方同轴的导管系统，顶端为闭塞的球囊用于预防栓塞。该球囊与微导管联系在一起，并在颈动脉狭窄部位行血管内治疗过程中，会在颈内动脉远端范围内膨胀。在血管内治疗中获得的栓子在收紧远端闭塞球囊前，通过导引导管被吸走。使用该技术对 43 例颈动脉狭窄行血管内治疗并远段球囊保护，将远端栓塞率降低至 0[40]。

颈动脉狭窄血管内治疗接下来发展的主要过程是引入支架。心脏病学的文献证明，相比于仅接受冠状动脉血管成形术的患者，行冠状动脉支架治疗的患者获得更好的临床和造影结果，且再狭窄率更低[41,42]。20 世纪 90 年代中期，几位研究者开始应用该技术治疗颅外颈动脉狭窄，得出相似的好的结果，即较低的再狭窄率，避免了颈动脉切开[43-45]。

支架和栓子保护装置无疑是两件里程碑事件，它使得 CAS 成为一种充满前景的可以替代 CEA 来治疗颅外颈动脉狭窄的方法。在接下来的段落，作者讨论目前的栓子保护装置和支架的历史演变与技术内容，来更详细、准确地描述现代 CAS 的治疗技术。

栓子保护的演变

第一套栓子保护装置是前面提到的 Theron 及其同事[40] 发明的球囊导管系统，他们在血管成形术过程中用来闭塞颈内动脉远端。原始的 Theron 装置的直接演变是 PercuSurge 导丝（Medtronic，Sunnyvale，CA，USA）。这种远端栓子保护装置由一个直径 0.014in 的成形导丝组成，该导丝贴附于一个横断面很小的聚氨酯闭塞球囊（抽气后 0.036in）。当导丝和球囊通过颈内动脉病变处的近端，球囊即充气膨胀，阻挡通过颈内动脉的血流。狭窄部位将根据需要使用支架和血管内成形术治疗。当放入支架后，吸气导管即顺着导丝被放入远端闭塞球囊的部位，抽出柱形气体和接近球囊的碎渣。随即撤除吸气导管，球囊泄气后，血流得以恢复。作为栓子保护装置的远端球囊闭塞的主要缺点包括完全阻塞通往大脑的血流，偶尔会使 Willis 环不充分的患者难以耐受，直到球囊被抽完气，才能完成病灶的血管造影术（和置入支架步骤）评估。

　　为了克服球囊闭塞装置的缺点，过滤装置成了一种合适的替代品。作为伞或者风向袋的过滤装置放置在颈动脉狭窄处和大脑之间，不仅能捕获支架置入过程中释放的碎渣，同时允许血流连续通过，顺利完成放射造影评估。该过滤装置在操作结束后被取回。有各种不同种类的过滤装置；但本质上均是由可膨胀的镍钛合金组成，这种合金表面覆有一层多孔的聚氨酯薄膜，孔径在 $36\sim140\mu m$[46]。他们可以分为两大组：过滤器固定在微导丝上，所以可以通过移动微导丝来移动过滤器的远近，例如 FilterWire EZ 滤器（Boston Scientific，Mountainview，CA，USA），或过滤器被放置在微导丝上，但可以独立移动远近，例如 Emboshield NAV-6（Abbott Vascular，Santa Clara，CA，USA）（图 14.2）。当过滤器在超过狭窄处的颈内动脉远端被展开，接下来需要使用递送支架和血管成形术球囊的过滤导丝。最后，在操作的结尾，收回连接过滤器的导管和碎渣。在过滤装置收回前，利用远端闭塞的球囊，碎渣也可以使用吸气导管快速吸出，尤其当碎渣较多且堵塞滤器时。

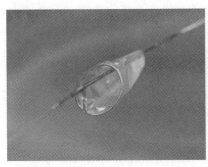 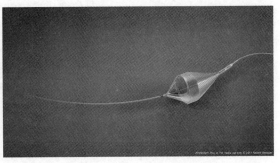

A　　　　　　　　　　　　　　　　　　　　　　B

图 14.2　不同种类远端栓子保护过滤装置举例：（A）FilterWire EZ 滤器，
滤器固定于微导丝，随着微导丝的移动实现远近移动；（B）Emboshield
NAV-6 滤器：过滤器被放置在微导丝上，但可以独立移动远近

　　过滤器的孔径与过滤器血栓的风险相关。小孔径因为捕获过多的栓子，增加了过滤器血栓形成的风险；相反地，大孔径过滤器及时有滤器，形成微栓塞的风险更

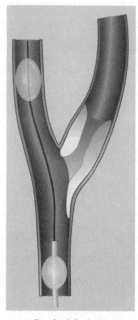

Proximal Occlusion

图 14.3　近端栓子保护：球囊闭塞颈总动脉和颈外动脉，通过阻断通过颈内动脉的血流或者使血液倒流，来阻止栓子到达颅内血管

大。鉴于此两难境地，大部分过滤器孔径范围从 $100\sim150\mu m$ 不等；尽管在 75 例 CAS 中使用气囊导丝装置捕获栓子，但 50％ 的栓子直径＜$100\mu m$[47]。

尽管过滤装置和远端栓子保护装置广泛使用，一个固有的缺点在于该技术要求过滤装置或球囊，在展开及建立有效的栓子保护前，能够通过血管狭窄部位。在通过狭窄处过程中，栓子有脱落的风险，所以要寻找一种在导丝通过狭窄处之前保护大脑的办法。正如之前提到的，Theron[38]，使用球囊阻断颈总动脉，这一概念在 20 世纪 80 年代后期很风靡；然而，他意识到通过颈外动脉返流的血液将会充盈颈内动脉。最后，Parodi 进一步定义了近端栓子保护这一概念，具体包含一个放置在颈总动脉近端的主要的气囊导引导管和一个较小的放置在颈外动脉的球囊（在甲状腺上动脉平面）[46]。当两个球囊都膨胀的时候，颈内动脉的血流将被阻止（或血液倒流），达到有效地保护和避免远端栓子脱落至颅内血管的目的（图 14.3）。

当前美国出售的主要有两种近端保护装置：the Mo. Ma device（Invatec，Roncadelle，Italy）and the Gore Flow Reversal System（W. L. Gore，Flagstaff，AZ，USA），之前被称为 ParodiAnti-Embolic System。the Mo. Ma device 有两个低压顺应性好的球囊安装在一个单独的导管上，较大的一个安装在颈总动脉的远端，较小的一个安装在颈外动脉的近端。当球囊膨胀起来，颈内动脉的血流将被阻止，递送支架和球囊的通道即被建立起来，可以治疗颈内动脉狭窄[48,49]。the Gore Flow Reversal 系统同样由两个球囊组成，一个在颈总动脉的末端，另一个在颈外动脉的近端；与 the Mo. Ma 装置最主要的区别在于 the Gore 装置，颈外动脉的球囊安装在一个单独的 0.015in 直径的导丝上（通过主要的导引导管进入颈外动脉），主导管近端的集线器与对侧的股静脉相连，使逆流血液通过颈内动脉。支架和球囊通过 the Gore 装置的导引导管通道顺利置入完成操作。使用经颅多普勒和弥散加权磁共振评估远端栓子保护装置与近端栓子保护装置在减少大脑微栓塞方面的差异。初步试验表明近端保护装置与远端保护装置相比，能显著减少颅内栓塞[50,51]。

支架技术评估

紧跟介入性心脏学的发展[41,42]，首先用来治疗颅外颈动脉狭窄的支架是气囊膨胀冠脉支架。这些支架容易受到外部压力的影响，颈部活动可导致支架塌陷、移位，以至于大脑血流量减少[52]。因为支架使用单一尺寸球囊充气，所以无法在血管远近端部位获得不同的尺寸；因此，支架直径只能介于颈总动脉和颈内动脉之间，不充分地锥形展开在血管中。

支架的其他缺点包括更大的横断面，对弯曲病灶的低顺应性，最低框架大小（有关支架给予动脉粥样硬化斑块的能阻止斑块碎片从支架内脱落的压力多少）。另外，如果展开在参差不齐、钙化病灶上，具有球囊破裂和气体栓塞的风险[52,53]。

最初从胆道支架发展而来的自行膨胀支架，相比于球囊安装支架，有显著的改善。自行膨胀支架对于弯曲的颈动脉解剖顺应性更大，提供更好的病灶覆盖（因为可以调整尺寸和长度），并且很容易放置。因为以上优点，自行膨胀支架成为治疗颈动脉狭窄的专用支架。

首批自行膨胀支架是颈动脉网状支架（Boston Scientific），由一个单独的网形合金导丝组成（一种铁镍合金）。颈动脉网状支架是用不透辐射的钽粉核心合金制成，由单纤维丝缠绕成网形管道组成（一种铁镍钽粉合金）[52]。该支架具有良好的弹性和韧性，被设计为一种闭环支架，意味着所有邻近支架结构的桥梁（或框架或尖头）在每个可能的交叉点相连接，以此达到绝佳的稳固性。当支架漏出递送鞘外，一个弹性动作允许该装置扩张；如果有必要，一部分递送支架（最多到它长度的50%）可能被收回它的递送鞘内。

镍钛合金的引入代表了支架发展的另一个里程碑事件。铁镍合金由形态记忆合金构成（铁和镍），当暴露在正常体温（37℃）下则恢复到之前的形状。这些支架可以被设计成闭环支架（类似网状支架）或者开环支架，这意味着一些连接桥梁（或支架框架）将会消失；因此，虽然提供较少的血管壁支持，但开环支架更富有弹性，更加适用于弯曲的解剖结构。镍钛合金有圆柱形或锥形，有可能更合适颈总动脉和颈内动脉直径比例失当的狭窄。各种各样的支架和材料使得匹配特殊的颈动脉狭窄有更加灵活的选择，使得血管内治疗成功的可能性增大（图14.4）。

最后，混合支架技术代表了颈动脉支架发展的最新阶段。这些支架包括开环和闭环支架。Cristallo Ideale 颈动脉支架（Medtronic Vascular, Minneapolis, MN, USA）在中间是闭环设计，在两边是开环设计，颈动脉窦支架（OptiMed，Ettlingen，Germany）在中间是开环设计，两边是闭环设计。这些装置均试图提供更好的稳固性及灵活性。也有一些支架将开环和闭环设计贯穿在整个支架中。另一个最近的概念是覆盖的管腔内支架，一层聚四氟乙烯加在镍钛合金的外表，以此阻止血小板从支架上脱落。这些装置也可用在重组人类血栓调节蛋白的生物活性表面，在猪模型上，达到抑制颈动脉病变的新生内膜增生[54]。

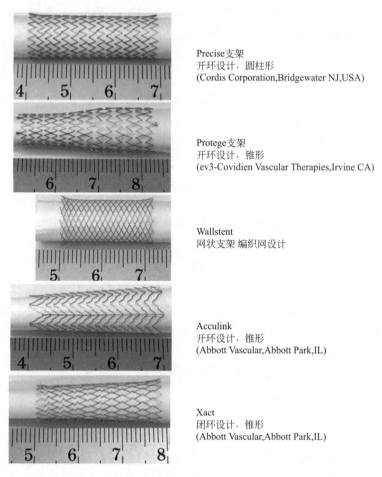

Precise支架
开环设计，圆柱形
(Cordis Corporation,Bridgewater NJ,USA)

Protege支架
开环设计，锥形
(ev3-Covidien Vascular Therapies,Irvine CA)

Wallstent
网状支架 编织网设计

Acculink
开环设计，锥形
(Abbott Vascular,Abbott Park,IL)

Xact
闭环设计，锥形
(Abbott Vascular,Abbott Park,IL)

图 14.4　根据机械结构和形状设计的不同种类的支架
[From Eller JL，Siddiqui AH. Stent design choice based on anatomy
（chapter 39）. In：Gonzalez F，et al，editors. NeuroInterventional
surgery，tricks of the trade. Thieme，in press.]

现代颈动脉支架成形技术

颈动脉支架成形术成功的一个基本面是理解血管通路和颈动脉解剖，并选择相应的装置。对于每一个特殊的病例，应该仔细研究颈总动脉和颈内动脉内施行血管造影术和其他非侵入性血管影像［CTA 和（或）MRA 可选用］的可行性，以及针对颈动脉狭窄所选用的特别支架、栓塞保护装置和血管成形球囊的适用性。仔细选择装置对于成功安全放置颈动脉支架是很重要的，在之后段落还会详细说明。颈动脉支架成形技术包括通过颈内动脉血管成形术达到血管内腔扩张，斑块部位置入支架防止血管缩窄，制止斑块碎片进入支架内腔和向远侧移动。导丝系统的快速转换是递送该过程中所有装置的首选，因为该系统简单迅速。

在此过程之前，患者至少进行双抗治疗（阿司匹林 325mg/d 和氯吡格雷 75mg/d）5d 以上，一次获得这些药物合适的治疗水平并阻止支架置入后支架和管腔内的血栓形成。如果一开始不能进行抗血小板治疗，那么负荷计量的阿司匹林（650mg 一次口服）和氯吡格雷（600mg 一次口服）需要在手术前迅速给予。对氯吡格雷存在抵抗的患者，可将普拉格雷作为替代品。支架置入后，双抗至少使用 1 个月，之后氯吡格雷可以安全地停用。患者终身服用阿司匹林。

在作者看来，颈动脉支架成形术经常在清醒镇静和局麻下完成。使用咪达唑仑和芬太尼给患者镇静，使他们在手术过程中能很容易被唤醒接受必要的神经系统体格检查。利多卡因被作为局麻药用于动脉穿刺。格隆溴铵用于预防可能发生的症状性的心动过缓，尤其在血管成形术的过程中。多巴胺是很有代表性地用于手术过程中或术后的低血压的治疗。给予体重加权的肝素药丸（在 50～70U/kg）静滴，使在通过颈内动脉狭窄处之前凝血活化时间（ACT）维持在 250～300s，以此预防手术过程中血栓形成。

装置选择

栓塞保护装置

在所有血管内颈动脉支架成形术的过程中，血栓保护成为治疗的标准。栓塞保护装置的选择主要基于解剖考虑。大部分病例中，均首选远端保护过滤装置，因为它被强力证实可以减少围术期卒中的发生，并且比近端保护球囊更容易放置。相反地，对于滤器通过时导致远端栓塞可能性大的症状性的病灶，选择近端保护支架非常合适，例如非常严重的狭窄（＞90％），存在溃疡和（或）与动脉粥样硬化斑块相关的"新鲜血栓"或者剧烈狭窄部位有重度血管迂曲并且没有放置滤器的空间。

然而，颈总动脉或颈外动脉的血管存在狭窄或迂曲，则无法进行近端保护。另一个选择（虽然是一个不常见的方法）是在近端和远端同时放置保护装置。为了优化栓子保护装置，在通过病灶、支架放置和球囊成形的时候，导引导管集线器开放回血，由此从颅内循环中转移栓子碎渣。

支架

支架的选择主要基于解剖学考虑，尽管大部分病例都首选有小的空白区域的闭环支架（在支架分叉无覆盖部分）。正如前面提到的，这些支架有更好的稳固并且更可能抓到支架和血管壁之间的斑块碎片，从而限制了急性或延迟的血栓栓塞风险。同时，闭环支架可以在完全放置前被收回，使装置能够达到最理想放置。另一方面，在狭窄旁边有重度血管迂曲的病例中，开环支架可能是达到支架和血管解剖一致性的最佳选择，尽可能减少支架扭曲或者错位。平衡一致性和稳固性是选择一个特别的颈动脉支架的核心。最后，应该选择一个长度足够覆盖狭窄区域并且连接颈内动脉至颈总动脉的支架。

血管成形球囊

球囊血管成形术通常在支架置入后放置，以此最大限度增大血管流量，完全解决狭窄。在严重狭窄情况下，当未放置的支架不能安全通过狭窄处，目前的血管成形术可能也会实施。血管成形球囊导管的直径应当较正常的颈内动脉直径稍小一点。考虑到在血管成形术过程中，斑块碎渣在远端栓塞的高风险，该过程应当尽快完成（最好一次完成），并且导引导管集线器保持通畅，便于回血或积极吸引。血管成形球囊导管有很多种符合血管解剖的直径和长度供选择。

导引导管

导引导管的选择应遵循的原则是，使用在颈总动脉远端能允许栓子保护装置、支架和球囊放置，而又不失稳定性的最小直径的导管。对于大部分颈动脉支架操作，the 6F Cook Shuttle（Cook Medical，Bloomington，IN，USA）都是理想选择，因为作为一个保护鞘，它有足够的硬度，同时，足够的弹性能被递送到颈总动脉的远端，起到稳固地递送颈动脉支架的作用。所有远端过滤装置、支架和球囊都能够通过 the Cook Shuttle 安全地递送。较小的支架，例如 6mm 或 8mm 网状支架也可以通过 6FEnvoy 导引导管递送（Codman & Shartleff，Raynham，MA，USA），该导管比 the Cook Shuttle 更小且更容易操作，但是稳定性较差，脱出到主动脉弓的风险较高。因此只有当主动脉弓解剖规则和血管弯曲度较小时，才使用 Envoy 作为导引导管。Envoy 需要一个 6F 鞘置于股动脉。

最后，对于需要近端保护的病例，不管是 the Mo. Ma 导管还是 Gore 导管，当颈总动脉和颈外动脉近端栓塞保护球囊膨胀开，两者均被用作导引导管，并且有一个工作通道来递送支架和球囊。因为两者都是 9F 导管，它们需要 9F 股动脉鞘，通过放置在颈外动脉远端的更硬的导引导丝，被递送到颈总动脉远端。

技术误区

腹股沟进针和鞘布置

使用微创穿刺针进入股总动脉，通常是右侧。改良的塞丁格技术结合血管扩张器用来替代显微穿刺针将 6F 鞘置入。腹股沟血管造影术用来排除任何血管损伤，解剖或者造影剂外渗，并在操作结束的时候，确保动脉穿刺处皮肤闭合安全。有外周血管病史或之前股动脉做过手术的患者应当在术前评估从股动脉穿刺的可行性；在一些不常见的情况下，可能需要从肱动脉进针。就像之前讨论的，对于大多数患者，6F 鞘被 6F Cook Shuttle 替代，因为后者不仅是一个导引导管，同时也是股动脉鞘；否则如果选择 6F Envoy 导引导管，那么 6F 鞘都是必要的选择，或者在近端栓塞保护装置中 6F 鞘需要被 9F 鞘替代。

按照制造商的说明书，准备好所有装置，并用生理盐水冲洗，在桌子尾端按使用顺序摆放，便于操作者能够轻松快速使用。在股动脉穿刺的时候，需要完全肝素化，使得导管进入颈动脉的时候，凝血酶原时间可以达到介入治疗的水平，最大程度减少栓塞并发症的风险。

导引导管的放置

导引导管稳定固定在颈总动脉的远端，这样，在递送栓塞保护装置、支架和球囊时，不会脱落进入主动脉弓。6F Envoy 导管有足够的弹性和顺畅性，可以借助直径 0.035in 的导引导丝被置于远端颈总动脉，而不需要借助导管。导引导丝通常被带入远端颈外动脉，这样允许 Envoy 导管利用足够的导丝进入，避免颈内动脉的粥样硬化斑块被触碰。双翼荧光镜检查非常重要。前后面两个角度观察主动脉弓和从侧面观察颈总动脉分叉，确保导丝不会进入颈内动脉，不至于在导引导管进入时发生远端栓塞并发症。在讨论手术策略时，也使用路图指导。

放置 6F Cook Shuttle 更具有挑战性。因为它相比于 6F Envoy 导管，更大更硬，介于中间的 5F 导管能提供颈总动脉近端更加稳固的操作，并允许 Cook Shuttle 借助其进入。5F Vitek 导管（Cook Medical）是用于该目的的金典导管。一个交换长度为 0.035in 的导引导丝被送入主动脉弓，为送入 Cook Shuttle 用来交换初始 6F 鞘，Cook Shuttle 被送入近端降主动脉。5F Vitek 导管通过 Cook Shuttle 送入，通过导丝，用于在右侧或左侧颈总动脉近端插入导管。交换导丝首先进入颈外动脉远端，以此到达稳固导丝的目的。然后 Cook Shuttle 借助 Vitek 导管进入并覆盖导丝，直到颈总动脉远端。5F Slip-Cath（Cook Medical）也可被用作中间导管进入右侧颈总动脉。凭借交换导丝的病例，因为严重的颈外动脉狭窄或者颈总动脉远端狭窄而无法进入颈外动脉，一种更硬的导丝，例如 Amplatz Super Stiff 导丝（Boston Scientific）可能被置于远端颈总动脉，Cook Shuttle 借助该导丝进入预期的位置。

在使用近端保护装置的病例中，6F 鞘增大为 9F 鞘。考虑到 Mo. Ma 和 Gore 导管都相当坚硬，需要借助更加坚硬的导丝进入远端颈总动脉。为达这一目的，常规使用 Supra Core 导丝（Abbott Vascular，Abbott Park，IL，USA）。5F 诊断导管，例如 Sim-2 导管首先被用来送入近端颈总动脉（Terumo Medical Corporation，Ann Arbor，MI，USA）。在透视路图导引下，一个交换长度为 0.035in 的导引导丝被送入远端颈外动脉，之后，Sim-2 导管借助该导丝送入，直到其顶端到达远端颈外动脉。当上述导丝被拔出，Supra Core 导丝然后穿进 Sim-2 导管，被送达远端颈外动脉。最后，Sim-2 导管被拔出，Mo. Ma 导管借助 Supra Core 导丝被送入到远端颈总动脉。这项间接技术通常用于放置大的较硬的导管在颈总动脉（例如 Mo. Ma or Gore 导管）。如果导管脱落至主动脉弓，那么相对较软的导丝，例如 0.038in 的导丝可能会用上。

栓塞保护装置的置入

对于大部分病例，都会用到远端栓塞过滤器。这些装置自带大小为 0.014in 的可操作导丝，这些导丝用于通过狭窄处，递送过滤器达到远端颈内动脉。这一部分可能是整个操作中最危险的，因为必须在栓塞保护装置放置前完成，由此可能导致斑块碎渣的栓塞，围术期卒中事件发生。非常重要的一点是迅速而温柔地通过狭窄处，以此避免扰动斑块。直径 0.014in 微导丝的顶端应当由手术者塑形，以便能够更好地通过颈动脉分叉部、远端颈内动脉斑块，并尽可能降低远端栓塞的可能性。当直径 0.014in 的微导丝通过狭窄处，它的顶端被放置并维持在颈动脉坚硬的部位。过滤器通过微导丝放置在颈内动脉直的远离狭窄的部位。拔出直径为 0.014in 微导丝，将递送过滤器的导管置入狭窄处，之后置入血管成形球囊。迅速交换技术对于快速容易地递送装置是比较好的。

在使用近端保护装置的患者中，远端颈总动脉和近端颈外动脉的球囊被准确地放置在相应的血管内，借助可操作的 0.014in 微导丝在通过狭窄处迅速膨胀，例如 Spartacore 导丝（Abbott Vascular）。

使用 50 : 50 生理盐水膨胀球囊和造影剂，使得手术过程中轻松可见。通过往血管腔内注射少量造影剂可以确定血流淤滞。在球囊膨胀前获得路图指导，直到球囊抽气前才进一步行脑血管造影。一旦近端保护装置打开，就使用同远端过滤器微导丝一样的方式，放置 Spartacore 导丝通过狭窄处到近端坚硬的颈动脉。支架和之后的血管成形球囊通过 Spartacore 导丝置入。使用 Spartacore 导丝撤出导引导管（在颈总动脉和颈外动脉球囊之间）可能很困难。在这种情况下，一种多用途的成角导管可能用来将 Spartacore 导丝从导引导管中重新定向入颈内动脉。

对于非常严重或危险的颈内动脉狭窄，使用 0.014in 的微导丝可能无法通过病灶处。在这种情况下，使用更坚硬的导丝，比如一种 0.035in 的导引导丝可以通过病灶，之后可以借助该导丝送入多用途导引导管通过病灶处。然后撤出 0.035in 的导引导丝，置入通过颈动脉坚硬部位的 0.014in 的微导丝。撤出多用途成角导管，置入支架。该技术使得颈动脉斑块脱落，进而斑块碎渣引起远端栓塞的风险增高；因此，在上述装置通过病灶前建议置入近端保护装置。

支架置入

一旦栓子保护装置被打开，0.014in 的微导丝被放置在颈动脉坚硬处，就使用一种迅速交换技术将支架和血管成形球囊借助导丝置入。在交换时候，将导丝固定在一个稳固的位置非常重要，因为这样可以预防导丝顶端或远端过滤器的不正确移动造成血管壁损伤。当放置不同装置的时候，确定导引导管的位置同样重要，因为这样可以预防导引导管脱落进入主动脉弓。假如患者移位导致路图不确定，支架置入的位置应当由支架和骨性标记物（例如颈椎）的位置决定。支架置入和打开的过程中射线持续照射。如果支架不能通过狭窄处，则使用较小的球囊（与正常颈内动脉相比）来完成血管成形术，这样不仅能创造一条新的通道，也可以使斑块化的损害最小。支架被放置在狭窄最严重部位的中央（和它与骨性标记预先确定的关系保持一致），然后参照制造商的说明书打开。在放置闭环支架的患者中，部分展开的支架（通常不超过支架长度的 50%）如果有必要可能被撤回重新放。在支架置入后，在支架置入的部位往往有剩余狭窄的部位，需要行球囊扩张术。

支架置入后的球囊成形术

支架置入后的血管成形球囊也稍微小于正常颈内动脉。一旦支架被展开，支架递送导管就被撤出，换用球囊导管，球囊标记被放置在剩余狭窄处的中央。一旦放置在适当的部位，血管成形球囊将膨胀至标称压力并迅速放气。即使剩余狭窄不能被完全解决，做一次血管成形术通常足够了，尤其考虑到球囊膨胀后扰动斑块导致远端栓塞的风险。

收回栓塞保护装置

在支架展开并行血管成形术后，进行颈部和颅内血管造影术，来确认颈动脉重建是否充分，是否有血管损伤或远端栓塞。也需要行神经系统体格检查来确认没有新的神经系统损害。放置近端栓塞保护装置的患者，在行最后血管造影之前，先将球囊放气，直到确定没有任何问题，在射线照射下撤出 0.014in 的微导丝。放置远端栓塞保护装置的患者，在射线照射下当 0.014in 导丝通过支架处，利用该微导丝将收回导管置于过滤器的近端。然后过滤器被回收到回收导管中，当导引导管活塞瓣打开血液回流时，一起撤出过滤器和回收导管。如果在过滤器里有很多碎渣（比如多到闭塞过滤器），则首先通过导丝置入吸引导管，迅速吸出过滤器近端的柱形血液，将碎渣释放到远端的风险降至最低。收回导管也可能卡在支架分叉部，尤其是开环支架。在这种情况下，要求患者将头转向任意一边，将导引导管送进支架内可能使得回收导管通过支架。

腹股沟穿刺处闭合

如果有可能，一套闭合装置用在股动脉尽量减少腹股沟或者腹部血肿的风险，减少了患者在血管内治疗术后需要制动的时间。如果不能使用闭合装置，那么腹股沟鞘需要一直放在穿刺处，直到患者的部分凝血活酶时间恢复正常，之后可以撤出股动脉鞘，手法压迫直到不再出血。患者需在床上躺着休息 4h，以此减少血肿形成的风险。

适应证和禁忌证

目前食品药品监督管理局（FDA）批准颈动脉支架成形术的适应证，包括症状性（＞50％狭窄）或者无症状（＞80％狭窄）的颈动脉狭窄，还有颈动脉内膜剥脱术风险很高的情况。高风险特征包括解剖学因素、内科合并症，本质上与颈动脉内膜剥脱术排除标准一致的特点（见表 14.1）。然而，联邦医疗保险和医疗补助服务中心（CMS）采取更加严格的标准来批准 CAS 的报销。除了手术风险高，对于狭窄程度＞70％的症状性患者和狭窄程度＞80％的无症状患者，同时参与临床试验的情况下，CAS 报销也需要考虑[55]。CMS 极大地影响了 CAS 在美国的发展。

CAS 的禁忌证主要与不良的血管解剖有关，例如严重的血管弯曲，在颈动脉存在严重弯曲或转角，阻碍导管和装置的安全通过，存在有严重弓形延伸率的Ⅲ型主动脉弓，或者在主动脉弓中存在严重的动脉粥样硬化斑块，在导管进入时导致远端栓塞的高风险。需要重点强调的是 CEA 和 CAS 是互为补充的操作，当一种操作存在高风险的时候，另外一种操作是非常好的替代办法，反之亦然（图 14.5）。

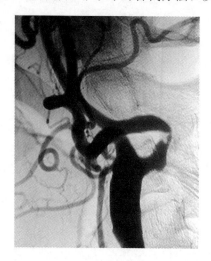

图 14.5　不适合血管内治疗的颈动脉狭窄的病例
DSA，左侧颈动脉造影，侧面观察，证明颈内动脉存在严重的弯曲，同时存在溃疡斑块
和重度狭窄；颈动脉支架成形术的风险超过颈动脉内膜剥脱术

临床预后

第一个比较颈动脉手术和血管内治疗预后的临床试验是 2001 年发表的颈动脉和脊椎腔内血管成形术研究[56]。在该研究中，504 名患者随机分配到 CEA（n=253）或血管内治疗（n=251，26％行血管内成形术和支架置入术，74％的患者仅行血管内成形术）。两者在卒中风险或死亡率方面没有明显差异。2004 出版的支架和血管内成形术与动脉内膜剥脱术高风险患者的保护性研究（SAPPHIRE），将 334 名 CEA 高风险患者随机分为有栓子保护装置的 CAS 或者 CEA[57]。症状性患者要求 50％或以上狭窄，无症状者要求 80％或以上狭窄。主要不良事件的年发生率（包括介入治疗 30d 内死亡、卒中或者心梗的发生，或者死亡或 31d 到 1 年期间身体同侧卒中发生），CEA 是 20.1％，CAS 是 12.0％（表 14.2）。因为这些结果，使用栓子保护装置的 CAS 被认为并不比 CEA 差，在 2004 年被 FDA 批准用于高手术风险的患者。

几项欧洲研究尝试比较 CAS 和 CEA 在正常手术风险的患者的应用（表 14.3)[58-60]。这些试验无法证明 CAS 并不比 CEA 差。

然而，这些试验均存在严重的试验缺陷，包括栓塞保护要求，血管内治疗者缺乏经验，缺乏统计学知识。这些试验充分证明了栓塞保护、操作训练和经验对于 CAS 的成功非常重要。

表 14.2 SAPPHIRE 研究：随访 1 年的结果

终点	CAS($n=159$)/%	CEA($n=151$)/%	P 值
死亡	7.0	12.9	0.08
卒中	5.8	7.7	0.52
心肌梗死	2.5	8.1	0.03
颅神经瘫痪	0	5.3	0.003
主要不良事件	12.0	20.1	0.05

引自 Eller JL，Dumon TM，Sorkin GC，et al. Endovascular advances for extracranial carotid stenosis. Neurosurgery 2014；72：S92-101.

表 14.3 欧洲比较标准手术风险患者中 CAS 和 CEA 的试验

试验	卒中率(CAS vs CEA)/%	主要的缺陷
EVA-3S	9.6 vs 3.9	缺少手术经验.缺少栓塞保护
SPACE	6.8 vs 6.3	缺少栓塞保护
ICSS	8.5 vs 5.2	缺少栓塞保护

这些试验被认为是看衰 CAS 的试验；然而，这些试验中，操作者缺乏经验，未使用统一的栓塞保护，缺少统计学知识。

EVA-3S—症状性的严重颈脉狭窄患者中动脉内膜剥脱术和支架成形术的比较；ICSS—颈内动脉支架置入研究；SPACE—颈动脉支架血管成形术与动脉内膜剥脱术比较

一项最大的比较标准手术风险患者中 CAS 和 CEA 的研究，是 Carotid Revascularization Endarterectomy versus Stenting Trial（CREST），该试验在美国，加拿大的 117 的分中心实施，并于 2010 年出版（表 14.4）[61]。总共有 2502 名患者登记参与，包括症状性（血管造影≥50％狭窄）和无症状（血管造影≥60％）的颈动脉疾病，并且随机分为 CAS（$n=1271$）或者 CEA（$n=1251$）。不像上面欧洲研究那样，在血管内成形治疗的所有患者中均要求具有栓塞保护。此外，要求更加严格的血管内治疗的证书，在所有参与者中，仅有 52％被选中[62]。无论是围术期还是之后 4 年的随访，CAS 和 CEA 在主要终点事件，包括死亡、卒中或者心肌梗死，均没有没有显著统计学差异（CAS 7.2％；CEA 6.8％）。当分开统计时，小卒中的发生在 CAS 后比 CEA 后更加常见（4.1％ vs 2.3％），然而，心肌梗死在 CEA 后比在 CAS 后更加常见（2.3％ vs 1.1％）。心肌梗死的影响，无论是临床或者仅仅是生物标记物，被发现与卒中相比，在之后增加死亡率方面影响更大[63]。CREST 也证明在 CAS 的患者中年龄和终点的关系，在 CAS 过程中，70 岁以上的患者中卒中的发生风险较高[61]。该试验是迄今为止，CAS 围术期并发症和术后长时间预后的最佳评估，明确表明 CAS 和 CEA 对于标准手术风险的患者是等效操作。

表 14.4　CREST 结果

不良事件	CAS/%	CEA/%	P 值
围术期卒中	4.1	2.3	0.01
围术期心梗	1.1	2.3	0.03
4 年卒中发生	2.0	2.4	0.85

在主要终点包括死亡、卒中和心肌梗死，CAS 和 CEA 之间都没有明显统计学差异。当分开统计时，小卒中的发生在 CAS 后更加常见，心梗在 CEA 后更加常见。

引自 Eller JL, Dumon TM, Sorkin GC, et al. Endovascular advances for extracranial carotid stenosis. Neurosurgery 2014; 72: S92-101.

并发症和关注点

患者的选择在减少 CAS 并发症方面最重要的因素[64]。最坏的并发症是围术期的栓塞。我们对于栓塞保护重要性和支架置入过程中每一步的特定风险的理解最大程度上减少了风险。

正如之前大量的讨论，被认为有 CAS 禁忌证的不良的解剖特点增加了远端大脑栓塞和卒中的风险。颈动脉斑块的特点，例如软斑块、溃疡和斑块内出血，可能增加由于栓塞保护装置的导丝通过病灶处带来栓塞事件的风险，使得该步骤是整个操作的关键，这点有可能支持使用近端保护装置。

其他潜在的并发症包括穿刺点并发症（血肿和或假性动脉瘤形成，穿刺点感染），严重颈动脉解剖和或血栓形成，进展性卒中和再灌注出血。系统性并发症也有可能，例如心肌梗死，术后导致的急性高血压合并血流动力学不稳定，或者低血压和心动过缓，这些并发症应当认真检测和有效地治疗。

后续注意事项

CAS 后需要立即在危重症监护病房进行神经血管的检查，或者中级护理至少 12～24h。患者的血压和（或）心率可能波动很大，可能需要输升压药或者降压药。在行颈动脉血管成形术后，尤其在颈动脉狭窄（>90%）的情况，收缩压维持在正常值的 60%～80% 左右，将再灌注出血的风险降至最小。术后行常规心电图，全血细胞计数，电解质和心肌酶水平检查，便于发现潜在的心肌缺血。

大部分的患者在术后第 1 天或者第 2 天出院。出院前针对支架置入后的颈动脉行多普勒超声检查，作为后期随访的基线。患者需在术后 1 个月、半年和 1 年分别进行多普勒检查；如果支架位置良好，以后只需每年复查一次。颈动脉成功支架置入术后的再狭窄比较少见。Cernetti 及其同事[65] 报道，针对 100 名 CAS 术后的患者进行 24 个月的随访发现，1.9% 发生显著的再狭窄（≥70%）。闭环支架血管壁覆盖率越大，导致内膜增生和支架内再狭窄的风险就越大，尽管目前对于再狭窄，在一个支架内重叠放置另一个支架带来的获益还不确定[66]。

总结

颈动脉血管成形术和支架置入术从出现至今，经历了一段惊人的发展期，技术有了很大的提高。该技术目前发展良好，对其适应证和潜在的缺点有了清楚的认识。对于症状性且手术风险高的患者，CAS 的获益是明确、毫无疑问的。对于症状性、且有标准手术风险的患者，CAS 和 CEA 目前同样有效，风险预测基本一致，使得两者互补。对于无症状的颈动脉狭窄患者，颈动脉血管内治疗与内科治疗相比是否带来获益，目前仍有疑问。随着技术进步，临床经验的积累，以及微创手术的获益很有可能扩大 CAS 的适应证。

参考文献

1. Go AS, Mozaffarian D, Roger VL, et al. Heart disease and stroke statistics–2013 update: a report from the American Heart Association. Circulation 2013;127:e6–245.
2. Kolominsky-Rabas PL, Weber M, Gefeller O, et al. Epidemiology of ischemic stroke subtypes according to TOAST criteria: incidence, recurrence, and long-term survival in ischemic stroke subtypes: a population-based study. Stroke 2001;32: 2735–40.
3. Liapis CD, Bell PR, Mikhailidis D, et al. ESVS guidelines. Invasive treatment for carotid stenosis: indications, techniques. Eur J Vasc Endovasc Surg 2009;37:1–19.
4. Prati P, Vanuzzo D, Casaroli M, et al. Prevalence and determinants of carotid atherosclerosis in a general population. Stroke 1992;23:1705–11.
5. Thompson JE. The evolution of surgery for the treatment and prevention of stroke. The Willis Lecture. Stroke 1996;27:1427–34.
6. DeBakey ME. Successful carotid endarterectomy for cerebrovascular insufficiency. Nineteen-year follow-up. JAMA 1975;233:1083–5.
7. North American Symptomatic Carotid Endarterectomy Trial Collaborators. Beneficial effect of carotid endarterectomy in symptomatic patients with high-grade carotid stenosis. N Engl J Med 1991;325: 445–53.
8. Randomised trial of endarterectomy for recently symptomatic carotid stenosis: final results of the MRC European Carotid Surgery Trial (ECST). Lancet 1998;351:1379–87.
9. Endarterectomy for asymptomatic carotid artery stenosis. Executive Committee for the Asymptomatic Carotid Atherosclerosis Study. JAMA 1995; 273:1421–8.
10. Halliday A, Mansfield A, Marro J, et al. Prevention of disabling and fatal strokes by successful carotid endarterectomy in patients without recent neurological symptoms: randomised controlled trial. Lancet 2004;363:1491–502.
11. Rothwell PM, Eliasziw M, Gutnikov SA, et al. Analysis of pooled data from the randomised controlled trials of endarterectomy for symptomatic carotid stenosis. Lancet 2003;361:107–16.
12. Rothwell PM, Eliasziw M, Gutnikov SA, et al. Endarterectomy for symptomatic carotid stenosis in relation to clinical subgroups and timing of surgery. Lancet 2004;363:915–24.
13. Hartmann A, Hupp T, Koch HC, et al. Prospective study on the complication rate of carotid surgery. Cerebrovasc Dis 1999;9:152–6.
14. Lin SC, Trocciola SM, Rhee J, et al. Analysis of anatomic factors and age in patients undergoing carotid angioplasty and stenting. Ann Vasc Surg 2005;19:798–804.
15. Lam RC, Lin SC, DeRubertis B, et al. The impact of increasing age on anatomic factors affecting carotid angioplasty and stenting. J Vasc Surg 2007; 45:875–80.
16. Madhwal S, Rajagopal V, Bhatt DL, et al. Predictors of difficult carotid stenting as determined by aortic arch angiography. J Invasive Cardiol 2008;20: 200–4.
17. Bogousslavsky J, Regli F, Van Melle G. Risk factors and concomitants of internal carotid artery occlu-

sion or stenosis. A controlled study of 159 cases. Arch Neurol 1985;42:864–7.

18. Duncan GW, Lees RS, Ojemann RG, et al. Concomitants of atherosclerotic carotid artery stenosis. Stroke 1977;8:665–9.

19. Golledge J, Cuming R, Ellis M, et al. Carotid plaque characteristics and presenting symptom. Br J Surg 1997;84:1697–701.

20. Stoll G, Bendszus M. Inflammation and atherosclerosis: novel insights into plaque formation and destabilization. Stroke 2006;37:1923–32.

21. Redgrave JN, Lovett JK, Gallagher PJ, et al. Histological assessment of 526 symptomatic carotid plaques in relation to the nature and timing of ischemic symptoms: the Oxford plaque study. Circulation 2006;113:2320–8.

22. Hirt LS. Progression rate and ipsilateral neurological events in asymptomatic carotid stenosis (doi STROKEAHA.111.613711). Stroke 2014;45(3):702–6.

23. Cooperman M, Martin EW Jr, Evans WE. Significance of asymptomatic carotid bruits. Arch Surg 1978;113:1339–40.

24. Thompson JE, Patman RD, Talkington CM. Asymptomatic carotid bruit: long term outcome of patients having endarterectomy compared with unoperated controls. Ann Surg 1978;188:308–16.

25. Norris JW, Zhu CZ. Silent stroke and carotid stenosis. Stroke 1992;23:483–5.

26. Goessens BM, Visseren FL, Kappelle LJ, et al. Asymptomatic carotid artery stenosis and the risk of new vascular events in patients with manifest arterial disease: the SMART study. Stroke 2007; 38:1470–5.

27. Marquardt L, Geraghty OC, Mehta Z, et al. Low risk of ipsilateral stroke in patients with asymptomatic carotid stenosis on best medical treatment: a prospective, population-based study. Stroke 2010;41: e11–7.

28. Acheson J, Hutchinson EC. Observations on the natural history of transient cerebral ischaemia. Lancet 1964;2:871–4.

29. Baker RN, Ramseyer JC, Schwartz WS. Prognosis in patients with transient cerebral ischemic attacks. Neurology 1968;18:1157–65.

30. Whisnant JP. Epidemiology of stroke: emphasis on transient cerebral ischemia attacks and hypertension. Stroke 1974;5:68–70.

31. Altaf N, Daniels L, Morgan PS, et al. Detection of intraplaque hemorrhage by magnetic resonance imaging in symptomatic patients with mild to moderate carotid stenosis predicts recurrent neurological events. J Vasc Surg 2008;47:337–42.

32. Eliasziw M, Streifler JY, Fox AJ, et al. Significance of plaque ulceration in symptomatic patients with high-grade carotid stenosis. North American Symptomatic Carotid Endarterectomy Trial. Stroke 1994;25:304–8.

33. Altaf N, Goode SD, Beech A, et al. Plaque hemor-

rhage is a marker of thromboembolic activity in patients with symptomatic carotid disease. Radiology 2011;258:538–45.

34. Qureshi AI, Suri MF, Ali Z, et al. Role of conventional angiography in evaluation of patients with carotid artery stenosis demonstrated by Doppler ultrasound in general practice. Stroke 2001;32: 2287–91.

35. Teitelbaum GP, Larsen DW, Zelman V, et al. A tribute to Dr Fedor A. Serbinenko, founder of endovascular neurosurgery. Neurosurgery 2000;46: 462–70.

36. Mathias KD, Jaeger MJ, Sahl J. Internal carotid stents - PTA: 7-year experience. Cardiovasc Intervent Radiol (Suppl) 1997;20:S46.

37. Kerber CW, Cromwell LD, Loehden OL. Catheter dilatation of proximal carotid stenosis during distal bifurcation endarterectomy. AJNR Am J Neuroradiol 1980;1:348–9.

38. Theron J. My history of carotid angioplasty and stenting. J Invasive Cardiol 2008;20:E102–8.

39. Theron J, Raymond J, Casasco A, et al. Percutaneous angioplasty of atherosclerotic and postsurgical stenosis of carotid arteries. AJNR Am J Neuroradiol 1987;8:495–500.

40. Theron JG, Payelle GG, Coskun O, et al. Carotid artery stenosis: treatment with protected balloon angioplasty and stent placement. Radiology 1996;201:627–36.

41. Serruys PW, de Jaegere P, Kiemeneij F, et al. A comparison of balloon-expandable-stent implantation with balloon angioplasty in patients with coronary artery disease. Benestent Study Group. N Engl J Med 1994;331:489–95.

42. Serruys PW, van Hout B, Bonnier H, et al. Randomised comparison of implantation of heparincoated stents with balloon angioplasty in selected patients with coronary artery disease (Benestent II). Lancet 1998;352:673–81.

43. Diethrich EB, Ndiaye M, Reid DB. Stenting in the carotid artery: initial experience in 110 patients. J Endovasc Surg 1996;3:42–62.

44. Wholey MH, Wholey M, Bergeron P, et al. Current global status of carotid artery stent placement. Cathet Cardiovasc Diagn 1998;44:1–6.

45. Yadav JS, Roubin GS, King P, et al. Angioplasty and stenting for restenosis after carotid endarterectomy. Initial experience. Stroke 1996;27:2075–9.

46. Eskandari MK. Cerebral embolic protection. Semin Vasc Surg 2005;18:95–100.

47. Whitlow PL, Lylyk P, Londero H, et al. Carotid artery stenting protected with an emboli containment system. Stroke 2002;33:1308–14.

48. Coppi G, Moratto R, Silingardi R, et al. Advancements in the Mo.Ma system procedure during carotid artery stenting. J Cardiovasc Surg (Torino) 2009;50:789–93.

49. Rabe K, Sugita J, Godel H, et al. Flow-reversal de-

vice for cerebral protection during carotid artery stenting–acute and long-term results. J Interv Cardiol 2006;19:55–62.

50. Bijuklic K, Wandler A, Hazizi F, et al. The PROFI study (Prevention of Cerebral Embolization by Proximal Balloon Occlusion Compared to Filter Protection During Carotid Artery Stenting): a prospective randomized trial. J Am Coll Cardiol 2012;59: 1383–9.

51. Montorsi P, Caputi L, Galli S, et al. Microembolization during carotid artery stenting in patients with high-risk, lipid-rich plaque. A randomized trial of proximal versus distal cerebral protection. J Am Coll Cardiol 2011;58:1656–63.

52. Nikas DN, Kompara G, Reimers B. Carotid stents: which is the best option? J Cardiovasc Surg (Torino) 2011;52:779–93.

53. Mathur A, Roubin GS, Iyer SS, et al. Predictors of stroke complicating carotid artery stenting. Circulation 1998;97:1239–45.

54. Wong G, Li JM, Hendricks G, et al. Inhibition of experimental neointimal hyperplasia by recombinant human thrombomodulin coated ePTFE stent grafts. J Vasc Surg 2008;47:608–15.

55. Siddiqui AH, Natarajan SK, Hopkins LN, et al. Carotid artery stenting for primary and secondary stroke prevention. World Neurosurgery 2011;76: S40–59.

56. Endovascular versus surgical treatment in patients with carotid stenosis in the Carotid and Vertebral Artery Transluminal Angioplasty Study (CAVATAS): a randomised trial. Lancet 2001;357:1729–37.

57. Yadav JS, Wholey MH, Kuntz RE, et al. Protected carotid-artery stenting versus endarterectomy in high-risk patients. N Engl J Med 2004;351: 1493–501.

58. Mas JL, Chatellier G, Beyssen B, et al. Endarterectomy versus stenting in patients with symptomatic severe carotid stenosis. N Engl J Med 2006;355: 1660–71.

59. Ringleb PA, Allenberg J, Bruckmann H, et al. 30 day results from the SPACE trial of stent-protected angioplasty versus carotid endarterectomy in symptomatic patients: a randomised non-inferiority trial. Lancet 2006;368:1239–47.

60. Ederle J, Dobson J, Featherstone RL, et al. Carotid artery stenting compared with endarterectomy in patients with symptomatic carotid stenosis (International Carotid Stenting Study): an interim analysis of a randomised controlled trial. Lancet 2010; 375:985–97.

61. Brott TG, Hobson RW 2nd, Howard G, et al. Stenting versus endarterectomy for treatment of carotid-artery stenosis. N Engl J Med 2010;363:11–23.

62. Cutlip DE, Pinto DS. Extracranial carotid disease revascularization. Circulation 2012;126:2636–44.

63. Blackshear JL, Cutlip DE, Roubin GS, et al. Myocardial infarction after carotid stenting and endarterectomy: results from the carotid revascularization endarterectomy versus stenting trial. Circulation 2011;123:2571–8.

64. Goldstein LB, Samsa GP, Matchar DB, et al. Multicenter review of preoperative risk factors for endarterectomy for asymptomatic carotid artery stenosis. Stroke 1998;29:750–3.

65. Cernetti C, Reimers B, Picciolo A, et al. Carotid artery stenting with cerebral protection in 100 consecutive patients: immediate and two-year follow-up results. Ital Heart J 2003;4:695–700.

66. Muller-Hulsbeck S, Preuss H, Elhoft H. CAS: which stent for which lesion. J Cardiovasc Surg 2009;50: 767–72.

15 急性缺血性卒中的血管内治疗

Maxim Mokin，Kenneth V. Snyder，Adnan H. Siddiqui，
L. Nelson Hopkins，Elad I. Levy

关键词：急性缺血性脑卒中；血管内介入；动脉内治疗；大血管闭塞；可回收支架；机械栓术

关键点：
- 由无创影像检查（CTA 或 MRA）或脑血管造影确诊的急性大血管闭塞型脑卒中，应考虑血管内治疗。
- 先进的灌注成像检查可帮助我们确定患者是否存在可获益的不匹配区（半暗带/核心梗死区），而不再关注卒中症状发作的时间。
- 与早期机械取栓相比，可回收支架提高了血管再通率，并使脑卒中患者的长期预后得到改善。
- 纳入合适的患者进行脑卒中血管内治疗的临床试验，对更好的理解血管内介入在急性卒中治疗中的作用至关重要。

引言

每年美国大概有 795,000 的新发或复发脑卒中患者[1]。至今为止，缺血性卒中仍是主要类型，约占 87%，而剩余的 13% 的患者是颅内出血和蛛网膜下腔出血。目前，仅 3%～4% 的急性缺血性卒中患者接受了重组组织型纤溶酶原激活剂（rt-PA，recombinant tissue plasminogen activator）静脉溶栓治疗[2,3]。公众缺乏卒中症状的常识，在识别卒中症状、寻求医疗关注以及到达医院等方面的延迟，以及已知的各种 rt-PA 禁忌证，均成为静脉溶栓治疗的障碍[2,4,5]。

缩略语和首字母缩写	
ASPECTS	Alberta 卒中项目早期 CT 评分
CT	CT 断层扫描
IA	动脉内
ICA	颈内动脉

IMS	卒中介入管理
IV	静脉注射
MCA	大脑中动脉
MR RESCUE	卒中血栓的机械复流及再通
NIHSS	美国国立卫生研究院卒中量表
Rt-PA	重组组织型纤溶酶原激活剂
SWIFT	应用 Solitaire 取栓
SWIFT PRIME	Solitaire FR 作为急性缺血性卒中血管内治疗的基本方法
SYNTHESIS Expansion	SYNTHESIS 研究扩展：急性缺血性脑卒中比较动脉与静脉溶栓的随机对照研究
THERAPY	Penumbra 系统治疗急性卒中的评估
TICI	脑梗死溶栓后血流分级
TREVO2	取栓术 急性脑卒中大血管阻塞的血管再通

动脉血管内治疗是处理大动脉闭塞型脑卒中的一种方法。来自美国和加拿大学术医疗中心的资料显示约 29%～46% 的缺血性脑卒中由大血管闭塞所致，与其他类型缺血性脑卒中相比，其 NIHSS 评分较高，死亡率可增加 4 倍，神经功能预后更差[6-9]。

根据早期发布的卒中人口学及流行病学研究，估计约 4%～14% 的急性脑卒中（约 25000～95000 卒中患者）可能符合血管内治疗的指征[8]。目前，在美国约有 14000 例脑卒中患者接受动脉内介入治疗[8]。脑卒中血管内治疗的快速发展，使得新型装置的血管再通率明显提高。自神经介入引进可回收支架技术后，卒中临床预后得到明显改善，这也使得可回收支架系统占据了目前取栓装置的主要地位[10,11]。

然而，与静脉溶栓及标准药物治疗相比，血管内治疗的效果尚未得到证实。近期的一些关于卒中动脉介入治疗的随机试验（包含了大多数早期的取栓装置）显示，血管内治疗的临床预后与传统治疗并无显著区别[12-14]。

该文章概述了脑卒中血管内介入治疗的现状。探讨了血栓性质和先进灌注成像技术在决定是否血管内治疗时所起的作用，以及现有的再通装置和其相应的技术特点。最后，文章提出了目前正在进行的以及未来可能进行的卒中血管内治疗研究的方向。

血管内治疗患者的选择

限定介入治疗最佳时间窗

目前，美国食品药品监督管理局批准了 4 种（under 510k clearance）急性缺血性卒中的血管再通装置，包括：Merci Retrieval 系统（Concentric Medical，Mountain View，CA，USA），Penumbra 系统（Penumbra Inc，Alameda，CA，USA），Solitaire FR 支架回收装置（ev3/Covidien Vascular Therapies，Irvine，CA，USA），和 Trevo ProVue 支架回收装置（Stryker，Kalamazoo，MI，USA）。这些装置均经其相应试验（入组患者为发病 8h 内的卒中）所测试。

先进灌注影像技术的应用正在对严格的时间窗进行挑战。一项 247 人的多中心回顾性研究显示，在不考虑脑卒中发病时间的情况下，仅基于 CT 灌注成像入组患者，结果发现动脉内血管再通技术对经过谨慎筛选、发病超过 8h 脑卒中患者是安全、有效的[15]。发病 8h 内的脑卒中患者与超过 8h 的相比，血管内治疗后的功能预后率及症状性颅内出血发生率相似。

最近，多数神经内科医生及神经介入医生均倾向于利用先进的影像技术进行筛选合适的血管内治疗患者[16]。超过 2/3 的医生（约 73%）支持 8h 外动脉内介入干预，时间窗不再作为筛选患者的单独标准已成为共识。

平扫 CT 和磁共振的作用

在最初的血管内治疗的临床试验中，平扫 CT 与磁共振成像结果常用来早期辨别不能从血管再通中获益的患者。重要排除标准如下：存在明显中线移位的占位效应、大脑中动脉供血区超过 1/3 的区域受累、其他血管支配区超过 100ml 脑组织梗死（框 15.1）[10,11,17,18]。

框 15.1　基于平扫 CT 和磁共振成像的血管内治疗排除标准

- 颅内出血
- 显著占位效应致中线移位
- 梗死灶超过大脑中动脉支配区 1/3
- 梗死区域超过 50～100ml（阈值由临床试验或手术决定）
- ASPECTS＜8 分

　　缩略词：ASPECTS，Alberta 卒中项目早期 CT 评分

Alberta 卒中项目早期 CT 评分（ASPECTS）是一个 10 分制评分系统，用于评估早期缺血性脑卒中的平扫 CT 改变[19]。大脑中动脉区域低密度或脑沟回变浅评为 0 分，低分值 ASPECTS 代表广泛缺血。

Penumbra Pivotal Stroke 试验录入了患者基线平扫 CT 的 ASPECTS 评分，并观察此评分系统能否判断血管内治疗患者的获益情况[20]。结果显示 ASPECTS≤4 分的患者，不能从 Penumbra 系统抽吸取栓中获益，而 ASPECTS＞7 分则可从血管再通中取得最大获益。

ASPECTS 的预测价值在 IMS-Ⅲ 试验中（静脉溶栓联合动脉桥接治疗与单独溶栓治疗相比较）进一步得到证实[21]。ASPECTS 8～10 分的患者，在 3 个月后达

到良好预后的可能性为低分值的近两倍。

灌注影像

一些 CT 和磁共振灌注成像技术已经用于核心梗死区与缺血半暗带（脑组织处于濒死状态，若有血流灌注，可被挽救）的鉴别，然后应用不同的计算方法和灌注图像，进行各自的灌注不匹配定义，最后应用软件系统进行分析[22-26]。目前，在筛选潜在的血管内治疗对象时，仍然没有统一的、可被接受的灌注标准来量化核心梗死区域和半暗带的面积。

目前几个正在进行的卒中试验都在应用灌注成像进行筛选患者（表 15.1）。POSITIVE（Perfusion Imaging Selection of Ischemic Stroke Patients for Endvescular Therapy）试验利用先进的生理学成像技术，来测试延长时间窗内（发病 0～12h）新一代血管内取栓装置的有效性。目前正在进行的 SWIFT PRIME 试验意图检验静脉溶栓联合动脉 Solitaire FR 取栓的有效性，该试验将 CT 灌注成像或者 DWI/PWI 成像技术作为其筛选标准之一。

表 15.1　结合先进灌注成像的血管内临床试验

试验	目标与设计	基于灌注的筛选标准
SWIFT PRIME Clinicaltrials. gov identifier：NCT01657461	对大脑中动脉 M1 段或颈内动脉末端闭塞的患者，比较单独 rt-PA 静脉溶栓与 rt-PA 静脉溶栓联合 Solitaire FR 取栓的效果	CT 或磁共振成像提示梗死核心应<50ml 缺血半暗带应>15ml，"不匹配"比例≥1.8 治疗应在灌注成像后的 90min 内开始
POSITIVE Clinicaltrials. gov identifier：NCT01852201	对不符合静脉 rt-PA 指征的病例，醒后卒中或症状出现 0～12h 的患者进行传统的血管治疗（谨慎选择神经介入），与药物治疗进行比较	每个研究机构 CT 或磁共振灌注成像标准化至少 50% 的脑组织受累且梗死核心≤35ml
REVASCAT Clinicaltrials. govidentifier：NCT01692379	对发病 0～8h 的颈内动脉或大脑中动脉 M1 段闭塞的患者进行 Solitaire FR 支架回收装置取栓与药物治疗相比较（标准的药物治疗，包括 rt-PA 静脉溶栓）	若脑卒中发病时间>4.5h，CT 灌注或 DWI-MRI 评估必须为良好 ASPECTS

DWI—diffusion-weighted imaging 弥散加权成像；MRI—magnetic resonance imaging 磁共振成像；POSITIVE—Perfusion Imaging Selection of Ischemic Stroke Patients for Endovascular Therapy 依据灌注成像挑选适合血管内治疗缺血性卒中患者；REVASCAT—Randomized Trial of Revascularization with Solitaire FR Device versus Best Medical Therapy in the Treatment of Acute Stroke due to Anterior Circulation Large Vessel Occlusion Presenting Within 8 hours of Symptom Onset 8h 内发病的急性大动脉闭塞型前循环卒中的最好的药物治疗与利用 Solitaire FR 装置血管再通的随机对照研究；SWIFT PRIME—Solitaire FR with the Intention for Thrombectomy as Primary Endovascular Treatment for Acute Ischemic Stroke Solitaire FR 取栓为基础的急性缺血性卒中血管内治疗

而 MR RESCUE 试验的目的，是对基于灌注成像的血管内治疗（利用 Merci 和 Penumbra 系统）与标准药物治疗相比较[13]。发病 8h 内的卒中患者以随机的方式进行血管内治疗，并对良好的半暗带模式（小核心和大半暗带）与不良半暗带模式（大核心和小半暗带）进行分别分析。该项研究因将良好半暗带的梗死核心区最大阈值确定为90ml而广受批评[27]。

另有研究显示了梗死体积的增大与不良预后密切相关。若梗死体积超过70ml，强烈提示可能出现较差的神经功能预后，且静脉溶栓或动脉血管再通治疗后的出血转化率也会增高[28-30]。MR RESCUE 研究显示，接受动脉内干预治疗的患者中，仅有 27% 可以达到完全再通或接近完全再通（TICI 分级 2b-3），且无论灌注成像提示为哪一类型的半暗带模式，其临床预后大致类似[13]。

MR RESCUE 试验显示，新的可回收支架技术使得血管再通率及再灌注率提高，这部分我们会稍后讨论。目前正在进行的应用 Solitaire FR 支架取栓治疗急性脑卒中的 SWIFT PRIME 试验，为使患者可从动脉内治疗中最大获益，将入选标准的核心梗死区阈值设定为 50ml。

静脉溶栓治疗失败的规定

动脉内介入干预通常应用于大动脉闭塞型脑梗死，以及那些符合静脉 rt-PA 适应证的高 NIHSS 评分病例。如何预测脑卒中患者 rt-PA 治疗的转归仍是一个难题：是获得良好的临床预后？是 rt-PA 无效？还是遗留长期神经功能缺损[31]。NINDS（National Institute of Neurological Disorders and Stroke IV rt-PA）研究显示，尽管在最初的 24h，rt-PA 治疗组的患者与对照组相比，NIHSS 评分无明显差异，但在降低死亡率和改善 3 个月功能预后可明显获益[32]。然而，在最初的研究中包含了各种类型的脑梗死，所以不能直接反映 rt-PA 对于大动脉闭塞型脑梗死的有效性。在识别无法从静脉溶栓治疗中获益的患者时，需考虑血管闭塞部位、血栓在 CT 成像上的特征，以及临床症状能否迅速改善等因素[31]。

闭塞位置和静脉溶栓

在评估静脉 rt-PA 溶栓治疗能否成功时，大动脉闭塞的解剖位置至关重要（框 15.2）。一项利用经颅多普勒超声检测 rt-PA 静脉溶栓后血管再通情况的多中心研究显示，大脑中动脉 M2 段闭塞的患者中，33% 可见戏剧性恢复（24h 后 NIHSS 评分≤2 分），这一比例在大脑中动脉 M1 段闭塞的患者中为 16%[33]。而颈内动脉末端闭塞的患者，从未看到卒中症状有如此快速的改善。

框 15.2　筛选血管内介入治疗患者时需考虑的重要血栓特征
- 阻塞位置：大脑中动脉近端，颈内动脉颅内段，基底动脉，椎动脉
- 密度：大脑中动脉或颈内动脉高密度征，Hounsfieldunit 值
- 血栓长度：超过 8mm

同样的，颅内小血管闭塞患者的长期预后较为理想。上述多中心研究还显示，

超过半数（52％）的大脑中动脉 M2 段闭塞患者，3 个月 mRS 评分≤2 分，而在大脑中动脉 M1 段和颈内动脉末端闭塞的患者中仅占 25％和 18％。

血栓特征

大脑中动脉高密度征是急性血栓堵塞的典型征象，薄扫 CT 可精确测量出大脑中动脉血栓长度[34-36]。在急性大脑中动脉卒中患者中，若血栓长度超过 8mm，单独应用 rt-PA 静脉溶栓治疗，血管再通机会渺茫[37]。这一发现是 THERAPY 试验中的重要筛选标准，来评估 Penumbra 抽吸系统在前循环血栓长度超过 8mm 时的效果（Clinicaltrials. gov identifier NCT01429350）。

血栓另外一个特征是它的密度，这要由它的纤维蛋白、红细胞和白细胞数量决定[38]。在平扫 CT 上用 Hounsfield 单位值来评估血栓密度，也可以预测 rt-PA 静脉溶栓早期血管再通的可能性[39]。目前尚没有确定的 Hounsfield 单位值来预测血管内治疗能否成功再通，也没有任何试验将 Hounsfield 单位值作为筛选条件（见框 15.2）。应用 Hounsfield 单位值测定的低密度血栓被看作是 Merci 和 Penumbra 系统血管再通失败的预测因素[40,41]。然而，这个血栓量化的预测值并未得到其他研究的（如使用 Penumbra 或第一代支架回收装置的研究）证实[42]。作者的数据显示，41 例接受 Solitaire 支架作为基础治疗的前循环卒中患者中，较高 Hounsfield 单位值提示血管再通的可能性大（Mokin and colleagues，unpublished communication，2013）。

可利用的血管内治疗方法及装置

目前，针对大动脉闭塞型脑梗死而设计的血管内治疗装置层出不穷。自 1995 年以来，已有 13 个治疗急性卒中的前瞻性研究公布，新型装置的不断改进使得血管再通得以实现[43]。2013 年 AHA/ASA 在急性卒中管理指南提出，可回收支架将替代 Merci 回收装置，成为一线机械取栓方法[44]。但指南中并未呈现对比 Penumbra 系统抽吸方法与支架取栓方法有效性的直接数据。

可回收支架

美国目前有两大类支架取栓装置：Trevo ProVue 和 Solitaire FR。Trevo ProVue 是早期 Trevo 装置的改进版，提升了支架标记在直接透视时的可视性（图 15.1）。这个装置仅有一个标准规格：4mm×20mm 的有效回收长度和一个锥形末端。而 SolitaireFR 有多种规格，直径有 4mm 和 6mm 两种，长度有 15mm、20mm 和 30mm，可依据血栓长度、受累血管直径选择适合的规格。

可回收支架装置以收缩状态经内置微导管穿过血栓，展开时支架紧贴血管内壁（Video 1 available online at http：//www. neurosurgery. theclinics. com/）．这一

过程使得血栓融入支架的框架内，然后将血栓和支架一同撤回导引导管或中间导管内（Video 2 available online at http：//www. neurosurgery. theclinics. com/）。

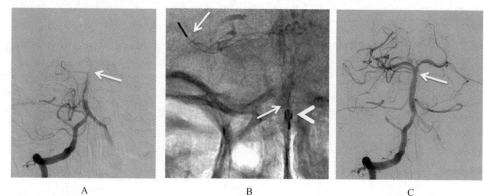

A　　　　　　　　　　B　　　　　　　　　　C

图 15.1　Trevo.（A）脑血管造影，正位像（后前位），一个急性脑卒中患者，
右侧椎动脉造影显示基底动脉闭塞（白箭）；（B）脑血管造影，高倍像，
显示 Trevo ProVue 支架在右侧大脑后动脉近端和基底动脉中段远端展开，
白箭指向装置近端和远端，箭头显示大口径导管末端在基底动脉内的位置；
（C）在中间导管持续抽吸的下回撤支架后，血管完全再通，
白箭显示血管最初闭塞的位置

可回收支架试验

SWIFT 试验用来评估 SolitaireFR 支架的有效性，TREVO2 试验用来检测 Trevo 装置[10,11]。两个试验设计的类似：入组患者均为已被确诊的发病 8h 内的大动脉闭塞型脑梗死患者，以 1∶1 比例随机分为 Merci 装置组或可回收支架组。SWIFT 试验允许取栓三次，而 TREVO2 则可尝试六次。

在未应用任何补救措施的情况下，SWIFT 试验将终点定义为心肌梗死溶栓试验血管再通分级（TIMI 分级）2～3 分，而 TREVO2 试验定义为 TICI 分级 2～3 分。在这两个试验中，支架取栓的再通率显著优于 Merci 取栓系统：TREVO2 试验显示 Trevo 取栓的再通率为 86%，而 Merci 装置为 60%，SWIFT 试验显示 Solitarie FR 的再通率为 61%；而 Merci 装置为 24%。

两项试验也显示出在改善良好临床预后方面，可回收支架明显优于早期取栓装置。再次证实了卒中早期血管再通与临床预后密切相关[45]。因此，两项试验的良好预后也就显而易见了，3 个月的良好预后率，TREVO2 为 18%，SWIFT 为 25%。

可回收支架的临床实践

除 SWIFT 及 TREVO2 试验外，在欧洲及北美还有其他前瞻性临床试验来检测支架取栓的安全性及有效性[46-50]，其血管再通率及临床预后与上述两项试验相似，再次肯定了支架取栓在急性脑卒中治疗中的价值。在目前临床实践中，多种配套装置联合支架取栓术可尝试达到最大程度再灌注并减少远端栓塞的概率。常用的

联合方式包括应用球囊导引导管，并在支架回收时在导管近端抽吸[46,47,51]。

在比较静脉溶栓与静脉溶栓桥接动脉介入治疗的 IMS Ⅲ 试验中，随机分入介入组的 334 人中仅 5 人采用可回收支架治疗[12]。在近期另外一个临床 RCT 中（SYNTHESIS Expansion），动脉干预治疗的 181 例患者中，支架取栓的也只有 23 人[14]，这些试验因没能显示出动脉治疗的优势而遭神经介入医生所批评，其原因包括没有选择合适的介入干预人群，应用过时的取栓装置，未结合快速进展的影像学技术以及未应用先进的血管再通技术，比如可回收支架[52-56]。

抽吸取栓技术

抽吸血栓是另外一种常用的动脉内血管再通技术。这种方法可为单纯的抽吸血栓，也可以联合支架取栓。Penumbra 抽吸系统的传统形式就是对血栓持续的分离，并通过大口径导管进行抽吸，其效果已经在 Penumbra Pivotal Stroketrial 中得到测试[18]。

新一代分离器，拥有独特设计的 3D 分离器（Penumbra Inc）。在保留传统支架特点的同时，还拥有独特的几何结构，支架框架间的多处连接使得其内部具有多个分离的内腔。在欧洲，3D 分离器已经被允许应用于大血管闭塞所致急性缺血性卒中，美国目前尚处于测试阶段（Clinicaltrials. gov identifier NCT01584609）。

在原始的血栓抽吸术中，大口径导管被直接送到血栓近处，对血栓进行持续或脉冲式抽吸[57]。因其花费少，故以多种形式被广泛应用于神经介入领域。

总结

凭借多种动脉内再通治疗的可行性研究，以及与其他治疗方法（如静脉溶栓和抗栓药物治疗）的比较研究，卒中血管内治疗的研究向前迈进了一步。动脉内介入治疗在急性脑卒中治疗中的作用和其价值仍需进一步精确定位。

然而，随着介入装置逐年更新，卒中介入治疗领域也迅速演变，充满挑战。借助可回收支架等新一代介入装置，我们可以看到显著改善的临床结局。一个临床试验持续 5 年，甚至更久，相对保守的药物试验尚能接受，但却不适合用来测试技术的进步，因为 5 年过后，新的技术很可能已经过时了。近期多个比较血管内治疗与药物治疗的随机试验中，在筛选血管内治疗的对象，尤其是分辨出不适合血管内治疗人群方面，为我们提供了很多有价值的信息，也成了神经介入领域的里程碑。我们也要从这些试验中吸取教训，并将其应用于介入治疗卒中领域的可持续发展过程中，以发现更多有效治疗缺血性卒中的方法为最终目标。

公开声明

L N Hopkins 医生在资金和研究方面的支持来自 Toshiba；他作为顾问，为

Abbott、Boston Scientific、Cordis、Micrus 以及 Silk Road 公司提供了咨询服务；并对 Access Closure、Augmenix、Boston Scientific、Claret Medical、Endomation、Micrus 和 Valor Medical 公司的财务状况保持关注；L N Hopkins 医生是 Access Closure 和 Claret Medical 董事会的受托人，还是 Abbott 血管组的发言人，同时接受 BARD、Boston Scientific、Cleveland Center、Complete Conference Management、Cordis、Memorial Health Care System 和 Society for Cardiovascular Angiography and Interventions（SCAI）发放的酬金。

E I Levy 医生研究的资金、薪酬以及材料来自 Boston Scientific，研究还得到了 Codman & Shurtleff，Inc and ev3/Covidien Vascular Therapies 的支持；他以个人身份参与 Intratech Medical Ltd and Mynx/Access Closure 公司的财务；为 Scientific Advisors to Codman & Shurtleff，Inc 董事局提供咨询服务；为 Codman & Shurtleff，Inc、ev3/Covidien Vascular Therapies 和 TheraSyn Sensors，Inc 提供单项目或按小时的咨询服务；并对 Abbott Vascular 和 ev3/Covidien Vascular Therapies 的颈动脉支架项目提供有偿培训。E I Levy 不接受专职的有偿咨询，所有咨询都是按照项目或按小时收费。

M Mokin 医生由 Toshiba 提供教育资助。A. H. Siddiqui 的研究资助来自 National Institutes of Health 和 Buffalo 大学；参与 Hotspur、Intratech Medical、StimSox，Valor Medical 和 Blockade Medical 的财政建议；是 Codman & Shurtleff，Inc、Concentric Medical、Covidien Vascular Therapies、GuidePoint Global Consulting、Penumbra，Inc、Stryker Neurovascular 和 Pulsar Vascular 的顾问；还是 Codman & Shurtleff，Inc 和 Genentech 的发言人；同时服务于 Penumbra，Inc 3D Separator 和 Covidien SWIFT PRIME 实验的全国指导会议；还为 Codman & Shurtleff and Covidien Vascular Therapies 的董事会提供建议；另外，美国神经外科协会、年度的外周血管造影大会以及诸如此类的事情都会给予酬金。Penumbra，Inc，Abbott Vascular 和 Codman & Shurtleff，Inc. 也会支持酬金用于训练其他的神经介入医生颈动脉支架术和指导内科医生完成动脉瘤的血管内支架置入。A H Siddiqui 不接受专职的有偿咨询，所有咨询都是按照项目或按小时收费。K V Snyder 担任 Toshiba 的专制顾问及发言人，并接受 Toshiba 的酬金。他同时还接受 ev3 和 Stroke Group 的薪金并担任顾问和发言人。

赞助数据

与本文有关的赞助数据可在线查询。http：// dx.doi.org/10.1016/j.nec.2014.04.13.

参考文献

1. Go AS, Mozaffarian D, Roger VL, et al. Heart disease and stroke statistics–2014 update: a report from the American Heart Association. Circulation 2014;129(3):e28–292.

2. California Acute Stroke Pilot Registry Investigators. Prioritizing interventions to improve rates of thrombolysis for ischemic stroke. Neurology 2005;64:654–9.

3. Hassan AE, Chaudhry SA, Grigoryan M, et al. National trends in utilization and outcomes of endovascular treatment of acute ischemic stroke patients in the mechanical thrombectomy era. Stroke 2012;43:3012–7.

4. Centers for Disease Control Prevention (CDC). Prehospital and hospital delays after stroke onset–United States, 2005-2006. MMWR Morb Mortal Wkly Rep 2007;56:474–8.

5. Bouckaert M, Lemmens R, Thijs V. Reducing prehospital delay in acute stroke. Nat Rev Neurol 2009;5:477–83.

6. Smith WS, Lev MH, English JD, et al. Significance of large vessel intracranial occlusion causing acute ischemic stroke and TIA. Stroke 2009;40:3834–40.

7. Smith WS, Tsao JW, Billings ME, et al. Prognostic significance of angiographically confirmed large vessel intracranial occlusion in patients presenting with acute brain ischemia. Neurocrit Care 2006;4:14–7.

8. Zaidat OO, Lazzaro M, McGinley E, et al. Demand-supply of neurointerventionalists for endovascular ischemic stroke therapy. Neurology 2012;79:S35–41.

9. Bhatia R, Hill MD, Shobha N, et al. Low rates of acute recanalization with intravenous recombinant tissue plasminogen activator in ischemic stroke: real-world experience and a call for action. Stroke 2010;41:2254–8.

10. Nogueira RG, Lutsep HL, Gupta R, et al. Trevo versus Merci retrievers for thrombectomy revascularisation of large vessel occlusions in acute ischaemic stroke (TREVO 2): a randomised trial. Lancet 2012;380:1231–40.

11. Saver JL, Jahan R, Levy EI, et al. Solitaire flow restoration device versus the Merci Retriever in patients with acute ischaemic stroke (SWIFT): a randomised, parallel-group, non-inferiority trial. Lancet 2012;380:1241–9.

12. Broderick JP, Palesch YY, Demchuk AM, et al. Endovascular therapy after intravenous t-PA versus t-PA alone for stroke. N Engl J Med 2013;368:893–903.

13. Kidwell CS, Jahan R, Gornbein J, et al. A trial of imaging selection and endovascular treatment for ischemic stroke. N Engl J Med 2013;368:914–23.

14. Ciccone A, Valvassori L, Nichelatti M, et al. Endovascular treatment for acute ischemic stroke. N Engl J Med 2013;368:904–13.

15. Turk AS, Magarick JA, Frei D, et al. CT perfusion-guided patient selection for endovascular recanalization in acute ischemic stroke: a multicenter study. J Neurointerv Surg 2013;5:523–7.

16. Nguyen TN, Zaidat OO, Edgell RC, et al. Vascular neurologists and neurointerventionalists on endovascular stroke care: polling results. Neurology 2012;79:S5–15.

17. Smith WS, Sung G, Starkman S, et al. Safety and efficacy of mechanical embolectomy in acute ischemic stroke: results of the MERCI trial. Stroke 2005;36:1432–8.

18. Penumbra Pivotal Stroke Trial Investigators. The penumbra pivotal stroke trial: safety and effectiveness of a new generation of mechanical devices for clot removal in intracranial large vessel occlusive disease. Stroke 2009;40:2761–8.

19. Barber PA, Demchuk AM, Zhang J, et al. Validity and reliability of a quantitative computed tomography score in predicting outcome of hyperacute stroke before thrombolytic therapy. ASPECTS Study Group. Alberta Stroke Programme Early CT Score. Lancet 2000;355:1670–4.

20. Goyal M, Menon BK, Coutts SB, et al. Effect of baseline CT scan appearance and time to recanalization on clinical outcomes in endovascular thrombectomy of acute ischemic strokes. Stroke 2011;42:93–7.

21. Hill MD, Demchuk AM, Goyal M, et al. Alberta stroke program early computed tomography score to select patients for endovascular treatment: interventional management of stroke (IMS)-III trial. Stroke 2014;45(2):444–9.

22. Kidwell CS, Wintermark M, De Silva DA, et al. Multiparametric MRI and CT models of infarct core and favorable penumbral imaging patterns in acute ischemic stroke. Stroke 2013;44:73–9.

23. Fahmi F, Marquering HA, Streekstra GJ, et al. Differences in CT perfusion summary maps for patients with acute ischemic stroke generated by 2 software packages. AJNR Am J Neuroradiol 2012;33:2074–80.

24. Campbell BC, Christensen S, Levi CR, et al. Cerebral blood flow is the optimal CT perfusion parameter for assessing infarct core. Stroke 2011;42:3435–40.

25. Dani KA, Thomas RG, Chappell FM, et al. Computed tomography and magnetic resonance perfusion imaging in ischemic stroke: definitions

and thresholds. Ann Neurol 2011;70:384–401.

26. Gonzalez RG. Current state of acute stroke imaging. Stroke 2013;44:3260–4.

27. Morais LT, Leslie-Mazwi TM, Lev MH, et al. Imaging-based selection for intra-arterial stroke therapies. J Neurointerv Surg 2013;5(Suppl 1):i13–20.

28. Sanak D, Nosal V, Horak D, et al. Impact of diffusion-weighted MRI-measured initial cerebral infarction volume on clinical outcome in acute stroke patients with middle cerebral artery occlusion treated by thrombolysis. Neuroradiology 2006;48:632–9.

29. Olivot JM, Mosimann PJ, Labreuche J, et al. Impact of diffusion-weighted imaging lesion volume on the success of endovascular reperfusion therapy. Stroke 2013;44:2205–11.

30. Yoo AJ, Verduzco LA, Schaefer PW, et al. MRI-based selection for intra-arterial stroke therapy: value of pretreatment diffusion-weighted imaging lesion volume in selecting patients with acute stroke who will benefit from early recanalization. Stroke 2009;40:2046–54.

31. Guerrero WR, Grotta JC. Defining intravenous recombinant tissue plasminogen activator failure. Stroke 2013;44:819–21.

32. National Institute of Neurological Disorders and Stroke rt-PA Stroke Study Group. Tissue plasminogen activator for acute ischemic stroke. N Engl J Med 1995;333:1581–7.

33. Saqqur M, Uchino K, Demchuk AM, et al. Site of arterial occlusion identified by transcranial Doppler predicts the response to intravenous thrombolysis for stroke. Stroke 2007;38:948–54.

34. Zorzon M, Mase G, Pozzi-Mucelli F, et al. Increased density in the middle cerebral artery by nonenhanced computed tomography. Prognostic value in acute cerebral infarction. Eur Neurol 1993;33:256–9.

35. Gacs G, Fox AJ, Barnett HJ, et al. CT visualization of intracranial arterial thromboembolism. Stroke 1983;14:756–62.

36. Riedel CH, Jensen U, Rohr A, et al. Assessment of thrombus in acute middle cerebral artery occlusion using thin-slice nonenhanced Computed Tomography reconstructions. Stroke 2010;41:1659–64.

37. Riedel CH, Zimmermann P, Jensen-Kondering U, et al. The importance of size: successful recanalization by intravenous thrombolysis in acute anterior stroke depends on thrombus length. Stroke 2011;42:1775–7.

38. Liebeskind DS, Sanossian N, Yong WH, et al. CT and MRI early vessel signs reflect clot composition in acute stroke. Stroke 2011;42:1237–43.

39. Puig J, Pedraza S, Demchuk A, et al. Quantification of thrombus Hounsfield units on noncontrast CT predicts stroke subtype and early recanalization after intravenous recombinant tissue plasminogen activator. AJNR Am J Neuroradiol 2012;33:90–6.

40. Moftakhar P, English JD, Cooke DL, et al. Density of thrombus on admission CT predicts revascularization efficacy in large vessel occlusion acute ischemic stroke. Stroke 2013;44:243–5.

41. Froehler MT, Tateshima S, Duckwiler G, et al. The hyperdense vessel sign on CT predicts successful recanalization with the Merci device in acute ischemic stroke. J Neurointerv Surg 2013;5:289–93.

42. Spiotta AM, Vargas J, Hawk H, et al. Hounsfield unit value and clot length in the acutely occluded vessel and time required to achieve thrombectomy, complications and outcome. J Neurointerv Surg 2013. [Epub ahead of print].

43. Fargen KM, Meyers PM, Khatri P, et al. Improvements in recanalization with modern stroke therapy: a review of prospective ischemic stroke trials during the last two decades. J Neurointerv Surg 2013;5:506–11.

44. Jauch EC, Saver JL, Adams HP Jr, et al. Guidelines for the early management of patients with acute ischemic stroke: a guideline for healthcare professionals from the American Heart Association/American Stroke Association. Stroke 2013;44:870–947.

45. Rha JH, Saver JL. The impact of recanalization on ischemic stroke outcome: a meta-analysis. Stroke 2007;38:967–73.

46. Dorn F, Stehle S, Lockau H, et al. Endovascular treatment of acute intracerebral artery occlusions with the Solitaire stent: single-centre experience with 108 recanalization procedures. Cerebrovasc Dis 2012;34:70–7.

47. Mokin M, Dumont TM, Veznedaroglu E, et al. Solitaire flow restoration thrombectomy for acute ischemic stroke: retrospective multicenter analysis of early postmarket experience after FDA approval. Neurosurgery 2013;73:19–26.

48. Davalos A, Pereira VM, Chapot R, et al. Retrospective multicenter study of Solitaire FR for revascularization in the treatment of acute ischemic stroke. Stroke 2012;43:2699–705.

49. Zaidat OO, Castonguay AC, Gupta R, et al. North American solitaire stent retriever acute stroke registry: post-marketing revascularization and clinical outcome results. J Neurointerv Surg 2013. [Epub ahead of print].

50. Broussalis E, Trinka E, Wallner A, et al. Thrombectomy in patients with large cerebral artery occlusion: A single-center experience with a new stent retriever. Vasc Endovascular Surg 2014;48(2):144–52.

51. Nguyen TN, Malisch T, Castonguay AC, et al. Balloon guide catheter improves revascularization and clinical outcomes with the Solitaire device: analysis of the North American Solitaire Acute Stroke Registry. Stroke 2014;45:141–5.

52. Nogueira RG, Gupta R, Davalos A. IMS-III and

SYNTHESIS expansion trials of endovascular therapy in acute ischemic stroke: how can we improve? Stroke 2013;44:3272–4.

53. Khalessi AA, Fargen KM, Lavine S, et al. Commentary: societal statement on recent acute stroke intervention trials: results and implications. Neurosurgery 2013;73:E375–9.

54. Zaidat OO, Lazzaro MA, Gupta R, et al. Interventional Management of Stroke III trial: establishing the foundation. J Neurointerv Surg 2012;4:235–7.

55. Yoo AJ, Leslie-Mazwi TM, Jovin TG. Future directions in IAT: better studies, better selection, better timing and better techniques. J Neurointerv Surg 2013;5(Suppl 1):i1–6.

56. Saver JL, Jovin TG, Smith WS, et al. Stroke treatment academic industry roundtable: research priorities in the assessment of neurothrombectomy devices. Stroke 2013;44:3596–601.

57. Turk AS, Spiotta A, Frei D, et al. Initial clinical experience with the ADAPT technique: a direct aspiration first pass technique for stroke thrombectomy. J Neurointerv Surg 2014;6(3):231–7.

16 颅内动脉粥样硬化的血管内治疗

Mohamed S. Teleb，Kaiz Asif，Alicia
C. Castonguay，Osama O. Zaidat

关键词：颅内动脉粥样硬化性疾病，血管内治疗，卒中，狭窄，血管成形术，支架置入术，经皮穿刺血管成形术和支架置入术

关键点：
- 颅内动脉粥样硬化性疾病在全世界范围内是相当一部分缺血性卒中的原因。
- 颅内动脉粥样硬化性疾病的临床表现是多样的，并且有可能包含不止一种机制。
- 缺血发生的机制需要仔细的临床分析，并且通常需要使用多模影像。
- 保守药物治疗在颅内动脉粥样硬化性疾病的治疗中是重要的第一步。
- 基于卒中的机制，血管内治疗可能对一部分经过选择的患者受益。
- 在未来颅内动脉粥样硬化性疾病的临床试验设计中，患者的选择将会是一个关键性的因素。

引言

流行病学和自然史

在世界范围内，颅内动脉粥样硬化性疾病（ICAD）作为卒中最为普遍的原因，在黑种人、亚裔人和西班牙人群中是最常见的[1]。在美国，估计10％的卒中患者存在颅内动脉粥样硬化，然而在亚洲，ICAD患者大约占到了所有卒中患者的30％～50％[2]。ICAD的危险因素包括年龄、高血压、吸烟、糖尿病、高胆固醇血症和代谢综合征[3]。虽然像糖尿病、高血压、高脂血症这些不可控危险因素的高发病率可能导致非裔美国人群ICAD发病率的升高[4,5]，然而这些危险因素的发病率在中国人群和白种人之间并没有显著的不同，因此，在这些人群中ICAD的发生并没有显著的不同[6]。

从针对症状性颅内动脉疾病的华法林与阿司匹林对照的随机双盲试验中获得的

数据显示，症状性颅内动脉粥样硬化性疾病的患者具有较高的发生卒中的风险[7]。尽管使用了阿司匹林并进行危险因素的管理，近期发生过 TIA 或卒中并且血管狭窄≥70％的患者在 1 年内发生卒中的风险达到 23％[7,8]。

临床表现

颅内动脉粥样硬化性疾病出现缺血性卒中或 TIA 可能是单次发作或是反复发作[9]。根据卒中的位置，可以出现多变的临床表现，包括孤立的运动或感觉异常伴或不伴皮质功能损伤[10-12]。此外，像执行功能损害和进行性记忆缺失这类认知障碍，可以发生在丘脑、尾状核或者大脑皮质和白质区域的梗死[13,14]。即使在没有出现梗死的情况下，白质退行性改变、低灌注和基础代谢减退也可以导致认知的改变[15]。

缺血机制

由于颅内动脉粥样硬化导致的远端缺血可能是由于低灌注、原发的血栓栓塞、穿支血管闭塞或者是以上的综合原因[16,17]。除了由低灌注导致血管阻塞之外，也可以同时出现由原位血栓继发的远端动脉栓塞。与此相似，主干的分支闭塞和栓塞也可以同时出现，伴或不伴血流动力学改变[10,18]。

神经影像在描述卒中机制方面能够为我们提供一些帮助。一般而言，交界区梗死提示低灌注，流域性脑梗死表明末梢血管栓塞，皮层下梗死表明穿支动脉开口闭塞[19,20]。在一项应用 DWI 观察大脑中动脉粥样硬化性疾病病变模式的研究中，15/18（83.3％）的交界区梗死的患者中伴随末梢血管栓塞（流域性梗死）或者穿支动脉开口闭塞（皮层下梗死），表明了多样化的机制[10]。因此首次卒中的机制很重要，它能够预测卒中复发的风险或者下一次缺血性事件的机制。对 WASID 试验中卒中患者的分析发现，卒中复发的风险在表现为腔隙性和非腔隙性梗死的患者中相似。在腔隙性梗死患者中，复发性卒中是典型的非腔隙性脑梗死[21]。

诊断

影像目标：非常敏感的检测到颅内动脉狭窄；明确狭窄的程度和长度；鉴别动脉粥样硬化狭窄与相似的疾病，比如部分血栓再通、颅内动脉夹层或者非动脉粥样硬化性血管病变；评估侧支循环的情况。

狭窄的检出和测量

数字减影血管造影术（DSA）被认为是颅内动脉狭窄评估的参考标准。DSA的高分辨率能够很好地进行管腔狭窄的测量。用 DSA 进行血管狭窄程度的计算，应用方程式 $[1-(D_{狭窄}/D_{正常})]\times100$，$D_{狭窄}$ 是动脉狭窄程度最严重位置的直径，

$D_{正常}$是正常动脉近端的血管直径（图 16.1）[22]。

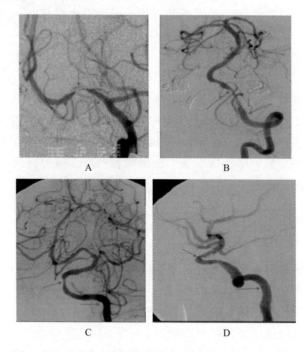

图 16.1   颅内动脉狭窄的测量使用华法林对照阿司匹林治疗症状性颅内动脉疾病的方法
　　选择（首选）动脉最宽的、没有弯曲的、正常的那段血管近端部位的直径，如图示 A 和 B（近端的箭头指的是正常血管的直径，远端的箭头指的是狭窄的部分）；如果近端的动脉血管是不正常的，那么选择最宽的、相似的、没有弯曲的、正常的那段动脉血管远端部分的直径作为代替（第二选择，没有图示）；如果全部颅内动脉都不正常，那么就测量供血动脉最末端、相似的、没有弯曲的、正常的那段动脉血管（第三选择），如图示 C（近端箭头指的是与狭窄血管做比较的正常血管直径）；因为颈内动脉病变涉及了破裂孔段、海绵窦段和海绵窦后段，所以在最宽的、没有弯曲的、正常的与其平行的颈内动脉岩段进行测量，像图示 D 一样所指的那段参考血管（图示 D 中的近端箭头）；如果整个岩段都是病变，那么选择测量颈内动脉颅外段末端部位的血管作为代替（第二选择，没有图示）；在所有图片中的远端箭头指的是最狭窄的部位

　　在评估 ICAD 的非有创性方法之中，一项评估 TCD 和 MRA 与 DSA 准确性比较的研究显示，TCD 和 MRA 有 86％～91％很高的阴性预测值，但是有 36％～59％较低的阳性预测值[23]。另一项比较 CTA 和 MRA 的研究，用 DSA 作为参考标准，显示 CTA 有更高的敏感性、特异性和准确性[24]。对于≥50％的血管狭窄，CTA 具有更高的敏感性和特异性[25]。就颅内小动脉的评估而言，一项针对多排 CT（MDCT）与 DSA 比较的研究显示，MDCT 能够显示 90％以上的颅内小动脉，并且 CTA 能准确地显示颅内小动脉的直径是 0.7mm，而 DSA 显示 0.4mm。

通过多模影像学检查区别狭窄的病因

　　基于影像学检查确诊的动脉狭窄，因其影像学的相似性，确定颅内动脉粥样硬化狭窄的病因仍是一大挑战。其影像学相似的病症包括部分血栓的再通、颅内动脉夹层、脑血管炎和脑血管痉挛；需要结合详细的临床资料，并且可能需要借助多次或多模式的影像学检查来区分这些相似病因。收集患者既往的冠状动脉粥样硬化、外周动脉粥样硬化病史或是否具有动脉粥样硬化危险因素的等详细病史，可以帮助鉴别造成狭窄的非动脉粥样硬化性原因[26]。急性脑卒中后血管的部分再通与颅内动脉粥样硬化狭窄的表现十分相似，在这种情况下进行影像学方面复查是帮助鉴别的常见方法[27]。颅内动脉狭窄的放射影像与病理学相关性方面的研究资料有限，但颅外血管狭窄的影像学与病理相关性的研究表明，血管炎为同心圆性环状的血管壁增厚和强化，而动脉粥样硬化疾病常常是偏心性内膜增厚[28,29]。

侧支循环的评估

对于那些通过药物治疗症状性颅内动脉粥样硬化的患者来说，侧支循环的程度是决定卒中是否复发的一个非常重要的因素[16]。被损伤的远端区域的灌注能够被丰富的软脑膜侧支循环所代偿，这个侧支循环能够在未来有卒中风险的严重症状性颅内动脉粥样硬化性疾病的患者中起到保护作用。美国神经放射介入治疗学会侧支循环量表是最常使用的评分系统（表 16.1）[30]。

表 16.1　美国神经放射介入治疗学会侧支循环量表

分级	描述
0	在缺血区域内没有侧支循环
1	在缺血区域的边缘位置有少量的侧支,伴有持续的灌注缺陷
2	快速的侧支血流到缺血周边区域,伴持续的灌注缺陷,仅有部分到缺血区域
3	静脉晚期可见缓慢但是完全的血流到缺血区域
4	通过逆行灌注血流快速而完全的灌注到整个缺血区域

血管壁成像

血管壁成像方法包括高分辨率的 3-TMRI、血管超声检查和 T1 加权压脂 MRI。高分辨率 MRI 能够识别斑块的厚度和形状[31,32]。斑块的成分，如钙化和脂质，可以被血管内超声所识别，但是有创的检查[33]。T1 加权压脂 MRI 能够识别近期的斑块内出血和炎症，这些斑块表现为信号增高和注射对比剂后强化[34,35]。

颅内动脉粥样硬化性疾病的药物治疗

近几年 ICAD 的药物治疗方法已经不断完善。第一个主要试验来评估药物治疗的是 WASID 试验，这个试验在 ICAD 患者中用阿司匹林和华法林进行对照研究。结论显示，阿司匹林和华法林的总体风险相似，在主要终点事件如缺血性卒中、脑出血或血管性死亡事件方面，阿司匹林组发生率为 22.1%，华法林组的发生率为 21.8%。但华法林组出现更多的不良事件，例如死亡、大量出血和心肌梗死或猝死[7]。

GESICA 试验显示，对于存在明显血流动力学狭窄的高卒中风险的患者来说，即使应用药物治疗，2 年内在狭窄动脉区域发生缺血性事件的比例仍达 38.2%[36]。最近，在中国有一项比较药物治疗和血管内治疗大脑中动脉狭窄的随机对照试验，以及 SAMMPRIS 试验，一项比较支架治疗和强化的药物治疗颅内动脉狭窄的试验，都显示出药物治疗的结局更好，在 1 年内发生终点事件的比例分别是 17.6% 和 12.2%。SAMMPRIS 试验表明，与血管内治疗相比，药物治疗可以明显减少终点事件，两者具有显著统计学差异。同时，来自中国的研究也显示了相似的结果。SAMMPRIS 的医学部门开始考虑初次发作的症状性 ICAD 患者的治疗标准。服药规定是阿司匹林 325mg 和氯吡格雷（波立维）75mg 每日一次，连续 3 个月，之后仅口服阿司匹林，另外同时应用他汀类药物，控制血压和改变生活习惯。收缩压控制目标＜140mmHg，低密度脂蛋白的水平＜70mg/dl（1.81mmol/L）。除了上述这个规定，次要危险因素（糖尿病、非高密度脂蛋白水平的升高、吸烟、超重和缺乏锻炼）的管理也被包含在内。

颅内动脉粥样硬化性疾病的血管内治疗

颅内动脉狭窄的血管内治疗有 3 种方式，分别是单纯球囊扩张成形术、球囊扩张式支架（BMS）置入术、自膨式支架（SES）置入术。这部分将讲述每种治疗方式的适应证、操作过程和预后，均来自文献和病例报告的结果。

颅内单纯球囊扩张成形术

颅内单纯球囊扩张，不用支架，已经被一些人提出有可能减少围术期并发症[37,38]。球囊扩张首先被使用在冠状动脉中，血管成形术的目标是为了减少管腔狭窄和增加下游组织的灌注，涉及的机制包括斑块的再分布和血管直径的扩张[39]，它最初是在经皮冠状动脉成形术（PTA）中描述的。

最早在颅内动脉使用球囊扩张成形术的报道见于 20 世纪 80 年代[40]。用于治疗颈内动脉海绵窦段和大脑中动脉的狭窄[40-42]。不幸的是，由于并发症的发生率很高，它的应用受到了限制，直到新技术的革新和发展[43]。

动脉夹层、血栓栓塞和血管破裂常有发生，但在一项研究中报道了高达 50% 的并发症发生率[43-45]。这些并发症的出现归因于大尺寸的球囊和过高的膨胀率。颅内动脉不像冠状动脉那样是被强壮的心肌和心包腔围绕的，颅内动脉是在蛛网膜下腔被脑组织和脑脊液环绕。冠状动脉的一个小的破裂或夹层通常不是很危险，但蛛网膜下腔出血却是致命的。该报道称其发生率和死亡率可占所有患者的 40%～

50%[46]。另外，脑出血也有很高的发生率和死亡率[47]。动脉夹层可以引起缺血性卒中，这取决于出现的部位，同样也有很高的发生率。卒中、大面积的缺血性卒中，目前仍然是残疾的首要原因[48]。数分钟的慢速扩张和使用小尺寸的球囊，与数秒钟的快速扩张相比，有报道称并发症的发生率可以减少5%[37,49,50]。图16.2和图16.3显示的是球囊扩张术。

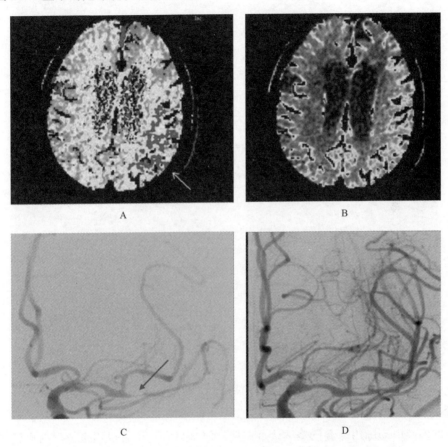

图16.2　一个左侧大脑中动脉M2段严重狭窄的患者，当她的血压下降时出现了症状；
（A）在症状和狭窄相对应区域［图中蓝色区域（箭头指示）］的脑血流量下降，
（B）在相应区域的脑血容量增加，（C）在进行血管成形术前脑血管造影显示大脑中
动脉下干狭窄（箭头指示），（D）血管成形术后造影显示狭窄改善（见文后彩页）

　　近期有很多使用球囊扩张成形术治疗颅内动脉狭窄的病例报告，并发症发生率低，并且技术成功率超过90%。技术成功是指残余狭窄<50%，按照由神经外科介入学会治疗指南委员会制定的操作标准完成，技术成功率从60%提升到了90%[37,38,49-53]。这些研究中病例数最多的是Marks和他的同事们报道的[37]，有120例患者。一些研究已经表明，单纯球囊扩张成形术与支架置入术相比，具有相似的再狭窄发生率和预后，这已经被由Sididiiq和他的同事做的单纯血管成形术与

支架置入术的对照研究证明[52]。

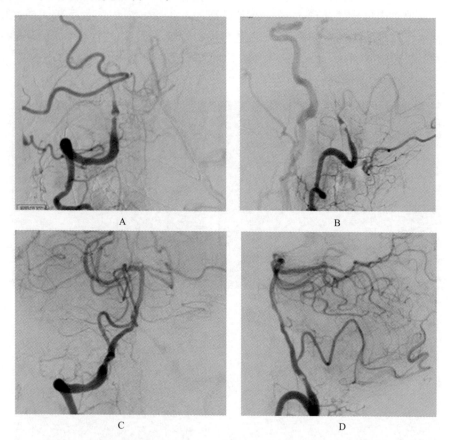

图 16.3 一个椎动脉狭窄的患者，已经使用最佳的药物治疗，仍再发脑卒中：
（A，B）治疗前的正位像和侧位像，（C，D）球囊扩张成形术后造影

球囊的类型

许多颅内动脉用球囊已经被认可使用，但是只有一个可以用来做颅内血管成形术。这些球囊包括 Scepter（Microvention，Tustin，CA，USA），HyperForm（Conidian，Dublin，Ireland）和 Transform（Stryker，Kalammazoo，MI，USA）。这些颅内球囊被用于动脉瘤患者球囊辅助栓塞，只有 Gateway 球囊（Stryker）是唯一被食品药品监督管理局（FDA）批准用在颅内血管成形术。其他最常用的球囊是冠状动脉血管成形用球囊，这种球囊为超适应证应用[49]。

药物洗脱支架

尽管药物洗脱支架（DES）用于颅内动脉属于超适应证应用，但已经有很多相关的报道。DES 既可以用于前循环，也可用于后循环，围术期并发症发生率从 0～25%[54-56]。一个固有问题是 DES 大多是安装在球囊上的，在颅内血管中较难操

作。其他的评论包括需要双抗治疗 6 个月或更长时间，这被一些心脏病方面的文献所建议[57]。有一些文献报道最新的 DES 可以减少血栓形成事件，但是相关研究仍在进行[58]。缺少远期疗效的结果也是一个令人沮丧的因素，尽管近期有报道称，平均随访 67 个月，没有患者出现>50%的再狭窄，但是这组病例仅有 11 名患者[59]。

球囊扩张支架

球囊扩张支架（BMS）也被用在 ICAD 中，成功率与球囊扩张成形术相似。大部分的报道都是使用的冠状动脉球囊扩张支架。唯一的颅内动脉球囊扩张支架是 SSYLVIA 试验中使用的 NeuroLink 支架。目前 BMS 系统的缺点是太硬、柔顺性差，因此可能引起更多的并发症，而且在迂曲的颅内动脉中更难操作。SSYLVIA 试验证实了 35% 的再狭窄率，尽管其中 61% 的患者是无症状的，但还是令人担忧。

自膨式支架

自从 FDA 批准 Wingspan 支架开始，自膨式支架（SES）已经成为治疗颅内动脉狭窄最主要的支架类型。在 2 项大型的登记研究中均显示，这种支架的技术成功率很高，从 98.8%～96.7%。在 SAMMPARIS 随机对照试验中，技术成功率为 94.6%（224 例中有 12 例失败），有 7 个患者终止手术，有 5 个患者因技术原因仅进行了血管成形术[26,60,61]。于是有人认为这套支架系统更适合颅内动脉，因为它有更小的径向支撑力（<0.1atm），而且由于它的自膨式设计，不需要球囊，通过微导管输送，使它更容易通过迂曲的血管。尽管有这些优点，但是 SAMMPARIS 试验短期和长期疗效数据均显示药物治疗在卒中和死亡发生率方面具有更好的结局，平均随访 32.4 个月，药物治疗组 227 例中的 34 例（15%）出现主要终点事件，而支架组 224 例中的 52 例（23%）出现[26,62]。

ICAD 血管内治疗的考验和磨难

尽管 ICAD 血管内治疗技术有多种选择，但没有一个被确定为首选的治疗方法。除了上述对 PTA、DES、BMS、SES 的回顾，表 16.2 概括了这些治疗方法的主要文献[26,37,49,50,52,53,60,61,63~75]。

表 16.2 颅内动脉粥样硬化狭窄性疾病血管内治疗的主要研究①

作者,年份	研究类型	对照组	血管内治疗组	治疗前/后平均狭窄程度/%	再狭窄（>50%）/%	围术期并发症/%	卒中或死亡/%
Miao 等,[63]2012	R,P	Medical	PTA,stent MCA	84→N/R	N/R	8.3	19.4(狭窄) 17.6 (药物治疗)

续表

作者,年份	研究类型	对照组	血管内治疗组	治疗前/后平均狭窄程度/%	再狭窄(>50%)	围术期并发症/%	卒中或死亡/%
SAMMPRIS,[26] 2011	R,P	Aggressive medical	SES A & P circulation	80→N/R	N/R	19.2	14.7(狭窄) 5.8 (药物治疗)
Yu 等,[64]2011	NR,Rt	MCA vs 其他部位	SES MCA,ICA,BA,VA	78→N/R	10	2.4MCA 4 other	5.7MCA 12(其他)
Nguyen 等,[50]2011	NR,Rt	无	PTA ICA,MCA,ACA,BA,VA	79→34	N/R	5	8.5
Qureshi 等,[65]2011	NR,Rt	无	PTA,SES,BMS,DES ICA,MCA,BA,VA	75→N/R	N/R	9.8	9.8
Tang 等,[66]2011	NR,Rt	药物治疗	BMS,SES ICA,MCA,BA,VA	80→N/R	4	17	22
Chamczuk 等,[67]2010	NR,Rt	无	SES,BMS A & P circulation	76→22	N/R	6.6	6.1
INTRASTENT,[68] 2010	NR,P	无	Stenting(NR) ICA,MCA,BA,VA	N/R	N/R	N/R	12.4
Samaniego 等,[69]2009	NR,Rt	药物治疗	SES,BMS A & P circulation	B/R	N/R	5.6	7.5 13.8 (药物治疗)
Wolfe 等,[70]2009	NR,Rt	无	SES	73→21	24	6	10
Miao 等,[71]2009	NR,Rt	无	BMS MCA	N/R	9	N/R	4.4
Siddiq 等,[52]2008	NR,Rt	PTA vs 狭窄	PTA,stent(NR) A & P circulation	89→N/R 90→N/R	15 4	8PTA 9stent	8(PTA) 11(狭窄)
Mazighi 等,[53]2008	NR,Rt	无	PTA,DES,BMS ICA,MCA,BA,VA	85→0	16	N/R	10.1
Suh 等,[72]2008	NR,Rt	无	BMS ICA,MCA,BA,VA	70→25	0	N/R	10
Zaidat 等,[61]2008	NR,P	无	SES ICA,MCA,BA,VA	82→20	25	6.2	14
Jiang 等,[73]2007	NR,Rt	无	BMS ICA,MCA,BA,VA	N/R	N/R	N/R	11.8
Fiorella 等,[60]2007	NR,P	无	SES ICA,MCA,BA,VA	75→27	N/R	15.3	6.1
Marks 等,[37]2006	NR,Rt	无	PTA,Stent(NR) ICA,MCA,PCA,BA,VA	82→36	N/R	N/R	5.8
Wojak 等,[49]2005	NR,Rt	无	PTA,BMS ICA, MCA, PCA, ACA, BA,VA	N/R	27	9.5	4.8
Lylyk 等,[74]2005	NR,Rt	无	BMS,DES ICA,MCA,PCA,BA,VA	75→<30	13	10	9.5
SSYLVIA,[75]2004	NR,P	无	BMS ICA,MCA,PCA,BA,VA	N/R	32	N/R	9.3

　① 主要研究的定义随机化的，被高度引用的，或者病例数>50 例的。

　ACA—大脑前动脉；BA—基底动脉；BMS—球囊扩张支架；DES—药物洗脱支架；ICA—颈内动脉；MCA—大脑中动脉；NR—非随机的；N/R—没有报道；P—前瞻性研究；PTA—经皮动脉血管成形术；R—随机的；Rt—回顾性研究；SES—自膨式支架；VA—椎动脉

尽管非随机登记研究和病例报告已经得出阳性结果，但是还没有随机对照试验表明血管内治疗可以作为有症状的 ICAD 患者的首选治疗方法。事实上 SAMMPARIS 试验认为血管内治疗作为一线治疗方法可能有害[26]。尽管如此，由国际卒中协会做的一项调查显示，许多神经科医师和学者仍然相信 ICAD 血管内治疗有一定的地位[76]。事实上，从 SAMMPARIS 试验围术期卒中事件的后续分析来看，做好以下几点有可能帮助临床医生通过血管内治疗获得更好的结果。比如要注意像基底动脉这样穿支丰富的部位，要密切监视导丝避免穿破动脉出血，使用负荷量的氯吡格雷，密切监测活化的凝血时间等[77,78]。尽管 SAMMPARIS 试验是一个精心设计的试验，并且最初的一些质疑已经被解决，但是仍然有一些争论。这些质疑包括所纳入的病例缺少应用最佳药物治疗失败的患者，治疗时机的选择，在穿支动脉丰富的部位置入支架等，这些问题已经被研究者们在另外的文章中进行了很好的阐释[79]。同时，SAMMPARIS 试验没有使用灌注检查或是侧支循环影像来评估患者，有血流动力学改变的患者也被排除在这个试验之外，没有为在重症监护室的患者制定血流动力学监测标准或是围术期护理标准。考虑到这些局限性和使用这种治疗可以潜在获益的患者，对每一位将要做颅内血管重建术的患者进行个体化评价是一项明智之举。

颅内动脉狭窄的外科治疗

在颅内动脉狭窄的治疗中，外科治疗已经应用超过 40 年，比如直接和间接搭桥手术。

颅内-颅外动脉搭桥手术最早是在 1985 年报道，结果显示，在减少卒中和死亡方面，外科治疗比药物治疗没有更多获益[80]。外科治疗是从颞浅动脉到大脑中动脉 M2 段进行直接搭桥。内科治疗方面包括使用单一抗血小板聚集药物（阿司匹林 325mg，每日 4 次）和控制血压，但是没有具体的改变生活方式的方案[80]。

最近的颈动脉闭塞外科治疗研究（COSS）评价了发病 120d 以内，因颅内动脉闭塞导致缺血性事件的患者。如果患者存在升高的氧摄取指数则被随机分组。患者被随机分到药物治疗组和颅内-颅外（EC/IC）搭桥治疗组。结果显示，无论是 30d 的卒中和死亡，还是 2 年的卒中发生率在外科治疗组和药物治疗组之间均没有统计学差异（21% vs 23%）[81]。有趣的是，外科治疗组减少了氧摄取指数，但是没有认知方面的测试结果。这些研究的结果使得 EC/IC 搭桥手术不被推荐。但有一点应该记住，这些患者都没有血压依赖，也不需要服用升压药物来避免卒中。

未来方向

虽然现在血管内治疗是为那些药物治疗失败的患者而准备的，但进一步试验研究还在继续，因为药物治疗仍有 12％ 的年卒中风险，而且这一数字还在不断增长[26,82]。2012 年国际卒中大会的一项调查显示，大部分的神经血管临床医师，包括神经内科医生、神经外科医生和神经介入医生更倾向于将 ICAD 患者登记在血管内治疗试验[76]。也许那些侧支循环不好的患者、有血流动力学症状的患者和即使药物治疗仍再发卒中的患者，都将会从血管内治疗中获益。其他的治疗选择包括最近提出的间接外科搭桥手术[82]。最后，狭窄的类型和位置以及是否在穿支动脉丰富的区域，将是选择外科治疗还是药物治疗的参考因素[64,77,78,83]。图框 16.1 列出了颅内动脉血管成形术的适应证。

框 16.1　血管内支架成形术的适应证和 FDA 提出的适应证

1. 有血流动力学症状

2. 侧支循环差

3. 在影像上有明显的不匹配

4. 尽管使用了最佳的药物治疗仍再次出现症状

5. FDA 批准的 Wingspan 使用标准：

(1) 年龄在 20 到 80 岁之间

(2) 尽管采取了积极的药物治疗仍有两次以上的卒中发作

(3) 新发脑卒中 7d 以上

(4) 颅内动脉粥样硬化引起的 70％～99％ 的狭窄

(5) 上次卒中恢复良好，介入手术前改良版 Rankin 评分≤3 分

参考文献

1. Sacco RL, Kargman DE, Gu Q, et al. Race-ethnicity and determinants of intracranial atherosclerotic cerebral infarction. The Northern Manhattan Stroke Study. Stroke 1995;26(1):14–20.

2. Wong LK. Global burden of intracranial atherosclerosis. Int J Stroke 2006;1(3):158–9. http://dx.doi.org/10.1111/j.1747-4949.2006.00045.x.

3. Chaturvedi S, Turan TN, Lynn MJ, et al. Risk factor status and vascular events in patients with symptomatic intracranial stenosis. Neurology 2007; 69(22):2063–8. http://dx.doi.org/10.1212/01.wnl.0000279338.18776.26.

4. Carson AP, Howard G, Burke GL, et al. Ethnic differences in hypertension incidence among middle-aged and older adults: the multi-ethnic study of atherosclerosis. Hypertension 2011;57(6):1101–7. http://dx.doi.org/10.1161/HYPERTENSIONAHA.110.168005.

5. Waddy SP, Cotsonis G, Lynn MJ, et al. Racial differences in vascular risk factors and outcomes of patients with intracranial atherosclerotic arterial stenosis. Stroke 2009;40(3):719–25. http://dx.doi.org/10.1161/STROKEAHA.108.526624.

6. Stevens J, Truesdale KP, Katz EG, et al. Impact of body mass index on incident hypertension and diabetes in Chinese Asians, American Whites, and American Blacks: the People's Republic of China Study and the Atherosclerosis Risk in Communities Study. Am J Epidemiol 2008;167(11):1365–74. http://dx.doi.org/10.1093/aje/kwn060.

7. Chimowitz MI, Lynn MJ, Howlett-Smith H, et al. Comparison of warfarin and aspirin for symptomatic intracranial arterial stenosis. N Engl J Med 2005;352(13):1305–16.

8. Kasner SE, Chimowitz MI, Lynn MJ, et al. Predictors of ischemic stroke in the territory of a symptomatic intracranial arterial stenosis. Circulation 2006;113(4):555–63. http://dx.doi.org/10.1161/CIRCULATIONAHA.105.578229.

9. Ois A, Gomis M, Rodriguez-Campello AR, et al.

Factors associated with a high risk of recurrence in patients with transient ischemic attack or minor stroke. Stroke 2008;39(6):1717–21. http://dx.doi.org/10.1161/STROKEAHA.107.505438.

10. Lee DK, Kim JS, Kwon SU, et al. Lesion patterns and stroke mechanism in atherosclerotic middle cerebral artery disease: early diffusion-weighted imaging study. Stroke 2005;36(12):2583–8. http://dx.doi.org/10.1161/01.STR.0000189999.19948.14.

11. Kang DW, Kwon SU, Yoo SH, et al. Early recurrent ischemic lesions on diffusion-weighted imaging in symptomatic intracranial atherosclerosis. Arch Neurol 2007;64(1):50–4. http://dx.doi.org/10.1001/archneur.64.1.50.

12. Cho KH, Kang DW, Kwon SU, et al. Location of single subcortical infarction due to middle cerebral artery atherosclerosis: proximal versus distal arterial stenosis. J Neurol Neurosurg Psychiatry 2009; 80(1):48–52. http://dx.doi.org/10.1136/jnnp.2007.143354.

13. Andrade SP, Brucki SM, Bueno OF, et al. Neuropsychological performance in patients with subcortical stroke. Arq Neuropsiquiatr 2012;70(5):341–7.

14. Saczynski JS, Sigurdsson S, Jonsdottir MK, et al. Cerebral infarcts and cognitive performance: importance of location and number of infarcts. Stroke 2009;40(3):677–82. http://dx.doi.org/10.1161/STROKEAHA.108.530212.

15. Lee JS, Im DS, An YS, et al. Chronic cerebral hypoperfusion in a mouse model of Alzheimer's disease: an additional contributing factor of cognitive impairment. Neurosci Lett 2011;489(2):84–8. http://dx.doi.org/10.1016/j.neulet.2010.11.071.

16. Liebeskind DS, Cotsonis GA, Saver JL, et al. Collaterals dramatically alter stroke risk in intracranial atherosclerosis. Ann Neurol 2011;69(6):963–74. http://dx.doi.org/10.1002/ana.22354.

17. Caplan LR. Intracranial branch atheromatous disease: a neglected, understudied, and underused concept. Neurology 1989;39(9):1246–50.

18. Caplan LR, Hennerici M. Impaired clearance of emboli (washout) is an important link between hypoperfusion, embolism, and ischemic stroke. Arch Neurol 1998;55(11):1475–82. http://dx.doi.org/10.1001/archneur.55.11.1475.

19. Ryoo S, Park JH, Kim SJ, et al. Branch occlusive disease: clinical and magnetic resonance angiography findings. Neurology 2012;78(12):888–96. http://dx.doi.org/10.1212/WNL.0b013e31824c4699.

20. Holmstedt CA, Turan TN, Chimowitz MI. Atherosclerotic intracranial arterial stenosis: risk factors, diagnosis, and treatment. Lancet Neurol 2013; 12(11):1106–14. http://dx.doi.org/10.1016/S1474-4422(13)70195-9.

21. Khan A, Kasner SE, Lynn MJ, et al, for the Warfarin Aspirin Symptomatic Intracranial Disease (WASID) Trial Investigators. Risk factors and outcome of patients with symptomatic intracranial stenosis presenting with lacunar stroke. Stroke 2012;43(5): 1230–3. http://dx.doi.org/10.1161/STROKEAHA.111.641696.

22. Samuels OB, Joseph GJ, Lynn MJ, et al. A standardized method for measuring intracranial arterial stenosis. AJNR Am J Neuroradiol 2000; 21(4):643–6.

23. Feldmann EE, Wilterdink JL, Kosinski AA, et al. The Stroke Outcomes and Neuroimaging of Intracranial Atherosclerosis (SONIA) trial. Neurology 2007; 68(24):2099–106. http://dx.doi.org/10.1212/01.wnl.0000261488.05906.c1.

24. Bash S, Villablanca JP, Jahan R, et al. Intracranial vascular stenosis and occlusive disease: evaluation with CT angiography, MR angiography, and digital subtraction angiography. AJNR Am J Neuroradiol 2005;26(5):1012–21.

25. Nguyen-Huynh MN, Wintermark M, English J, et al. How accurate is CT angiography in evaluating intracranial atherosclerotic disease? Stroke 2008;39(4): 1184–8. http://dx.doi.org/10.1161/STROKEAHA.107.502906.

26. Chimowitz MI, Lynn MJ, Derdeyn CP, et al. Stenting versus aggressive medical therapy for intracranial arterial stenosis. N Engl J Med 2011;365(11):993–1003. http://dx.doi.org/10.1056/NEJMoa1105335.

27. Choi HY, Ye BS, Ahn SH, et al. Characteristics and the fate of intraluminal thrombus of the intracranial and extracranial cerebral arteries in acute ischemic stroke patients. Eur Neurol 2009;62(2):72–8.

28. Adams GJ, Greene JJ, Vick GW, et al. Tracking regression and progression of atherosclerosis in human carotid arteries using high-resolution magnetic resonance imaging. Magn Reson Imaging 2004;22(9):1249–58. http://dx.doi.org/10.1016/j.mri.2004.08.020.

29. Bley TA, Uhl M, Venhoff N, et al. 3-T MRI reveals cranial and thoracic inflammatory changes in giant cell arteritis. Clin Rheumatol 2007;26(3):448–50. http://dx.doi.org/10.1007/s10067-005-0160-7.

30. Higashida RT, Furlan AJ, Roberts H, et al. Trial design and reporting standards for intra-arterial cerebral thrombolysis for acute ischemic stroke. Stroke 2003;34(8):e109–37. http://dx.doi.org/10.1161/01.STR.0000082720.85129.0A.

31. Swartz RH, Bhuta SS, Farb RI, et al. Intracranial arterial wall imaging using high-resolution 3-tesla contrast-enhanced MRI. Neurology 2009;72(7): 627–34. http://dx.doi.org/10.1212/01.wnl.0000342470.69739.b3.

32. Ryu CW, Jahng GH, Kim EJ, et al. High resolution wall and lumen MRI of the middle cerebral arteries at 3 tesla. Cerebrovasc Dis 2009;27(5):433–42.

33. Diethrich EB, Margolis MP, Reid DB, et al. Virtual histology intravascular ultrasound assessment of carotid artery disease: the Carotid Artery Plaque Virtual Histology Evaluation (CAPITAL) study. J Endovasc Ther 2007;14(5):676–86. http://dx.

doi.org/10.1583/1545-1550(2007)14[676:VHIUAO]
2.0.CO;2.

34. Xu WH, Li ML, Gao S, et al. Middle cerebral artery intraplaque hemorrhage: prevalence and clinical relevance. Ann Neurol 2012;71(2):195–8. http://dx.doi.org/10.1002/ana.22626.

35. Vergouwen MD, Silver FL, Mandell DM, et al. Eccentric narrowing and enhancement of symptomatic middle cerebral artery stenoses in patients with recent ischemic stroke. Arch Neurol 2011;68(3):338–42. http://dx.doi.org/10.1001/archneurol.2011.20.

36. Mazighi M, Tanasescu R, Ducrocq X, et al. Prospective study of symptomatic atherothrombotic intracranial stenoses: The GESICA Study. Neurology 2006;66(8):1187–91. http://dx.doi.org/10.1212/01.wnl.0000208404.94585.b2.

37. Marks MP, Wojak JC, Al-Ali F, et al. Angioplasty for symptomatic intracranial stenosis: clinical outcome. Stroke 2006;37(4):1016–20. http://dx.doi.org/10.1161/01.STR.0000206142.03677.c2.

38. Marks MP, Marcellus ML, Do HM, et al. Intracranial angioplasty without stenting for symptomatic atherosclerotic stenosis: long-term follow-up. AJNR Am J Neuroradiol 2005;26(3):525–30.

39. Castaneda-Zuniga WR, Formanek A, Tadavarthy M, et al. The mechanism of balloon angioplasty. Radiology 1980;135(3):565–71.

40. Sundt TM, Smith HC, Campbell JK, et al. Transluminal angioplasty for basilar artery stenosis. Mayo Clin Proc 1980;55(11):673–80.

41. O'Leary DH, Clouse ME. Percutaneous transluminal angioplasty of the cavernous carotid artery for recurrent ischemia. AJNR Am J Neuroradiol 1984; 5(5):644–5.

42. Purdy PD, Devous MD, Unwin DH, et al. Angioplasty of an atherosclerotic middle cerebral artery associated with improvement in regional cerebral blood flow. AJNR Am J Neuroradiol 1990;11(5):878–80.

43. Takis C, Kwan ES, Pessin MS, et al. Intracranial angioplasty: experience and complications. AJNR Am J Neuroradiol 1997;18(9):1661–8.

44. Connors JJ, Wojak JC. Percutaneous transluminal angioplasty for intracranial atherosclerotic lesions: evolution of technique and short-term results. J Neurosurg 1999;91(3):415–23.

45. Terada T, Tsuura M, Matsumoto H, et al. Endovascular therapy for stenosis of the petrous or cavernous portion of the internal carotid artery: percutaneous transluminal angioplasty compared with stent placement. J Neurosurg 2003;98(3):491–7.

46. Johnston S, Selvin S. The burden, trends, and demographics of mortality from subarachnoid hemorrhage. Neurology 1998;50(5):1413–8.

47. Broderick J, Connolly S, Feldmann E, et al. Guidelines for the management of spontaneous intracerebral hemorrhage in adults: 2007 update: a guideline from the American Heart Association/American Stroke Association Stroke Council, High Blood Pressure Research Council, and the Quality of Care and Outcomes in Research Interdisciplinary Working Group: The American Academy of Neurology affirms the value of this guideline as an educational tool for neurologists. Stroke 2007;38(6):2001–23. http://dx.doi.org/10.1161/STROKEAHA.107.183689.

48. Go AS, Mozaffarian D, Roger VL, et al. Heart disease and stroke statistics–2013 update: a report from the American Heart Association. Circulation 2013;127(1):e6–245. http://dx.doi.org/10.1161/CIR.0b013e31828124ad.

49. Wojak JC, Dunlap DC, Hargrave KR, et al. Intracranial angioplasty and stenting: long-term results from a single center. AJNR Am J Neuroradiol 2006;27(9):1882–92.

50. Nguyen TN, Zaidat OO, Gupta R, et al. Balloon angioplasty for intracranial atherosclerotic disease: periprocedural risks and short-term outcomes in a multicenter study. Stroke 2011;42(1):107–11. http://dx.doi.org/10.1161/STROKEAHA.110.583245.

51. Hussain MS, Fraser JF, Abruzzo T, et al. Standard of practice: endovascular treatment of intracranial atherosclerosis. J Neurointerv Surg 2012;4(6):397–406. http://dx.doi.org/10.1136/neurintsurg-2012-010405.

52. Siddiq F, Vazquez G, Memon MZ, et al. Comparison of primary angioplasty with stent placement for treating symptomatic intracranial atherosclerotic diseases: a multicenter study. Stroke 2008;39(9):2505–10. http://dx.doi.org/10.1161/STROKEAHA.108.515361.

53. Mazighi M, Yadav JS, Abou-Chebl A. Durability of endovascular therapy for symptomatic intracranial atherosclerosis. Stroke 2008;39(6):1766–9. http://dx.doi.org/10.1161/STROKEAHA.107.500587.

54. Qureshi AI, Kirmani JF, Hussein HM, et al. Early and intermediate-term outcomes with drug-eluting stents in high-risk patients with symptomatic intracranial stenosis. Neurosurgery 2006;59(5):1044–51. http://dx.doi.org/10.1227/01.NEU.0000245593.54204.99 [discussion: 1051].

55. Abou-Chebl A, Bashir Q, Yadav JS. Drug-eluting stents for the treatment of intracranial atherosclerosis: initial experience and midterm angiographic follow-up. Stroke 2005;36(12):e165–8. http://dx.doi.org/10.1161/01.STR.0000190893.74268.fd.

56. Boulos AS, Agner C, Deshaies EM. Preliminary evidence supporting the safety of drug-eluting stents in neurovascular disease. Neurol Res 2005;27(Suppl 1):S95–102. http://dx.doi.org/10.1179/016164105X35459.

57. Roy PP, Bonello LL, Torguson RR, et al. Temporal relation between clopidogrel cessation and stent thrombosis after drug-eluting stent implantation. Am J Cardiol 2009;103(6):801–5. http://dx.doi.org/10.1016/j.amjcard.2008.11.038.

58. Palmerini T, Biondi-Zoccai G, Riva Della D, et al. Stent thrombosis with drug-eluting stents: is the paradigm shifting? J Am Coll Cardiol 2013;62(21): 1915–21. http://dx.doi.org/10.1016/j.jacc.2013.08. 725.

59. Park S, Lee DG, Chung WJ, et al. Long-term outcomes of drug-eluting stents in symptomatic intracranial stenosis. Neurointervention 2013;8(1):9–14. http://dx.doi.org/10.5469/neuroint.2013.8.1.9.

60. Fiorella D, Levy EI, Turk AS, et al. US multicenter experience with the wingspan stent system for the treatment of intracranial atheromatous disease: periprocedural results. Stroke 2007;38(3):881–7. http:// dx.doi.org/10.1161/01.STR.0000257963.65728.e8.

61. Zaidat OO, Klucznik R, Alexander MJ, et al. The NIH registry on use of the Wingspan stent for symptomatic 70-99% intracranial arterial stenosis. Neurology 2008;70(17):1518–24. http://dx.doi.org/ 10.1212/01.wnl.0000306308.08229.a3.

62. Derdeyn CP, Chimowitz MI, Lynn MJ, et al. Aggressive medical treatment with or without stenting in high-risk patients with intracranial artery stenosis (SAMMPRIS): the final results of a randomised trial. Lancet 2014;383(9914):333–41. http://dx.doi.org/ 10.1016/S0140-6736(13)62038-3.

63. Miao Z, Jiang L, Wu H, et al. Randomized controlled trial of symptomatic middle cerebral artery stenosis: endovascular versus medical therapy in a Chinese population. Stroke 2012;43(12): 3284–90. http://dx.doi.org/10.1161/STROKEAHA. 112.662270.

64. Yu SC, Leung TW, Lee KT, et al. Angioplasty and stenting of atherosclerotic middle cerebral arteries with Wingspan: evaluation of clinical outcome, restenosis, and procedure outcome. AJNR Am J Neuroradiol 2011;32(4):753–8. http://dx.doi.org/ 10.3174/ajnr.A2363.

65. Qureshi AI, Tariq N, Hassan AE, et al. Predictors and timing of neurological complications following intracranial angioplasty and/or stent placement. Neurosurgery 2011;68(1):53–61. http://dx.doi.org/ 10.1227/NEU.0b013e3181fc5f0a.

66. Tang CW, Chang FC, Chern CM, et al. Stenting versus medical treatment for severe symptomatic intracranial stenosis. AJNR Am J Neuroradiol 2011; 32(5):911–6. http://dx.doi.org/10.3174/ajnr.A2409.

67. Chamczuk AJ, Ogilvy CS, Snyder KV, et al. Elective stenting for intracranial stenosis under conscious sedation. Neurosurgery 2010;67(5):1189–94. http://dx.doi.org/10.1227/NEU.0b013e3181efbcac.

68. Kurre W, Berkefeld J, Brassel F, et al. In-hospital complication rates after stent treatment of 388 symptomatic intracranial stenoses: results from the INTRASTENT multicentric registry. Stroke 2010;41(3): 494–8. http://dx.doi.org/10.1161/STROKEAHA.109. 568063.

69. Samaniego EA, Hetzel S, Thirunarayanan S, et al. Outcome of symptomatic intracranial atherosclerotic disease. Stroke 2009;40(9):2983–7. http://dx. doi.org/10.1161/STROKEAHA.109.549972.

70. Wolfe TJ, Fitzsimmons BF, Hussain SI, et al. Long term clinical and angiographic outcomes with the Wingspan stent for treatment of symptomatic 50-99% intracranial atherosclerosis: single center experience in 51 cases. J Neurointerv Surg 2009;1(1):40–3. http:// dx.doi.org/10.1136/jnis.2009.000331.

71. Miao ZR, Feng L, Li S, et al. Treatment of symptomatic middle cerebral artery stenosis with balloon-mounted stents: long-term follow-up at a single center. Neurosurgery 2009;64(1):79–84. http://dx. doi.org/10.1227/01.NEU.0000335648.31874.37 [discussion: 84–5].

72. Suh DC, Kim JK, Choi JW, et al. Intracranial stenting of severe symptomatic intracranial stenosis: results of 100 consecutive patients. AJNR Am J Neuroradiol 2008;29(4):781–5. http://dx.doi.org/ 10.3174/ajnr.A0922.

73. Jiang WJ, Du B, Leung TW, et al. Symptomatic intracranial stenosis: cerebrovascular complications from elective stent placement 1. Radiology 2007;243(1):188–97. http://dx.doi.org/10.1148/ radiol.2431060139.

74. Lylyk P, Vila JF, Miranda C, et al. Partial aortic obstruction improves cerebral perfusion and clinical symptoms in patients with symptomatic vasospasm. Neurol Res 2005;27(Suppl 1):S129–35. http://dx.doi.org/10.1179/016164105X35512.

75. The SSYLVIA Study Investigators. Stenting of symptomatic atherosclerotic lesions in the vertebral or intracranial arteries (SSYLVIA): study results. Stroke 2004;35(6):1388–92. http://dx.doi. org/10.1161/01.STR.0000128708.86762.d6.

76. Zaidat OO, Castonguay AC, Nguyen TN, et al. Impact of SAMMPRIS on the future of intracranial atherosclerotic disease management: polling results from the ICAD symposium at the International Stroke Conference. J Neurointerv Surg 2014;6(3):225–30. http://dx.doi.org/10.1136/neurintsurg-2013-010667.

77. Derdeyn CP, Fiorella D, Lynn MJ, et al. Mechanisms of stroke after intracranial angioplasty and stenting in the SAMMPRIS trial. Neurosurgery 2013;72(5):777–95. http://dx.doi.org/10.1227/NEU. 0b013e318286fdc8 [discussion: 795].

78. Fiorella D, Derdeyn CP, Lynn MJ, et al. Detailed analysis of periprocedural strokes in patients undergoing intracranial stenting in Stenting and Aggressive Medical Management for Preventing Recurrent Stroke in Intracranial Stenosis (SAMMPRIS). Stroke 2012;43(10):2682–8. http://dx.doi.org/ 10.1161/STROKEAHA.112.661173.

79. Chimowitz MI, Fiorella D, Derdeyn CP, et al. Response to critique of the stenting and aggressive medical management for preventing recurrent stroke in intracranial stenosis (SAMMPRIS) Trial by Abou-Chebl and Steinmetz. Stroke 2012;43(10): 2806–9. http://dx.doi.org/10.1161/STROKEAHA.

112.661041.

80. Failure of extracranial-intracranial arterial bypass to reduce the risk of ischemic stroke. Results of an international randomized trial. The EC/IC Bypass Study Group. N Engl J Med 1985;313(19):1191–200. http://dx.doi.org/10.1056/NEJM198511073131904.

81. Powers WJ, Clarke WR, Grubb RL, et al. Extracranial-intracranial bypass surgery for stroke prevention in hemodynamic cerebral ischemia: the Carotid Occlusion Surgery Study randomized trial. JAMA 2011;306(18):1983–92. http://dx.doi.org/10.

1001/jama.2011.1610.

82. Gonzalez NR, Liebeskind DS, Dusick JR, et al. Intracranial arterial stenoses: current viewpoints, novel approaches, and surgical perspectives. Neurosurg Rev 2013;36(2):175–84. http://dx.doi.org/10.1007/s10143-012-0432-z.

83. Mori T, Fukuoka M, Kazita K, et al. Follow-up study after intracranial percutaneous transluminal cerebral balloon angioplasty. AJNR Am J Neuroradiol 1998;19(8):1525–33.

17 肿瘤术前栓塞

Ramsey Ashour，Ali Aziz-Sultan

关键词：•栓塞；•Onyx 胶；•NBCA 胶；•脑膜瘤；•血管球瘤；•幼稚型鼻咽纤维血管瘤；•颈动脉体瘤；•脊柱肿瘤

关键点：

- 术前经血管内肿瘤栓塞能显著减少手术中的总体出血；便于手术中肿瘤的解剖显露，增加全切肿瘤的可能性；对于无法进入的深部肿瘤可选择性的阻塞其供血动脉。
- 如果远端选择性动脉微导管可以进入肿瘤，液体栓塞剂（例如，Onyx 胶或 NBCA 胶）是术前肿瘤栓塞的一线选择；否则，可以使用颗粒栓剂（例如 PVA）。
- 随后肿瘤栓塞的直接肿瘤穿刺是选择的肿瘤类型和位置的传统动脉栓塞的替代方案，避免了多次血管导管术实现肿瘤血管形成的需要，并且更可靠地实现了液体栓塞剂的实质内肿瘤渗透，已被提出但未被证明可以减少手术时的失血。

引言

介入血管内手术已经成为治疗头、颈、脊柱的血管性肿瘤的重要一环。虽然该概念的提出并首次使用肿瘤栓塞可追溯到几十年，最近在导管设计方面的改进，增强了在血管造影方面的成像能力，并且新型栓塞剂的发展使得血管介入更安全、简单，因此更多地用于选定的肿瘤处理。然而，决定何时以及如何使用血管内治疗需要仔细考虑多个患者和肿瘤相关因素，以可能发生在栓塞期间或之后最小的潜在并发症风险的同时实现最大的效益。栓塞可以在选择的情况下用于治疗减少肿瘤相关的疼痛，预防肿瘤进展或中止肿瘤相关的急性出血。本文重点介绍术前选择性肿瘤栓塞，用于减少失血并促进手术切除。

一般原则

适应证

我们越来越多地转介各种肿瘤的患者进行术前栓塞治疗。在这种情况下，基于肿瘤的病理类型、影像或者可能在活检或尝试手术切除时遇到大量出血来验证是否为高血运肿瘤。从解剖或技术的角度来看，如果栓塞被认为不可行或对患者构成非常高的风险，显然不应该尝试。然而，更常见的是相关问题不在于栓塞是否可行，而是否有必要。重要的是要认识到单独的肿瘤血管过多不是使患者术前栓塞的风险增加的主要理由，特别是肿瘤小的时候，肿瘤的主要血供是浅表的或在术中易发现的（如大多数脑膜瘤）。并且对于有良好耐受性的患者如果没有经过栓塞的额外失血不是过度的。然而，如果是存在巨大肿瘤、部位很深、手术无法阻断供血动脉的特定患者，预期不经栓塞会有大量出血，栓塞的有很高的重要性。栓塞治疗肿瘤也可减少手术时间，这当然为外科医生带来方便，减少患者的麻醉时间，并可能降低总的治疗成本。整体而言，栓塞的综合风险要比手术少，较单独手术使患者获益。

在任何情况下，以下几个因素可能影响是否行肿瘤术前栓塞（方框 17.1）。

框 17.1　术前肿瘤栓塞：

相关因素

病灶大小、位置、血管、水肿

外科手术的供血动脉可操作性

供血动脉的腔内可操作性

栓塞期间重要血管接近

危险病灶内血管危险吻合的血流动力学

动脉粥样硬化，大血管曲折

医疗条件、麻醉风险

开放性手术计划和相关风险。

栓塞剂

颗粒栓塞剂

各种药物已被用于肿瘤栓塞包括真丝线段、明胶海绵、纤维蛋白胶和明胶球（方框 17.2）。粒子，例如聚乙烯醇（PVA）或者栓塞微粒球（Guerbet Biomedical，Louvres，France）可用于远端肿瘤的渗透，单选择性供血动脉插管是不可能的。较小的粒子可以更深入地穿透，但有更大的意外的栓塞正常邻近的动脉的风险。选择最大的粒子直径，最大限度地提高肿瘤栓塞的效果，同时最大限度地减少邻近血管意外栓塞的风险是一个重要的步骤，需要有这方面的经验。目前使用的颗粒栓塞剂的一个主要缺点为它们是射线可透过的；因此，必须通过注射造影剂间接确定肿瘤的栓塞程度。此外，如果栓塞在外科手术之前进行得太早，那么随时间流逝，血管可能部分再通。

框 17.2　用于肿瘤术前栓塞的栓塞剂

栓塞剂	适应证
Onyx	实质内穿透
NBCA	远端供血动脉闭塞
栓塞颗粒 （PVA，栓塞微粒球）	血流导向无法实现栓塞远端供血动脉

液体栓塞剂

虽然粒子栓塞剂仍然在许多中心作为肿瘤的第一线药物栓塞使用，液体栓塞剂的应用，比如氰基丙烯酸正丁酯（NBCA；Codman，Raynham，MA）和 Onyx（Covidien，Mansfield，MA）近年来大幅增加。他们有良好的肿瘤毛细血管穿透性，但需要选择性将远端微导管插入供血动脉。NBCA 是一种不透射线的液体胶粘剂，与离子物质接触快速聚合，比如血液，并且可以注射以实现永久性闭塞血管。NBCA 可与不同量的碘化油混合以改变其聚合速率并定制栓塞期间的注射速度和深度。这是真正的"比科学更艺术"。但是，一般来说，NBCA 的注射必须快速且连续执行，并及时取出。随着注射时间增加超过相对较短的时间窗，微导管与邻近血管黏合在一起的风险增加，可能潜在地导致导管滞留或血管撕脱。

Onyx 是一种液体黏合剂，其由次乙烯醇异分子聚合物溶解于二甲基亚砜（DMSO）组成，随着 DMSO 与血液接触扩散，注射后逐渐以向心的方式沉淀，取决于肿瘤内部的血流动力学，浓度低的（Onyx-18）或者浓度高的（Onyx-34）可以选择在栓塞期间使用。Onyx 和 NBCA 相比无黏合性，因此，在注射过程中微导管周围可以耐受更大程度的反流，减少导管滞留风险。不同于 NBCA，Onyx 可以缓慢注射，并且可以中断注射进行血管造影以查看栓塞的进展。由于这些特性，通过使用 Onyx 的单一血管比 NBCA 进行更少的血液导管插入，以达到相同的栓塞程度。尽管有这些优点，Onyx 据报道可以引起 DMSO 相关的血管内皮毒性[1]和肺水肿[2]，在手术过程中如果接触单极或不常用的双极以及烧灼可能产生火花[3]。此外，Onyx 有以逆行方式穿透给药动脉或静脉流出道的倾向，如果不能识别，可能导致非目标栓塞，导致潜在的重大缺血并发症。

栓塞目标

术前肿瘤栓塞可用于降低总体失血量，便于手术视野的观察，从而促进肿瘤切除和（或）选择性地阻塞肿瘤深部的供血动脉。动脉栓塞一直是实现这些目标的传统方法。靶向栓塞和闭塞深部的供血动脉在手术过程中很晚才能进入，特别适用于选择性的高血运肿瘤，其中精细的显微解剖和选择性维护正常的非肿瘤血管系统是由病灶的部位和局部解剖所必需的。当存在多支动脉供血时，经动脉阻断某些可能或可能不会导致明显的整体肿瘤断流，但是，如果剩下的血管在手术中容易获得，选择性栓塞供血动脉仍然可能有显著效果。

即使在接近完整或完整的血管造影断流术在术前实现动脉闭塞，外科医生可能仍然注意到肿瘤在手术中出血明显，反映了栓塞后的侧支循环和（或）血管造影隐匿的血管形成。已有人提出，但没有证实脑实质内的肿瘤渗透栓塞与单独闭塞供血动脉相比，手术的出血量减少[4]。此外，据报道，Onyx 的实质内肿瘤渗透除非微导管位于肿瘤的 2cm 以内，否则经动脉途径难以实现[5]。我们的经验[6]，在某些类型的肿瘤中，Onyx 的直接肿瘤穿刺是最好的选择（框 17.3），但显然不是所有肿瘤都可以直接进入。通过直接穿刺栓塞的另一个优点是它提供了实现显著的肿瘤血管重建的机会，同时避免经导管到多个动脉给药到病变（这可能是困难或危险的），以便进行手术。

框 17.3   高血运肿瘤适于直接穿刺栓塞

幼稚型鼻咽纤维血管瘤、颈动脉体瘤、血管球瘤、其他头颈部肿瘤

肿瘤栓塞程序细节

麻醉

我们更喜欢对所有的肿瘤栓塞手术的患者进行全麻并插管。这最大限度地减少患者的活动并可以间歇性阻断患者的呼吸，大大增强了栓塞期间的血管造影可视化。此外，Onyx 中的 DMSO 是血管毒性的，使得该栓塞剂的注射在清醒患者中相当痛苦且耐受性差。对于尚能合作的患者，在某些情况下可以考虑静脉镇静和无须全身麻醉的适当镇痛方法，例如使用 NBCA 的近端节段性脊髓动脉闭塞。

血管造影

进行经皮股动脉造影，可明确肿瘤的血供来源、程度，以及重要的动、静脉间的关系，并确定重要的正常血管系统。使用标准的血管内技术，5F 导管和 DMSO 兼容的微导管通常用于进入肿瘤的目标血管。进行肝素化并保持活化凝血时间（ACT）在 200～300s。栓塞前应进行微血管造影，以确定肿瘤血管分布，并确定相邻正常血管系统的任何危险吻合。

栓塞

液体栓塞治疗应尽可能接近病灶，以实现最大限度的栓塞材料的瘤内渗透。在某些情况下，可以使用 18G 动脉穿刺针进行直接肿瘤穿刺，随后通过针进行血管造影和栓塞，如前所述[6]。我们通常使用 NBCA 进行远端供血动脉闭塞，在这种情况下 Onyx 栓塞被认为是冒险或不必要的。例如，如果局部血管解剖结构使得 Onyx 深入肿瘤内渗透造成非目标栓塞到重要相邻血管的高风险，或者如果目标血管近端没有足够的安全距离以允许足够的 Onyx 回流形成一个足够的"塞子"（必须发生在 Onyx 能够"向前推"之前），那么我们赞成 NBCA 实现目标血管的局部闭塞。在有快速动静脉分流的特定肿瘤中，其中存在注入的液体栓塞剂可能无意中流经病灶并进入静脉侧，可以先放置线圈以使肿瘤部分地血管化，使其更安全，然后使用理想的液体栓塞剂。

在不能进行远端选择性插管的情况下，我们更喜欢使用 PVA 颗粒用于术前肿瘤栓塞。这需要比用于液体栓塞略微更大的微导管，还需要仔细检查局部血管解剖结构以识别潜在的危险吻合并选择适当尺寸的颗粒。

术后处理

栓塞后，随访血管造影显示肿瘤离断程度对评价重要相邻正常血管通畅的必要性。通常给予静脉注射类固醇以减轻因栓塞引起的周围水肿。常规血管造影检查包括腹股沟区和足背动脉搏动检查和反复进行神经系统查体以检测任何临床恶化，其可能继发于局部缺血、出血或栓塞后肿瘤肿胀。

并发症

并发症可能发生在栓塞期间或之后，并继发于麻醉、血管造影、栓塞、所用栓塞剂和（或）肿瘤的类型和位置等内在风险，以及其他因素。栓塞相关的缺血、出血和（或）水肿的临床后果取决于肿瘤的大小和位置，以及所执行的栓塞过程的具体细节。

表格 17.1 总结了与肿瘤栓塞程序可能的并发症与建议的管理选项。

表 17.1　肿瘤栓塞并发症的类型和管理

缺血	继续肝素化 考虑抗血小板治疗 维持血压,补液
出血	中和肝素 降低血压 多孔血管球囊填塞或血管闭塞

续表

肿瘤周围水肿	静脉注射类固醇 切除肿瘤
微导管滞留(粘在液体栓塞剂上)	拉出导管直到出来或断裂,如果拉出不安全,在腹股沟处切断导管
过敏反应	抗组胺药,类固醇,支气管扩张剂,保护气道,静脉注射液体
腹股沟血肿或假性动脉瘤	填塞 超声引导下凝血酶注射闭塞假性动脉瘤
腹膜后血肿	在大多数情况下对症支持护理 严重出血和血流动力学不稳定的外科干预

经栓塞治疗的特异的高血运肿瘤

颅内肿瘤

脑膜瘤与血管外皮细胞瘤

颅内脑膜瘤通常在组织病理学上是良性,硬脑膜为主,由加速分裂的蛛网膜细胞引起;根据发病位置,可能会出现局灶性神经功能缺陷、癫痫发作、头痛、视力受损或认知功能障碍(方框 17.4,图 17.1)。颅内血管外皮细胞瘤是由毛细血管壁周细胞产生的脑膜肉瘤,其具体形态与脑膜瘤相似,具有侵袭性,血运丰富,并且通常在术前被认为是脑膜瘤的病例中被诊断。术前栓塞已被用于减少失血,减少手术时间,并有助于更积极地切除这些高血运病变。

框 17.4　适用于术前栓塞的其高血运肿瘤

颅内	脑膜瘤
	血管外皮细胞瘤
	血管网状细胞瘤
	颈静脉球瘤
	转移 (肾细胞)
头颈部	幼稚型鼻咽纤维血管瘤
	颈动脉体瘤
	血管球瘤
脊柱	血管网状细胞瘤
	血管瘤
	动脉瘤样骨囊肿
	巨细胞瘤
	软骨母细胞瘤
	转移 (肾细胞、甲状腺)

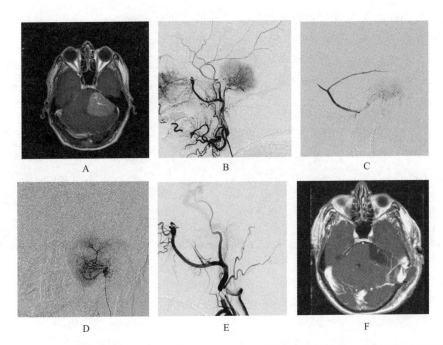

图 17.1 （A）对比增强的磁共振成像（MRI）上显现具有突出的肿瘤内血管的巨大脑膜瘤，
（B）左侧颈外动脉血管造影显示咽升动脉和脑膜中动脉供血的高血运肿瘤，
（C）左侧脑膜中动脉和（D）左侧咽升动脉选择性导管插入并应用 Onyx 进行栓塞，
（E）左侧颈外动脉造影显示近乎全肿瘤血流阻断，（F）术后 MRI 显示成功切除肿瘤

一般来说，由于脑膜瘤是基于硬脑膜的病变，他们的供血动脉往往是浅表的，在手术早期可以分离（例如，颞浅动脉、枕动脉、脑膜中动脉和脑膜后动脉）。因此，大多数大脑凸面脑膜瘤不需要栓塞。与主要静脉窦密切相关或涉及主要静脉窦的脑膜瘤栓塞的危险性更大。颅底脑膜瘤栓塞通常是困难和危险的，它们可能与颅神经密切相关，并由颈内动脉远端，椎基底动脉，咽升动脉和脑膜中动脉分支供血，所有这些都是高血运栓塞。我们认为，从术前栓塞术中获益最多的脑膜瘤的类型是巨大的凸性病变，具有丰富和多向的血供，只要打开骨瓣，就会造成灾难性的失血。总体而言，术前脑膜瘤栓塞的作用尚未明确，主要学术中心在栓塞这些病变的适应证和目标方面存在较大差异。

血管网状细胞瘤

血管网状细胞瘤是血管肿瘤，由内皮细胞、周细胞和基质细胞组成，占中枢神经系统肿瘤的不到 2%，可能是偶发的，也可能与"von Hippel Lindau"（VHL）脑视网膜血管瘤病有关（图 17.2）。它们通常是高分化的，并且可以是具有相关壁结节的固体状或囊状。超选择的血管造影有助于诊断血管网状细胞瘤对其他潜在肿瘤类型（例如转移），并且也可用于手术切除之前查找供血动脉。

小脑血管网状细胞瘤通常由小脑后下动脉，小脑前下动脉和小脑上动脉的分支供血。我们偶尔会对这些肿瘤进行栓塞，特别是如果病变较大，供血动脉较深手术后期不能进入，而局部血管解剖结构有利于微导管进入的情况。然而，由于在这个区域存在重要的脑干部位，这些肿瘤的栓塞阈值必然更高。此外，必须认识到，在任何后颅窝肿瘤栓塞后，肿瘤周边水肿明显，脑干压迫或脑疝的风险增加并有潜在生命危险。

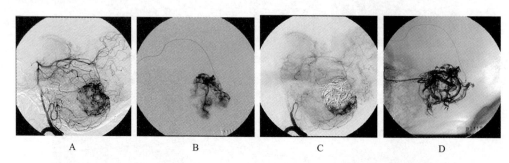

图 17.2　（A）右侧椎动脉血管造影显示小脑血管网状细胞瘤，由小脑上动脉和小脑后下动脉分支供血；（B）小脑上动脉分支栓塞前超选择造影显示肿瘤染色；（C）最终的栓塞后血管造影显示出明显的肿瘤血管重建；（D）蒙片显示在肿瘤的实质内致密的 Onyx 胶，随后被切除

颈静脉球瘤

颈静脉球瘤是指起源于颈静脉球体外膜以及沿迷走神经耳支和舌咽神经鼓室支等部位分布的副神经节肿瘤。也发生于中耳鼓室，伴有耳鸣或听力丧失或可能出现颅神经压迫症状，包括声音嘶哑、吞咽困难、斜方肌和胸锁乳突肌力弱等。很少，也可能出现儿茶酚胺分泌过多的症状。由于存在生长抑素受体，它们在磁共振成像和奥曲肽对单光子发射断层扫描中具有经典的"胡椒盐"征。

其高血运肿瘤的血管造影有助于支持血管球瘤的诊断，并有助于确定肿瘤的供血动脉，同侧乙状窦和颈内静脉的通畅，确定静脉窦的优势，所有这些都是外科手术需考虑的重点。这些肿瘤通常由咽升动脉供血，但也可从颈内动脉、脑膜中动脉、耳后动脉、枕动脉和脑膜后动脉供应。在我们最近通过动脉途径使用 Onyx 的经验中[7]，我们能够对所有 11 例颈静脉球瘤患者实现良好的血管重建（平均值为 90.7%），但有两例患者（18%）出现永久性颅神经病变，这削弱了我们对 Onyx 栓塞这些肿瘤的积极性。尽管以使用 PVA 颗粒这种方式栓塞的患者总数很少，但也有成功的案例报道[8,9]。目前，栓塞在颈静脉球瘤的治疗中的作用尚待确定。

头颈部肿瘤

颈动脉体瘤与血管球瘤

颈动脉体瘤是最常见的头颈部副神经节瘤，而血管球瘤相对罕见（图 17.3）。

颈动脉体瘤通常表现为可触及搏动的肿块，起初无症状，但可能随后引起疼痛、声音嘶哑、吞咽困难、Horner综合征、肩下垂、舌肌无力或少见和儿茶酚胺分泌过多的症状。他们有一个经典的血管造影表现，肿瘤可以被看作是一个高血运的，它位于颈动脉分叉的"V"内，"斜面"的颈内动脉和颈外动脉。此外，咽升动脉上行并从上方滋养肿瘤，尽管其他颈外动脉分支也可能有参与。血管球瘤沿着迷走神经的路径发生，相比颈动脉体瘤更多向浅侧移位，并且由于与迷走神经的关联，它们倾向于在颈动脉前方推动颈动脉，而不是在颈动脉内移动颈内静脉后方。他们通常表现为无痛性的搏动的肿块，在下颌角附近，有一半的患者有声带功能障碍，这是迷走神经参与的。与颈动脉体瘤一样，血管球瘤除其他颈外动脉分支外，常由增粗的咽升动脉供血。

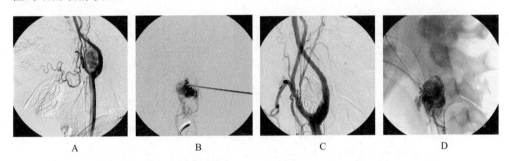

图 17.3　（A）左侧颈总动脉造影显示颈动脉体瘤与其高血运肿瘤浸润向外
伸展的颈内动脉和颈外动脉；（B）在 Onyx 栓塞之前通过经皮插入的 20 号
脊髓针进行病灶内血管造影；（C）栓塞后左颈总动脉血管造影显示近
完全肿瘤血管重建；（D）颈部 X 线蒙片显示在肿瘤的实质内
致密的 Onyx，随后被切除

经动脉栓塞术在传统上被用于颈动脉体瘤和血管球瘤，虽然这种方法通常安全，但是直接的肿瘤穿刺具有明显的优势。首先，通过单一供血实现的血流阻断是困难的，并且多个供血动脉必须经导管以实现肿瘤的近乎完全的血管阻断，增加了总体手术时间，并且可能增加与多个血管导管插入相关的风险。第二，小而迂曲的血管会限制微导管接近病变，当使用液体栓塞剂时，这减少了在某些情况下达到实质内渗透的可能性。最后，有一个很小但实际的意外风险，经动脉入路行动脉栓塞治疗这些肿瘤时，栓塞进入咽升动脉远端，甚至进入颈内动脉。近年来，我们成功地应用直接穿刺栓塞颈动脉体瘤和血管球瘤，取得了很好的断流效果，没有严重并发症[6]；这已成为我们对这些肿瘤的首选方法。

幼稚型鼻咽纤维血管瘤

幼稚型鼻咽纤维血管瘤是最常见的鼻咽部原发肿瘤，好发于青春期男性，常伴有鼻塞和反复鼻出血[10]（图 17.4）。他们是高血运肿瘤，除了许多单侧或双侧的颈外和颈内动脉分支，通常由颈外动脉的上颌动脉供血。术前栓塞，无论是经动脉还是直接穿刺，都有助于减少失血，提高内镜手术切除的可视化程度。然而，尽管几乎没有疑问，栓塞可以减少失血，但一些作者认为栓塞可能导致手术时肿瘤切除程度不理想，特别是那些蝶窦深部浸润的病灶，可能导致复发率增加[11-13]。我们已经评估了我们在有限数量的患者中的经验，前瞻性地比较了经动脉术前幼稚型鼻咽纤维血管瘤栓塞和直接内窥镜辅助肿瘤穿刺，并发现这两种方式之间失血量没有显著差异，尽管与直接穿刺组相比存在减少失血和平均值的趋势[14]。必须注意避免栓塞供应面部皮肤的表面分支，如果使用 Onyx 可导致皮肤变色，如果皮肤的血液供应严重受损，则会导致皮肤坏死导致皮肤变色[15]。此外，必须注意观察和保护眼动脉血供，在一小部分病例中可能是由颈外动脉分支引起的。

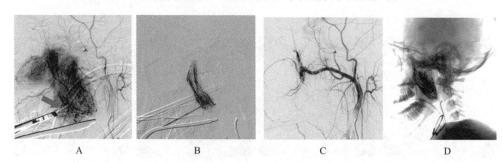

图 17.4　（A）左侧颈外动脉造影提示幼稚型鼻咽纤维血管瘤由上颌动脉分支供血，在内窥镜引导下，经鼻腔将 18 号脊髓针（箭头）直接插入肿瘤；（B）椎管内血管造影与通过脊髓针注射 Onyx 栓塞对比；（C）栓塞后左侧颈外动脉血管造影显示近完全肿瘤血管重建；（D）颅骨 X 线蒙片观察显示在肿瘤实质内的致密的 Onyx，随后被切除

脊柱肿瘤

框 17.4 列出一般认为是术前肿瘤栓塞的脊柱肿瘤（图 17.5）。当进行脊髓血管造影以评估术前肿瘤栓塞时，必须在肿瘤水平以上至少两个水平节段进行造影，以充分评估其血供并避免遗漏重要的动脉血管。脊髓的正常血供也必须可视化。对于颈椎肿瘤，必须对椎动脉、颈内动脉、甲状颈干、肋颈干和肋间最上动脉造影。对于胸椎椎体病变，右肋间动脉供应前椎体，而左侧肋间动脉供应椎体后部[16]。在腰骶区域，必须注射髂动脉和骶正中动脉。在栓塞前必须确认根髓大动脉（Adamkiewicz 动脉）和供血动脉伴发髓质供应或通道血管的动脉。

脊髓血管造影过程中使用不透射线的测量标尺放在检查床上进行前后透视以标记手术过程中的脊柱水平。在图像采集过程中，通过暂停呼吸可以改善可视化，胰高血糖素可以用于减少胃肠蠕动。虽然用于脊髓血管造影术的导管和技术与头颈部造影有所不同，但同样的肿瘤栓塞原理也适用于脊柱肿瘤。栓塞前应始终进行微导管造影，以确定肿瘤血管，并确定正常脊髓血管系统的任何危险吻合。脊髓肿瘤栓塞后可能发生包括相关的脊髓水平及以下的与缺血、出血和水肿有关的并发症，导致神经功能缺损。

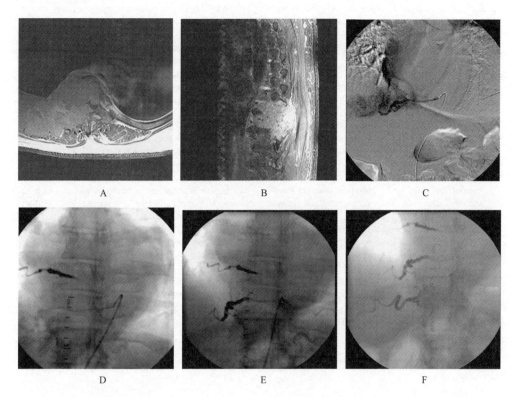

图 17.5 转移性肾细胞癌：（A）轴位和（B）矢状位对比增强 MRI 显示一个巨大肿块，累及主要为 T8～T9 节段的腹膜后、脊椎旁侧和椎管内部分，术前行 Onyx 栓塞右侧 T7～T10 节段供血动脉；（C）T9 节段动脉造影显示其高血运肿瘤染色；（D-F）蒙片显示 Onyx 在 T8、T9 和 T10 节段血管中显影（T7 也是栓塞，但未显示）

总结

血管内手术是治疗各种头颈部和脊柱肿瘤的重要工具，可以相对安全地应用于肿瘤术前重要血管手术，减少失血，促进手术切除。随着技术的进步和进一步的研究，肿瘤栓塞的技术和适应证将继续发展，以最大限度地提高患者的整体获益。

参考文献

1. Chaloupka JC, Vinuela F, Vinters HV, et al. Technical feasibility and histopathologic studies of ethylene vinyl copolymer (EVAL) using a swine endovascular embolization model. AJNR Am J Neuroradiol 1994; 15(6):1107–15.
2. Murugesan C, Saravanan S, Rajkumar J, et al.

Severe pulmonary oedema following therapeutic embolization with Onyx for cerebral arteriovenous malformation. Neuroradiology 2008;50(5):439–42.

3. Schirmer CM, Zerris V, Malek AM. Electrocautery-induced ignition of spark showers and self-sustained combustion of Onyx ethylene-vinyl alcohol copolymer. Neurosurgery 2006;59(4 Suppl 2): ONS413–8.

4. Elhammady MS, Wolfe SQ, Ashour R, et al. Safety and efficacy of vascular tumor embolization using Onyx: is angiographic devascularization sufficient? J Neurosurg 2010;112(5):1039–45.

5. Gore P, Theodore N, Brasiliense L, et al. The utility of Onyx for preoperative embolization of cranial and spinal tumors. Neurosurgery 2008;62(6):1204–11 [discussion: 1211–2].

6. Elhammady MS, Peterson EC, Johnson JN, et al. Preoperative onyx embolization of vascular head and neck tumors by direct puncture. World Neurosurg 2012;77(5–6):725–30.

7. Gaynor BG, Elhammady MS, Jethanamest D, et al. Incidence of cranial nerve palsy after preoperative embolization of glomus jugulare tumors using Onyx. J Neurosurg 2014;120(2):377–81.

8. Larouere MJ, Zappia JJ, Wilner HI, et al. Selective embolization of glomus jugulare tumors. Skull Base Surg 1994;4(1):21–5.

9. White JB, Link MJ, Cloft HJ. Endovascular emboliza-

tion of paragangliomas: a safe adjuvant to treatment. J Vasc Interv Neurol 2008;1(2):37–41.

10. Gullane PJ, Davidson J, O'Dwyer T, et al. Juvenile angiofibroma: a review of the literature and a case series report. Laryngoscope 1992;102(8): 928–33.

11. Lloyd G, Howard D, Phelps P, et al. Juvenile angiofibroma: the lessons of 20 years of modern imaging. J Laryngol Otol 1999;113(2):127–34.

12. Lloyd G, Howard D, Lund VJ, et al. Imaging for juvenile angiofibroma. J Laryngol Otol 2000;114(9): 727–30.

13. Mann WJ, Jecker P, Amedee RG. Juvenile angiofibromas: changing surgical concept over the last 20 years. Laryngoscope 2004;114(2):291–3.

14. Elhammady MS, Johnson JN, Peterson EC, et al. Preoperative embolization of juvenile nasopharyngeal angiofibromas: transarterial versus direct tumoral puncture. World Neurosurg 2011;76(3–4): 328–34 [discussion: 263–5].

15. Ashour R, Aziz-Sultan MA, Soltanolkotabi M, et al. Safety and efficacy of Onyx embolization for pediatric cranial and spinal vascular lesions and tumors. Neurosurgery 2012;71(4):773–84.

16. Djindjian RM, Merland J, Djindjian M, et al. Angiography of spinal column and spinal cord tumors. In: Neuroradiologic Atlas. New York: Thieme; 1981.

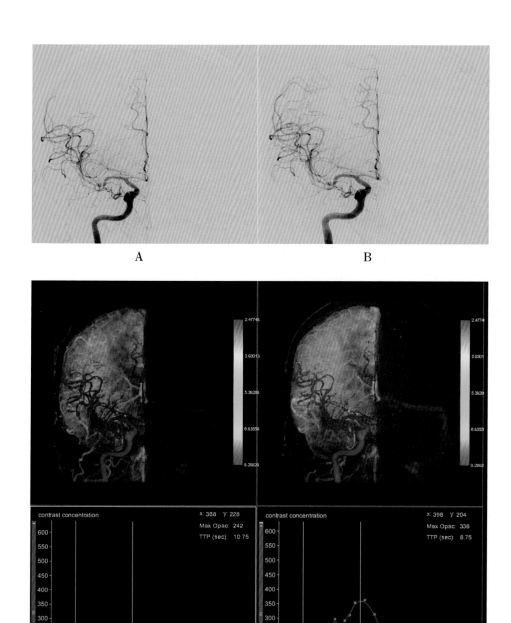

图10.3 使用iFlow 观察IA 维拉帕米后的流量变化比常规 DSA更好

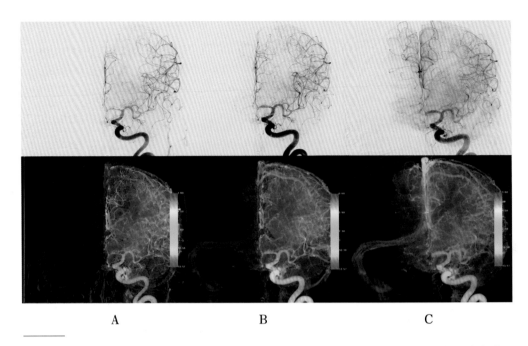

图 10.4　在血管成形术后随即将 IA 维拉帕米输注到有症状难治性血管痉挛的患者中

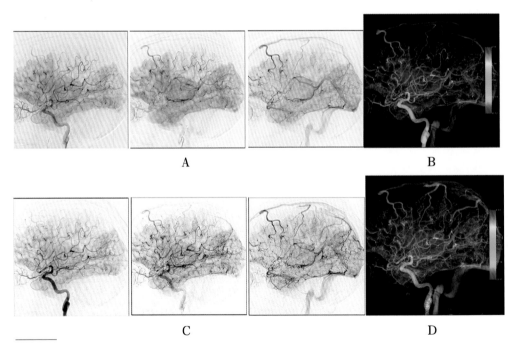

图 10.5　维拉帕米流出相,在 DSA 上一部分血管供血区缺乏统一性 (A) 相应的 iFlow (B),以及在维拉帕米输注后有更多的同步性外观,其中,毛细管床在 DSA (C) 和相应的 iFlow (D) 上更均匀

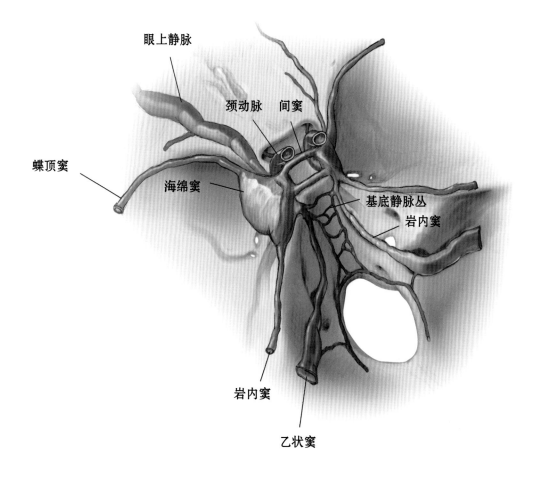

图 12.2　画家描述的颈内动脉海绵窦瘘和它的主要引流静脉,有很多经静脉通路到达海绵窦区域的方案(来自梅奥医学教育和研究中心,罗切斯特,MN,美国版权所有)

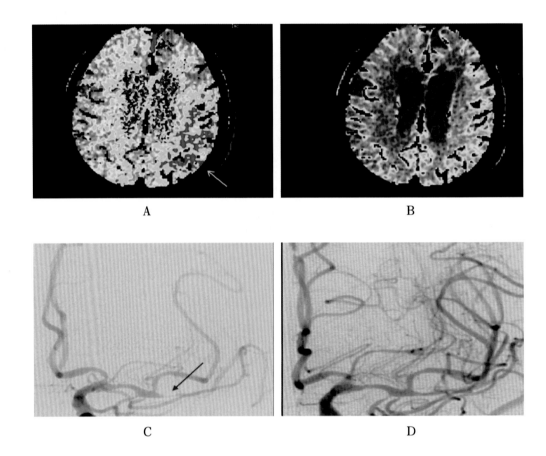

图 16.2 一个左侧大脑中动脉 M2 段严重狭窄的患者，当她的血压下降时出现了症状；(A) 在症状和狭窄相对应区域 [图中蓝色区域（箭头指示）] 的脑血流量下降，(B) 在相应区域的脑血容量增加， (C) 在进行血管成形术前脑血管造影显示大脑中动脉下干狭窄（箭头指示），(D) 血管成形术后造影显示狭窄改善